JAMT技術教本シリーズ

遺伝子・染色体検査
技術教本

監修 一般社団法人 日本臨床衛生検査技師会

丸善出版

JAMT 技術教本シリーズについて

　本シリーズは，臨床検査に携わる国家資格者が，医療現場や検査現場における標準的な必要知識をわかりやすく参照でき，実際の業務に活かせるように，との意図をもって発刊されるものです。

　今日，臨床検査技師の職能は，医学・医療の進歩に伴い高度化・専門化するだけでなく，担当すべき業務範囲の拡大により，新たな学習と習得を通じた多能化も求められています。

　"検査技師による検査技師のための実務教本"となるよう，私たちの諸先輩が検査現場で積み上げた「匠の技術・ノウハウ」と最新情報を盛り込みながら，第一線で働く臨床検査技師が中心になって編集と執筆を担当しました。

　卒前・卒後教育は言うに及ばず，職場内ローテーションにより新たな担当業務に携わる際にも，本シリーズが大きな支えとなることを願うとともに，ベテランの検査技師が後進の教育を担当する場合にも活用しやすい内容となるよう配慮しています。さらには，各種の認定制度における基礎テキストとしての役割も有しています。

一般社団法人　日本臨床衛生検査技師会

本書の内容と特徴について

　分子生物学の進歩や遺伝子解析技術の発展により，感染症や造血器腫瘍の遺伝子検査を中心にさまざまな遺伝子検査が日常検査として行われております。また近年ゲノムの高速解析が可能となり，ゲノム医療が大きく進展し病気に対する治療や診断も大きく変わり，今後は多種多様な遺伝子検査が期待され，求められる検査の内容も高度になっていくことが予想されます。よって臨床検査技師も新しい知識の習得，ならびに新しい技術の習得が必要不可欠となります。

　上記のことを踏まえ，この教本では①実際に検査に従事している臨床検査技師が日々の業務を的確に行えるようにサポートできる内容，②臨床検査技師を目指す学生が，学生時代から現場で実際に行われている遺伝子・染色体検査に必要となる知識と技術が習得でき，かつ実習にも活用できる内容，③「認定臨床染色体遺伝子検査師」として必要不可欠な知識や技術的必要事項を網羅した内容を盛り込みました。

　執筆者は，実際に第一線の現場で検査を行っている検査技師や学生教育に携わっている検査技師が担当し，多くの写真や図を用いて解説することで，学生やこれから遺伝子・染色体検査を始める検査技師にも理解しやすくなっております。

　本書が臨床検査技師を目指す学生の学内や臨地実習での教育に活用され，また，実際に臨床の現場ではたらく検査技師が手に取って使える実践的な技術書として，多くの皆様方に末永くご愛読いただけることを願っております。

「遺伝子・染色体検査技術教本」編集部会

編集委員および執筆者一覧

●編集委員

青江　伯規	岡山大学病院　医療技術部
高橋　裕之	旭川医科大学病院　臨床検査・輸血部
南木　　融*	筑波大学附属病院　検査部
別府　弘規	株式会社エスアールエル　遺伝子・染色体解析部
松岡　　優	埼玉医科大学病院　中央検査部
山口　良考	国際医療福祉大学　成田保健医療学部
岡田　　健	日本臨床衛生検査技師会
坂西　　清	日本臨床衛生検査技師会

[*は編集委員長]

●執 筆 者

青江　伯規	岡山大学病院　医療技術部
糸賀　　栄	かずさDNA研究所　ゲノム事業推進部
大木　圭子	筑波大学附属病院　検査部
岡山　直子	山口大学医学部附属病院　検査部
柿島　裕樹	国立がん研究センター中央病院　臨床検査科
菊地　茉莉	埼玉県立がんセンター　腫瘍診断・予防科
佐藤　悦子	聖マリア病院　中央臨床検査センター
佐藤　謙一	国際医療福祉大学　福岡保健医療学部
柴田　典子	愛知県がんセンター　臨床検査部
庄司　月美	京都大学医学部附属病院　病理診断科
鈴木　翔太	有限会社　胎児生命科学センター
曽根美智子	四国こどもとおとなの医療センター　遺伝医療センター
園山　政行	株式会社ビー・エム・エル　総合研究所第四検査部
高橋　裕之	旭川医科大学病院　臨床検査・輸血部
髙原　里枝	大原記念倉敷中央医療機構　倉敷中央病院　臨床検査技術部
竹田　真由	岐阜医療科学大学　保健科学部
中桐　逸博	川崎医療福祉大学　医療技術学部
南木　　融	筑波大学附属病院　検査部
藤澤　真一	北海道大学病院　検査・輸血部
別府　弘規	株式会社エスアールエル　遺伝子・染色体解析部
松岡　　優	埼玉医科大学病院　中央検査部
松田　和之	信州大学　医学部
山口　良考	国際医療福祉大学　成田保健医療学部
横田　浩充	東邦大学　理学部

[五十音順，所属は2019年4月現在]

目　次

1章 ● ゲノム —————————————————————————— 1

1.1　ゲノムとは・・・・・・2
1.2　ゲノム医療とは・・・・・・9
1.3　先端技術の概要・・・・・13
1.4　データベースの種類と検索法・・・・・16

2章 ● 遺伝子の基礎 —————————————————————— 21

2.1　核酸の構造・・・・・22
2.2　遺伝子の構造・・・・・26
2.3　DNA の複製と修復機構・・・・・29
2.4　遺伝子の発現と制御・・・・・32
2.5　蛋白質のプロセシング・・・・・37
2.6　ノンコーディング RNA・・・・・41
2.7　遺伝子変異・修飾と多型・・・・・43
2.8　エピジェネティクス・・・・・52
2.9　がん・・・・・56
2.10　遺伝子治療・・・・・59
2.11　移植・再生医療・・・・・62
2.12　ファーマコゲノミクス・・・・・64

3章 ● 染色体の基礎 —————————————————————— 67

3.1　染色体の構造・・・・・68
3.2　染色体の構成・・・・・70
3.3　細胞周期と遺伝子染色体・・・・・72
3.4　細胞分裂・・・・・74
3.5　配偶子から受精・着床・・・・・76

4章 ● 臨床遺伝学 ——————————————————————— 79

4.1　メンデル遺伝・・・・・80
4.2　非メンデル遺伝・・・・・85
4.3　染色体異常の発生機序・・・・・87

目 次

5章 ● 造血器腫瘍 ——————————————————— 97

5.1　WHO 分類・・・・・・98

5.2　分子標的薬・・・・・・105

5.3　リンパ球の分化と遺伝子再構成・・・・・・107

6章 ● 先天異常 ——————————————————— 113

6.1　染色体異常症候群・・・・・・114

7章 ● 分子病理学的診断と標的治療 ——————————— 119

7.1　病型分類と遺伝子染色体変異・・・・・・120

7.2　治療薬選択に関わる遺伝子検査・・・・・・124

7.3　家族性腫瘍・・・・・・131

8章 ● 感染症の遺伝子検査 ——————————————— 135

8.1　検査の分類・・・・・・136

8.2　検査目的と方法・・・・・・137

9章 ● 遺伝子多型 ——————————————————— 143

9.1　遺伝子多型解析の意義・・・・・・144

9.2　多型の種類と検出法・・・・・・145

10章 ● 遺伝子検査法 —————————————————— 151

10.1　遺伝子関連検査の種類・・・・・・152

10.2　検体の取扱い・・・・・・156

10.3　遺伝子検査に必要なもの・・・・・・160

10.4　核酸抽出・・・・・・168

10.5　核酸の電気泳動・・・・・・173

10.6　核酸増幅・・・・・・176

10.7　解析・・・・・・192

11章 ● 染色体検査法 ──────────── 209

11.1 細胞培養法・・・・・・210

11.2 標本作製法・・・・・・217

11.3 分染法・・・・・・219

11.4 核型分析・・・・・・225

11.5 蛍光 *in situ* ハイブリダイゼーション；FISH法・・・・・234

11.6 検査機器・・・・・・238

12章 ● 倫理 ──────────── 239

12.1 遺伝倫理・・・・・・240

12.2 インフォームド・コンセント・・・・・・242

12.3 遺伝カウンセリングと遺伝情報管理・・・・・・245

13章 ● 品質保証認証 ──────────── 249

13.1 遺伝子関連検査の品質保証・・・・・・250

13.2 染色体検査の品質保証認証・・・・・・256

略語一覧・・・・・・261

査読者一覧・・・・・・269

索引・・・・・・271

検査室ノート一覧

検査室ノート PCRによる生菌検出法「EMA-PCR法」について…141 ／ SNPの種類とその存在場所…149 ／ 培養期間中の休日…212 ／ 細胞数 $1×10^6$/mL で総液量 10mL への調整例…212 ／ 展開について…218 ／ *in situ* 法におけるモザイクの判定基準と対処…218 ／高精度G分染への対応…221 ／姉妹染色分体分染法について…224 ／染色体異常の記載における注意点…232 ／画像解析装置で得られる画像の品質…233 ／エラーにもとづくアプローチ…253

1章 ゲノム

章目次

1.1：ゲノムとは………………………………… 2

　1.1.1　ヒトゲノム計画

　1.1.2　ヒトゲノムの構成要素

　1.1.3　ヒトを含めた生物のゲノムサイズと遺伝子数

　1.1.4　ゲノムの構造バリアント

　1.1.5　同じゲノム情報から異なる細胞種ができる訳

1.2：ゲノム医療とは……………………………… 9

　1.2.1　世界に1つだけの個人ゲノム

　1.2.2　遺伝子からゲノム検査へのパラダイムシフト

　1.2.3　個別化医療・ファーマコゲノミクス検査を可能にする遺伝子/ゲノム検査

1.3：先端技術の概要……………………………… 13

　1.3.1　代表的な遺伝現象と物質

　1.3.2　時代ごとの先端技術

1.4：データベースの種類と検索法……… 16

　1.4.1　総合データベース（NCBI，Ensembl）

SUMMARY

　国際的プロジェクトによりヒトゲノムが解読され，現在では多くの疾患原因遺伝子が同定されている。さらに生活習慣病やがん・多因子疾患においては，さまざまな疾患関連遺伝子が同定されつつあり，今後の医療において重要な検査項目になるものと考えられている。蛋白質の情報をコードしている遺伝子は，ゲノムの中のわずか1.5%にしか過ぎず，ゲノム全体の生物学的・医学的意義が世界的に研究されている。個人がもつゲノムの特性は唯一無二のものであり，今後は病気のなりやすさ（易罹患性）や薬の効き具合（薬剤感受性）などが明らかになっていく。とくに，精神疾患や遺伝子だけでは解明できない疾患と，個人ゲノムがもつ多様性との関係解明に期待がよせられている。臨床検査分野においても，遺伝子のみならずゲノムがその検査対象になり得ることを踏まえ，ヒトゲノムの基本的構造やゲノムの構造バリアントを概説し，個人ゲノムがもつ医学的多様性に対応したゲノム医療，遺伝子やゲノムの情報取得を対象としたデータベースの活用法などについても総説する。

1章　ゲノム

1.1 ゲノムとは

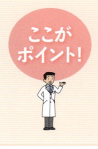

ここがポイント！

- ヒトゲノムは，30億文字からなり「生命の設計図」といわれている。
- 世界6カ国の国際協力のもと，ヒトゲノム計画が遂行され2003年に終了した。
- ヒトゲノムの半分は反復配列からなり，蛋白質の情報を含んでいるのはわずか1.5％である。
- ヒトの遺伝子数は約20,000個だが，生物種により異なっている。
- ゲノムには，個人個人の特質を示す構造バリアントがある。

1.1.1　ヒトゲノム計画

1. 世界6カ国による国際的計画

　ゲノムという言葉をよく耳にするようになってきたが，ゲノムとは「生命活動を営むために必要な1組の遺伝情報」「配偶子がもつ染色体の1組」のことであり，ヒトにおいては精子や卵が保有する全染色体DNAのことである。つまり，通常の体細胞は2セットのゲノムを保有していることになる（図1.1.1）。ゲノムはドイツ語読みであり，英語ではジノームと発音される。その語源には2つの説があり，gene（遺伝子）と-ome（全体，総体の意味）を併せた説と，geneとchromosome（染色体）を併せた説であるが，「生命の設計図」といわれるゲノム学は，その遺伝情報を解明・活用することにより医療分野に限らず，農業，水産業，林業などさまざまな分野の発展に貢献している。

　Human Genome Projectは「ヒトのゲノムDNAに刻まれている遺伝情報の全貌（全塩基配列）を解読する」目的で，1986年世界5カ国における分子生物学を愛する有識者により提唱され，1988年にヒトゲノム機構（HUGO）が設立され，1990年米国を中心に，英国，フランス，ドイツ，日本によりその計画が実行された。ヒトの染色体には，1～22番の常染色体とXとY染色体の性染色体があり，24本の染色体を領域ごとに分け，各国に割り当てられた。全ゲノムに対する各国の寄与率は，米国67％，英国22％，日本6％，フランス2％，ドイツ2％，中国1％であった（中国は，計画終盤に参加）。また日本が担当した染色体は，8番，11番，18番，21番，22番染色体であり，日本，米国，英国の協力のもと，1999年に24本の染色体のうち1番目に解読完了した染色体は22番であった。計画が遂行されてから13年後の2003年に，ヒトゲノムの全塩基配列が解読され[1]，現在では全染色体DNAの塩基配列が米国立生物工学情報センター（NCBI）などのホームページ上で公開されている。

2. ゲノムがもつ不思議

　ヒトに限らず，どの生物においても同じことがいえるが，生命というのはとても神秘的で複雑な現象が生じて形成されている。ヒトの体は37兆2000億個の細胞により構成されているが，もともとはたった1つの受精卵であり，細胞分裂を繰返すことにより個体が完成している。つまり，胃や肺，脳，肝臓，どの臓器や細胞においても"受精卵"という1つの細胞に由来している。細胞分裂，つまりはゲノムDNAが複製されることにより，37兆2000億個の個体がつくられるのだが，核をもたない赤血球や免疫機構を担っているT細胞やB細胞以外の有核細胞は，受精卵がもつ遺伝情報を共通してもっていることになる。

　ヒトゲノムのサイズは，アデニン（A），グアニン（G），シトシン（C），チミン（T）の4種類の文字が，30億文字（$3×10^9$塩基対）並んだサイズである。この30億塩基対は片方の親がもつゲノムサイズなので，両親併せると合計60億塩基対の遺伝情報が，1つの細胞核内に収められている。後述するが，ヒトでは200～300種類の細胞が1つの個

用語　デオキシリボ核酸（deoxyribonucleic acid；DNA），ヒトゲノム機構（Human Genome Organization；HUGO），米国国立生物工学情報センター（National Center Biotechnology Information；NCBI），アデニン（adenine；A），グアニン（guanine；G），シトシン（cytosine；C），チミン（thymine；T）

1.1 | ゲノムとは

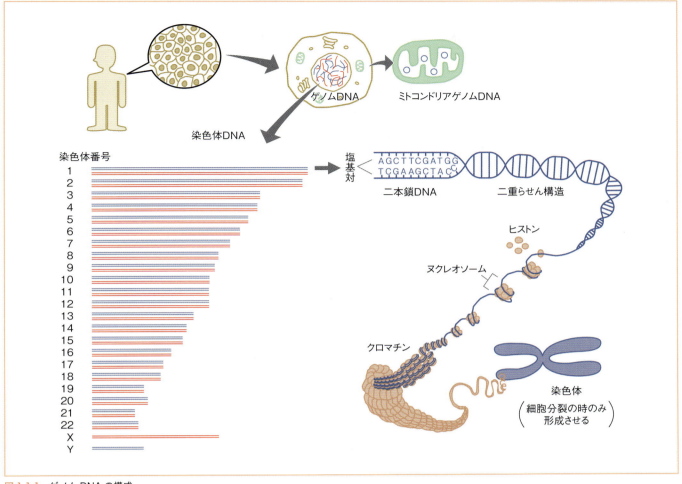

図1.1.1　ゲノムDNAの構成
ヒトの個体は37兆2000億個の細胞からなっており，1つ1つの細胞には核内にゲノムDNAが収納されている他，細胞質のミトコンドリアにもゲノムDNAが存在している（ミトコンドリアゲノム）。染色体DNAは，22対の常染色体と2本の性染色体を保有しており，父親（青線）からと母親（赤線）からの1本ずつを直線状に示した（図は男性を示し，女性の場合はX染色体が2本となる）。DNAは二重らせん構造をとり，ヒストン蛋白に絡みつきヌクレオソームを形成する。ヌクレオソームが規則正しく巻き取られクロマチンを形成し，細胞分裂期においてはクロマチンがさらに規則正しく凝集し染色体が形成される。

体を形成しており，それらすべての細胞は同じゲノム情報をもっている。しかし膵臓ではランゲルハンス島のβ細胞がインスリンを分泌し，脳ではおもに神経細胞が神経伝達物質を分泌して，それぞれの臓器や組織の生理機能を司っている。心筋細胞もランゲルハンス島のβ細胞と同じゲノム情報/遺伝子をもっているが，心筋細胞ではインスリンはつくられない。この臓器や細胞種特異的な遺伝子の発現制御は，ゲノムがもつ極めて神秘的で高度なエピジェネティックな発現制御機構によりなされている。

1.1.2　ヒトゲノムの構成要素

1. 大型の反復配列

24本の染色体ごとのサイズは，表1.1.1のとおりになる（2019年現在Ensembl GRCh37 release 95）。塩基配列の特質上，シーケンスすることが難しい部位をGapといい，現在でも解読しきれていないDNA領域が各染色体上に存在する。また，染色体の長さにより番号付けをしているのだが，実際に塩基数でみると，19番と20番，21番と22番が逆転している。遺伝情報をつくっているDNAの塩基は，A, G, C, Tの4種類のみだが，その配列をよく観察するとゲノムはさまざまな構成要素からなっている（図1.1.2）。驚くべきことは，蛋白質をコードしているDNA領域は，ゲノム全体のわずか1.5％しかないことで，生命現象を営むのに必要な生理的活性を有する物質である蛋白質をコードしている占有率は非常に低い。その他の98.5％の領域には，どのような特徴があるのかを詳細に解析した研究者たちにより，ヒトゲノムの構造が明らかになった。遺伝子のうちの蛋白質にはならないDNA領域（イントロン）は25.9％

1章 ゲノム

表1.1.1 各染色体の塩基数と蛋白質をコードする遺伝子数（Ensembl GRCh37 release 95）

	総塩基数（塩基対）	遺伝子数
1	248,956,422	2,050
2	242,193,529	1,301
3	198,295,559	1,079
4	190,214,555	753
5	181,538,259	884
6	170,805,979	1,045
7	159,345,973	992
8	149,138,636	685
9	138,394,717	778
10	133,797,422	731
11	135,086,622	1,316
12	133,275,309	1,036
13	114,364,328	321
14	107,043,718	820
15	101,991,189	616
16	90,338,345	862
17	83,257,441	1,188
18	80,373,285	269
19	58,617,616	1,474
20	64,444,167	543
21	46,709,983	232
22	50,818,468	492
X	156,040,895	846
Y	57,227,415	63
ミトコンドリア	16,569	13

ヒトゲノムは22本の常染色体を2本ずつと、性染色体をXXもしくはXYの2本からなっている。各染色体の全塩基配列がNCBIやEnsemblなどで公開されている。Ensembl検索時における各染色体の総塩基数と遺伝子数を示す。

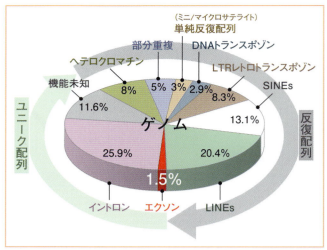

図1.1.2 ゲノムの構成要素
約30億塩基からなるヒトゲノムのうち、蛋白質をコードする領域はわずか1.5%であり、その半分以上がLINEやSINE、トランスポゾンなどの反復配列である。短い単純反復配列は、親子鑑定や個人同定などに用いられているが、これらの構成要素と疾患との関わりが解明されていくと、ゲノム全体が検査の対象となっていく。
(Gregory TR : "Synergy between sequence and size in large-scale genomics", Nat Rev Genet 2005 ; 9 : 699-708, based on International Human Genome Sequencing Consortium)

を占め、推測不能領域が20%ほどある。*Escherichia coli*（大腸菌）などの原核生物にはないイントロンの存在意義は、突然変異の発症を避けるために蛋白質をコードしているエクソンが、イントロンにより分断化されていると考えられており、推測不能領域の生物学的意義は、今後の研究に期待したい。反復配列（繰返し配列）とは、同じ塩基配列が基本単位となり、それが複数回繰返されているまとまった配列のことである。ヒトゲノムで注目すべき点は、残りの半分は単純反復配列（SSR：3%）やゲノム内を動くことができるDNA型トランスポゾン（動く遺伝子や転移因子ともいわれ、200~2,000塩基対：3%）、RNA型トランスポゾン（レトロトランスポゾンともいわれる）のLINE（500~8,000塩基対：20.4%）やSINE（100~300塩基対：13.1%）、LTR（200~5,000塩基対：8.3%）などから構成されている[2]。これらDNA型とRNA型のトランスポゾンは特徴的な反復配列であり、ゲノムの半分近くは反復配列で構成されている。24本の染色体すべてにおいて、その半分は反復配列が存在している。後述するTATAボックスやCAATボックスなどの配列が遺伝子の上流（プロモーター領域）に存在し、遺伝子の発現を調節していることが定説だが、研究が進むにつれこれらの反復配列は、近傍に座位する1つないし複数の遺伝子の発現制御を行う選択的プロモーター的な役割を担っていることもわかってきている。ゲノムの半分を占める大型の反復配列は、生物が進化していくうえで必要不可欠なエレメントであり、現在では機能未知ではあるが、今後の研究に注目したい[2,3]。

● 2. 小型の反復配列とサテライトDNA

このような大型の反復配列のほかに、小型の反復配列もゲノム内には膨大な数存在している。10塩基程度の繰返しであるミニサテライト（VNTR）や2~10塩基程度の繰返しであるマイクロサテライト（STR）などがあり、junk DNA（がらくたDNA）ともいわれていたが、個人識別や親子鑑定などに利用されている。大型/小型の反復配列のほかに、生命現象で重要な反復配列、染色体の中心部分（セントロメア）を構成する171塩基を基本単位とする反復配列や、染色体の末端（テロメア）を構成する6塩基（TTAGGG）を反復基本単位とするサテライトDNAなどがある。セントロメア領域の反復配列は、細胞分裂時に紡錘糸が結合する部位で、細胞周期やがんなどに関係している。テロメアの反復配列は、染色体の構造を安定化させるはたらきのほか、細胞分裂、つまりはDNAが複製されるたびに短くなることより、細胞の寿命やエイジングなどに関わっていると考えられている。この短くなっていくテロ

✎ **用語** 単純反復配列（simple sequence repeat；SSR），リボ核酸（ribonucleic acid；RNA），LINE（long interspersed nuclear element），SINE（short interspersed nuclear element），LTR（long terminal repeat），VNTR（variable number of tandem repeat），STR（short tandem repeat）

メアの反復配列を合成する酵素のテロメラーゼは，発生初期の細胞や生殖細胞，がん細胞などで発現しており，長寿研究や再生医療，がんなどに関わっている。

このように，ヒトのゲノムの半分は反復配列により構成されており，全塩基配列が解明されてから15年が経つが，それらの生物学的意義を求めさまざまな研究が行われている。

● 3. 分節重複（セグメント重複）

大型/小型の反復配列やミニ/マイクロサテライト，セントロメアやテロメアに存在するサテライトDNAなどの反復配列以外にも，10～300kbpの広い領域が1つの単位となり複製され，全染色体に散在している分節重複という400種類ほどのユニットが存在している。その塩基配列の相同性は非常に高く，90%以上といわれている。遺伝子を含む広範囲のゲノムの部分領域から構成される分節重複は，染色体末端近くのサブテロメア領域に高頻度で存在しており，個人の多型性を示すほか，サブテロメアの微細構造異常による奇形症候群やヒトの進化に関係している[4]。

1.1.3　ヒトを含めた生物のゲノムサイズと遺伝子数

● 1. 1つの細胞に含まれるゲノムDNAの長さ

地球に生存する生物は，すべてそれら個体に特化したゲノム（遺伝情報）をもっており，各生命体特有の形態や特質，生活環境への適応能力を発揮して生きている。自己を分裂させて個体数を増やしていく *E. coli*，宿主のセントラルドグマを利用して自己増殖するウイルス群，精子と卵から個体を形成する人間を含めた動物，自然環境の大黒柱であり光合成を行う植物，水中で生きている魚類など，生物は基本的な生命維持能力に加え，雑多な環境に適応できるよう，その能力は多様性に富んでいる。

1つの細胞の核内に収納されているヒトのゲノムDNAは，父親からと母親からの染色体DNAが，合計46本ある（1番～22番染色体：計44本とXXもしくはXY染色体：計2本）。この染色体DNAを1本にまとめると，100μmにも満たない1つの細胞の核には約2mのゲノムDNAが収納されていることになる（1塩基対が0.34nmなので，父親からの全染色体DNAの全長は0.34nm×30億塩基対＝1.02mになり，母親のものと併せると約2mになる）。通常，細胞は顕微鏡などにより観察することができるが，ヒトの細胞で肉眼的に観察できる細胞が"卵"である。この卵の直径は約100μmであり，この0.1mmの細胞の中に，1mの糸状のゲノムDNAが収まっている。精子と受精した際には，この中に2mのゲノムDNAが収納され，この遺伝情報をもとに細胞分裂と分化が繰り返された後，はたらきの異なる細胞・組織・臓器からなる個体が形成される。

● 2. 生物種によりゲノムサイズは異なっている

1つのヒトの細胞には，2mのゲノムDNAが詰まっている。このDNAをコンパクトにしなければ，1つの細胞核に収納できないが，ヒストンという蛋白質に巻き付いた状態でコンパクト化されている。このDNA量をはかって，その生物のゲノムサイズを推定しようという研究が行われた。肺魚という魚は水中生物だが，水が枯渇すると陸上でも生きられる。1個のヒトの細胞中に含まれるDNA量は，6.7pg（ピコグラム）であるのに対し，この肺魚のDNA量は40～100pgであるという。pgは，1gの1,000,000,000,000（1兆）分の1である。ゲノムをDNA量で計算すると真核生物において最大のゲノムといわれている肺魚は，ヒトの約15倍ものDNA量をもっていることになる。これに比べて自分では増殖できない，宿主の力を借りないと自己複製できないウイルスのゲノムサイズは，必要最低限の遺伝情報しかもっていない。後天性免疫不全症候群（AIDS）の原因ウイルスであるヒト免疫不全ウイルス（HIV-1）は，9,181塩基対からなり，わずか10個の遺伝子しかもっていない。ヒト子宮頸がんを誘発させるヒトパピローマウイルス（HPV）のゲノムDNAは7,320塩基対であり，6個の遺伝子しかもっていない。表1.1.2に生物種のゲノムサイズと遺伝子数をまとめた[5,6]。ヒトとマウスを比較してみると，ゲノムサイズも遺伝子数も大差はない。個体の大きさや行動・知識力などの差はあれど，ゲノムサイズや遺伝子数はほとんど変わっていない。

✐ **用語**　後天性免疫不全症候群（acquired immunodeficiency syndrome；AIDS），ヒト免疫不全ウイルス（human immunodeficiency virus 1；HIV-1），ヒトパピローマウイルス（human papillomavirus；HPV）

■ 1章 ゲノム

表 1.1.2 生物のゲノムサイズと遺伝子数

生物	ゲノムサイズ（塩基）	遺伝子数
ヒト	3,609,003,417	20,376
チンパンジー	3,385,800,935	23,534
マウス	3,486,944,526	22,628
イヌ	2,392,715,236	19,856
ネコ	2,491,009,630	19,446
メダカ	700,386,597	19,699
ゼブラフィッシュ	1,674,207,132	25,592
E. coli（K-12）	4,641,652	4,140
E. coli（O157：H7）	5,498,450	5,200
Mycobacterium tuberculosis	4,411,532	3,906
Treponema pallidum	1,139,203	960
Helicobacter pylori	1,667,867	1,445
MRSA252	2,902,619	2,819
HIV-1	9,181	10
HPV	7,320	6
HBV	3,182	8
HCV	9,646	2
インフルエンザウイルス〔A/Shanghai/02/2013（H7N9）〕	13,190	12

シーケンスデータの解析が進むにつれ，より正確なゲノムサイズが公開される。本表に示した遺伝子数は，蛋白質をコードするものである。
ヒト～ゼブラフィッシュ：Ensembl assembly and gene annotation，大腸菌（K-12）～インフルエンザウイルス：NCBI Genome Assembly and Annotation report。
（ヒト http://asia.ensembl.org/Homo_sapiens/Info/Annotation，
チンパンジー http://asia.ensembl.org/Pan_troglodytes/Info/Annotation，
マウス http://asia.ensembl.org/Mus_musculus/Info/Annotation，
イヌ http://asia.ensembl.org/Canis_familiaris/Info/Annotation，
ネコ http://asia.ensembl.org/Felis_catus/Info/Annotation，
メダカ http://asia.ensembl.org/Oryzias_latipes/Info/Annotation，
ゼブラフィッシュ http://asia.ensembl.org/Danio_rerio/Info/Annotation より。）

● 3. 遺伝子数も生物種により異なる

ヒトゲノム計画遂行前からも始まっていたが，1990年頃からゲノムの塩基配列が解読されていくのと同時に，盛んに遺伝子の同定がされてきた。DNAはA，G，C，Tの4種類の文字（塩基）から構成されているが，遺伝子が座位するDNA領域におけるGC含量の分布をもとにコンピュータによる遺伝子予測がされ，また疾患家系解析によるポジショナルクローニングなどの分子生物学的手法により，ヒトにおいては約20,000個の蛋白質をコードする遺伝子が同定されてきた。学者にとって，生命の設計図を読み解くことはある意味究極の科学とも考えられ，ヒト以外の生物のゲノム解読が精力的に行われてきた。さまざまな生物ゲノムが解読され，ヒトと同様に蛋白質をコードする遺伝子が明らかになり，生物間のゲノムサイズと遺伝子数の違いが解明された（表1.1.2）。ヒトやチンパンジーなどの哺乳動物は数十億のサイズだが，大腸菌などの微生物は数百万，HIV-1やHPVなどのウイルスに限っては数千塩基と，そのサイズはどんどん小さくなっていく。ゲノムサイズと同様に，遺伝子の数も進化の過程で獲得しているように思える。同じ哺乳動物のマウスにおいては，遺伝子の相同性が80％前後と高いことや世代交代も1～2年と早いことから，遺伝子改変技術を用いて疾患モデルマウスなどがつくられ，さまざまな研究に活用されている。

細胞内で生理学的機能をもつ物質が蛋白質だと考えられていた時代から，蛋白質には翻訳されないが，RNAの状態で高次構造をとり機能を発揮するノンコーディングRNAや，短い配列のmiRNA，1つの遺伝子から複数の蛋白質がつくられる現象（選択的スプライシング）などの自然生命現象が明らかになり，ゲノムに存在する遺伝子以外の要因と疾患との関係が世界中で研究されている。表1.1.2には生物種における「蛋白質をコードする」遺伝子数を表記したが，今後のゲノム研究が進んでいくと，ノンコーディングRNAやmiRNAなども研究・検査の対象になることが十分に考えられる。

1.1.4 ゲノムの構造バリアント

● 1. 1000ゲノム計画の開始

生命現象を司る遺伝情報の1セットをゲノムといい，2003年に参照配列が解読された。次いで1000ゲノム計画が開始され，2010年医学的に有用なヒトの遺伝的変異に関するゲノム情報が公開された[7]。さらに2015年，世界2,504人（26集団）のゲノムに認められた8,800万もの遺伝的バリアントが公開されている[8]。1990年に開始したヒトゲノム計画に用いられたゲノムDNAは，1人の男性から提供されたが，究極のプライバシー保護のため個人情報は公開されていない。1000ゲノム計画も個人情報は明かされていないが，アフリカ，欧州，米国，アジアなどの多様な人種における全ゲノムをシーケンスし，人種間における遺伝的多様性を解明しようとする計画である。人種を問わず，ヒトという生き物は約20,000種類の蛋白質をコードする遺伝子をもっている。蛋白質は生理的機能をもつ物質であり，生命現象を営むためには必要な物質ではあるが，人種や個人差まで影響するとは考えにくい。個人差とは，薬剤や疾患への感受性（かかりやすさ）なども決めているため，今後の医療分野にはとくに必要な情報源である。この

✐ 用語　メチシリン耐性黄色ブドウ球菌（methicillin-resistant *Staphylococcus aureus*；MRSA），B型肝炎ウイルス（hepatitis B virus；HBV），C型肝炎ウイルス（hepatitis C virus；HCV），マイクロリボ核酸（micro ribonucleic acid；miRNA），選択的スプライシング（altanativ splicing）

未来への扉を開けるために，米国，英国，中国による国際的プロジェクトが2008年に始動し，圧倒的な解析スピードをもつ次世代シーケンサーを用いることで2010年，2012年にその成果が公開されている。余談だが2007年に，DNAの二重らせん構造を発見したWatsonの全ゲノム情報が，次世代シーケンサーにより解読され公表されている。1つのゲノム配列をシーケンスするのに，1990年のヒトゲノム計画当時は13年で300億円，2007年では2カ月で1億円，2017年では2日間で10万円程度といわれており，今後の医療革命となり得る"ゲノム医療"時代においては，さらに安価となるだろう。

このようにして，2,500人あまりのゲノム情報をもとに人種間，個人間における特徴的配列部位をカタログ化しようという国際研究が開始された。

● **2. ゲノムには個人を特徴付ける塩基配列が存在する**

次世代シーケンサーの登場により，個人個人の（薬剤や疾患感受性の）体質を特徴付ける塩基配列がゲノム内にあり，それらを特定しようとする計画がスタートしてから間もなく「ゲノムの構造バリアント（多様性）」が求められた。ゲノムの1%近くが個人間で異なっており，約500万カ所（塩基数では2,000万塩基）の違いがあった。その構造バリアントには，1塩基だけが違っている一塩基多型（SNV），数塩基の挿入や欠失が生じた挿入欠失（Indel），ある遺伝子のコピー数が異なっているコピー数多型（CNV），50塩基以上の構造異常である構造多型（SV）などがゲノム全体に散在している。また，遺伝子の発現を調節する領域（プロモーターなど）における塩基配列の違いも50万カ所程度あり，遺伝子の発現量の差による体質決定があるとも考えられている。構造バリアントの模式図を図1.1.3に示した。

がんゲノム医療がその突破口となったが，個人個人のゲノム情報をもとにその人が生まれながらにもっている「先

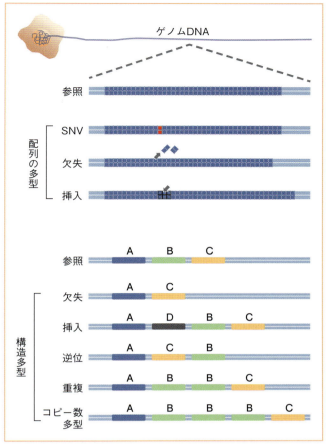

図1.1.3　ゲノムの構造バリアントの模式図
ゲノムの至るところで見られる塩基レベル，遺伝子レベルの多型を示す。参照配列と比べて，1～数塩基の違い（SNV）や欠失，挿入タイプの多型，また遺伝子（A～D）レベルでの欠失，挿入，逆位，重複，コピー数の構造多型があり，個人の特質を決めている。
(Baker M : "Structural variation : the genome's hidden architecture", Nat Methods 2012 ; 30 : 133-137 の Figure. 1 を改変)

天性/後天性疾患へのリスク」「病原微生物への感染リスク」「薬剤の効き具合」などの個人情報が書かれた医学的青写真を検査し，その人がもっている個性に合わせた「テーラーメイド医療」が行われる時代がすぐそこにきている。これより臨床検査技師は，遺伝子や染色体検査にとどまらず，これら構造バリアントも対象にしたゲノム検査も視野に入れていかなければならない[9]。

1.1.5　同じゲノム情報から異なる細胞種ができる訳

● **1. 遺伝子の発現を制御するエピゲノム**

先述したが，ヒトは精子と卵が受精した1つの受精卵からスタートし，細胞分裂が繰返され，細胞種に合った分化を経て37兆2000億個の細胞からなる1つの個体が形成される。T細胞とB細胞を除いた有核細胞がもつゲノム情報は，そのヒトのすべての細胞で同じ塩基配列からなっている。膵臓のランゲルハンス島β細胞も脳の神経細胞も，筋細胞も同じ遺伝子をもっている。それぞれがそれぞれの細胞に合った生理的機能を営んでいる。なぜ同じゲノムか

用語　一塩基多型（single nucleotide variant；SNV），挿入欠失（insertion and deletion；Indel），コピー数多型（copy number variation；CNV），構造多型（structural variant；SV）

1章 ゲノム

ら，異なる細胞種ができるのであろうか．どの細胞もそうであるが，ある機能を発揮するためには，数ある遺伝子のうちのある遺伝子が発現し，その細胞に特異的な機能を果たしている．まずは，この"遺伝子が発現する"セントラルドグマについて少し触れてみる．

ゲノム内に散在する「蛋白質をコードする，あるDNA領域」が遺伝子であり，DNAからmRNA前駆体が転写され，スプライシング機構によりエクソン部分がつなぎ合わされたmRNAがつくられる．このmRNAが細胞質に移行してリボソーム上で，mRNAの情報をもとにアミノ酸が結合していき蛋白質が合成される（詳細はp.21 2章を参照）．通常はこのセントラルドグマに従って遺伝子が発現しており，遺伝子の発現は，「mRNAレベルの発現」か「蛋白質レベルでの発現」かに分けられる．いずれにしても遺伝子の発現は，開始コドンの上流にあるプロモーター領域に転写調節因子が結合し，これにRNAポリメラーゼ複合体がはたらきかけDNAからRNAが転写されている．

このプロモーター領域のC（シトシン）がメチル化されていたり，クロマチンが凝集していると，転写調節因子などがDNAに結合できず，遺伝子の発現が抑制される（**図1.1.4**）．プロモーター以外にも遺伝子の発現を調節するエレメントがあり，発現を増強させるエンハンサー，発現を抑制させるサイレンサーなども確認されているが，必ずしもプロモーターの上流にあるのではなく，遺伝子によって

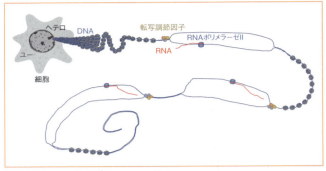

図1.1.4　遺伝子の発現制御を示す模式図
光学顕微鏡で細胞核を観察すると，核周辺部と部分的に濃い領域と淡い領域が確認できる．凝集度の高いヘテロクロマチン領域やプロモーターのメチル化などにより遺伝子の発現が制御されており，ゲノムDNAがリラックスフォームをとるユークロマチン領域ではさまざまな遺伝子が転写されている．

はほかの染色体上に存在している．このプロモーター領域は，C（シトシン）とG（グアニン）の含量が高く，ヒトゲノム計画時，コンピュータで遺伝子予測するときの1つの指標とされていた．

このように，DNAの塩基配列による調節ではなく，DNAが修飾されることによる隠された発現調節機構をエピジェネティクスという．各臓器を構成する細胞の種類によりエピジェネティックな修飾パターンが異なっており，細胞種によるさまざまな遺伝子の発現が制御されている．

［山口良考］

📝 **用語**　伝令RNA（messenger ribonucleic acid；mRNA）

📖 **参考文献**

1) International Human Genome Sequencing Consortium："Finishing the euchromatic sequence of the human genome", Nature 2004；431：931-945.
2) Gregory TR："Synergy between sequence and size in large-scale genomics", Nat Rev Genet 2005；9：699-708. based on International Human Genome Sequencing Consortium.
3) Treangen TJ, et al.："Repetitive DNA and next-generation sequencing：computational challenges and solutions", Nat Rev Genet 2011；13：36-46.
4) 服部成介, 他：「1章　ヒトゲノムのなりたち」，よくわかるゲノム医学　改訂第2版　ヒトゲノムの基本から個別化医療まで, 24-25, 羊土社, 2015.
5) Ensmbl Human Chromosome Summary　http://grch37.ensembl.org/Homo_sapiens/Location/Genome（2018年8月1日アクセス）
6) NCBI Genome Information by Organism　https://www.ncbi.nlm.nih.gov/genome/（2018年8月1日アクセス）
7) The 1000 Genomes Project Consortium："A map of human genome variation from population-scale sequencing", Nature 2010；467：1061-1073.
8) Sudmant PH, et al."An integrated map of structural variation in 2,504 human genomes", Nature 2015；526：75-81.
9) 1000 Genomes Project Consortium："A global reference for human genetic variation", Nature 2015；526：68-74.

1.2 ゲノム医療とは

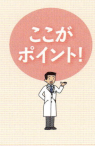

ここがポイント！
- 染色体の数や構造異常，遺伝子検査などから，疾患の検査や診断ができる。
- 複数の遺伝子の異常パターンにより，薬や疾患への感受性がわかるようになってきている。
- 病原体遺伝子検査，体細胞遺伝子検査，遺伝学的検査に大別される。
- 遺伝子からゲノムへと対象が拡大される個別化医療やファーマコゲノミクス検査がある。

1.2.1 世界に1つだけの個人ゲノム

1. 染色体から遺伝子検査へ

　遺伝学的な検査として，妊娠時の出生前診断や悪性腫瘍，先天異常に関する染色体検査などがあげられる。これは，染色体の数や構造異常を調べることにより診断できる。通常は父親と母親から1本ずつ染色体をもらい，同じ番号の染色体を2本ずつもっているが，何らかの原因で染色体の不分離が生じ，ある染色体だけ3本になったり，1本（モノソミー）になったりすることがある。ヒトの染色体のうち，3本（トリソミー）になって発症する先天性の疾患があり，13番，18番，21番染色体がそうである（それぞれパトウ症候群，エドワーズ症候群，ダウン症候群を発症）。悪性腫瘍の染色体検査では，9番と22番染色体の転座により発症する慢性骨髄性白血病があり，染色体の構造異常を検査する。

　現在では染色体レベルのほかに，DNAレベルで遺伝子を検査する。後天性のがんなどは除いて，生命の設計図であるゲノムに刻まれた塩基配列は，生涯変わることなく死ぬまでもち続ける。今では遺伝子検査ビジネスなどが流行りつつあるが，太りやすい体質やかかりやすい病気などを，その人の遺伝子を調べることで定性する。1つの遺伝子の異常で100％病気になるような遺伝子検査ならわかるが，多くの遺伝子が関わっている肥満体質や生活習慣病に関するビックデータも構築されていない現在，その検査結果を100％信用するのはとても危険である。病院で行われる遺伝子検査は通常，疾患に特徴的な症状が見られる場合や先天性の疾患，出生前・着床前，遺伝性の腫瘍などが疑われる場合に倫理的問題を十分配慮したうえで，必要に応じて行われている。

　遺伝子検査は，ヒトゲノム計画時代に盛んに行われてきた疾患原因遺伝子がその検査対象となる。たとえば，筋線維の破壊・変性（筋壊死）と再生を繰返しながら，次第に筋萎縮と筋力低下が進行していく筋ジストロフィーは，X染色体連鎖型の遺伝形式を示し，その原因遺伝子の1つであるジストロフィン遺伝子をPCR法やシーケンス，MLPA法などにより検査する。ジストロフィン遺伝子はX染色体上に座位し，約2Mbpの巨大な遺伝子で79個のエクソンをもつ。この遺伝子において複数のエクソンにまたぐ欠失が生じ，正常なジストロフィン蛋白がつくられなくなるのだが，その欠失具合により「少しの機能を発揮するジストロフィン蛋白」か「まったく機能しないジストロフィン蛋白」かに分かれる。不完全ながらもジストロフィン蛋白としてはたらけるベッカー型は成人期に発症するのに対し，まったく機能しないデュシェンヌ型は12歳くらいで歩行不能となり，20歳台には心不全や呼吸不全により死に至る。

　分子生物学の技術が進歩することにより，染色体レベルの顕微鏡的検査から，遺伝子レベルのDNA検査が可能となった。現在においては，遺伝学的研究成果の蓄積により，疾患原因遺伝子がその検査対象となっている。

用語　パトウ（Patau）症候群，エドワーズ（Edwards）症候群，ダウン（Down）症候群，ポリメラーゼ連鎖反応（polymerase chain reaction；PCR），MLPA（multiplex ligation-dependent probe amplification）法，ベッカー（Becker）型，デュシェンヌ（Duchenne）型

■1章　ゲノム

● 2. ゲノム検査の必然性

　一昔前はDNAの塩基配列を解読することは，とても難しく高価であったが，キャピラリーシーケンサーや次世代シーケンサーの登場により，比較的安価かつ容易に行えるようになってきた。ヒトの病気は，細かく分類するとおよそ20,000種類あるといわれているが，単一遺伝子疾患などその原因となる遺伝子の数は2,000〜3,000個にすぎない。単一でメンデルの法則に則った遺伝性疾患はその原因遺伝子を見つけやすいのだが，糖尿病や高血圧，後天的に発症するがんなどのいわゆる生活習慣病や精神疾患などは，複数の遺伝子の異常や多型，ゲノムの多様性などにより発症しているので，遺伝子を対象とした確定診断を行うのは難しい。先に述べたように，遺伝子だけではなく，ゲノムの構造バリアントにより発症している可能性が示唆される。現代の遺伝学的検査は，"遺伝子の中身"を読み解くものであるが，長年のゲノム研究により，今後は遺伝子以外の領域も対象とした「ゲノム検査」に移行していくものと思われる[1]。

1.2.2　遺伝子からゲノム検査へのパラダイムシフト

● 1. 健康寿命にも関与するゲノムの多様性

　現在の日本人における死因の第1位はがんであり，日本人の平均寿命は，男性80年，女性86年である。これとは別に"健康寿命"という言葉があり，男性は70.6年，女性は75.5年である。単なる寿命と異なり，健康寿命とは「人に助けを借りず，自分のことは自分でやれるように健康でいられる寿命」のことであり，現代の流行病である生活習慣病がこの健康寿命に深く関わっている。主要疾患の総患者数が，厚生労働省のホームページに開示されている[2]。生活習慣病は，食習慣や運動習慣，休養，喫煙，飲酒などの生活習慣が，病気の発症・進行に関与する疾患群と定義されているが，同じように生活していてもさまざまな生活習慣病を発症する人もいれば，至って健康な人もいる。これこそがまさに「ゲノムに刻まれた究極の個性」の表れであり，今こそまさにその時代の変換期といえよう。「私の家系は昔から血管系が弱いのよ」とか「胃がんの家系なのよ」などと耳にするが，"ゲノムを極める"とこのような言い伝えがエビデンスのとれた科学として立証される。その家系がもっているゲノムの特徴が遺伝することにより，同じ環境にいながら，同じような生活スタイルでも，疾患への感受性が異なっているのである。

　2003年に完了したヒトゲノム計画，2012年に公開された1000ゲノム計画にて，シーケンスの技術が進展し比較的短期間で安価に行われるようになった次世代シーケンサーが開発されるなどの環境が整った今，ゲノム検査が臨床検査に取り入れられるのは必然的な医学の流れだといえる。

● 2. 遺伝子からゲノムへ

　日本人におけるアルコールへの感受性は，個人により差があり，アルコール代謝酵素であるADH1B遺伝子やALDH2遺伝子などの多型により左右されることが知られている。アルコール分解酵素であるADH1Bがアルコールを分解し，有毒なアセトアルデヒドが生じる。このアセトアルデヒドをアセトアルデヒド脱水素酵素であるALDH2が分解して，無害な酢酸にする。最終的に酢酸は二酸化炭素と水にまで分解され，アルコール代謝が完了する。このアセトアルデヒドが分解できないと体内に蓄積されて，動悸，悪心，低血圧などの症状が引き起こされる。ADH1Bにおいては，47番目のアルギニンをコードするCGCに一塩基置換が生じ，CACになることでヒスチジンに変換され，ヒスチジン型ADH1B酵素の活性が高くなり，アルコールがより速く分解されることで，アセトアルデヒドの産生速度が速くなる。たった1つのアミノ酸に置換が生じても，その蛋白質がとる高次構造に違いが生じ，本来もっている酵素活性に違いが出てくるのである。またALDH2においては，487番目のグルタミン酸をコードするGAAに一塩基置換が生じ，AAAになることでリシンに変換され，いわゆる飲めない体質が現れる。両遺伝子とも一塩基多型によりアルコールへの感受性・耐性に影響しているのだが，アジアを中心とした黄色人種に見られる遺伝子の多様性で，白色人種にはこのような多型は認められない。

　このような遺伝子における多様性はゲノムにおいても存在している可能性が高く，ゲノムの構造バリアントにその鍵があると考えられている。個人や人種間における疾患への罹患リスクや薬剤への効能・副作用リスクなど，今後の大規模なゲノム研究から導き出されるビックデータに注目

✐用語　メンデルの法則（Mendel's law），アルコール脱水素酵素（alcohol dehydrogenase；ADH），アセトアルデヒド脱水素酵素（acetaldehyde dehydrogenase；ALDH）

すると同時に，ゲノムを対象とした臨床検査の基盤構築が　必要である。

1.2.3　個別化医療・ファーマコゲノミクス検査を可能にする遺伝子 / ゲノム検査

● 1. 遺伝子関連検査

　現在，遺伝現象に関わる検査といえば遺伝子検査がポピュラーである。日本臨床検査標準協議会の提言においては，①ヒトに感染症を引き起こす外来性の病原体（ウイルス，細菌等微生物）の核酸（DNAあるいはRNA）を検出・解析する「病原体遺伝子検査（病原体核酸検査）」，②がん細胞特有の遺伝子の構造異常等を検出する遺伝子検査および遺伝子発現解析等，疾患病変部・組織に限局し，病変とともに変化し得る一時的な遺伝情報を明らかにする「ヒト体細胞遺伝子検査」，③単一遺伝子疾患，多因子疾患，薬物等の効果・副作用・代謝，個人識別に関わる遺伝学的検査，ゲノムおよびミトコンドリア内の原則的に生涯変化しない，その個体が生来的に保有する遺伝学的情報（生殖細胞系列の遺伝子解析により明らかにされる情報）を明らかにする「ヒト遺伝学的検査（生殖細胞系列遺伝子検査）」などに分類されている[3]。これら①～③を「遺伝子関連検査」と総称しており，医療機関ではすべての検査が行われている。①はその名のとおり，病原体の遺伝子やゲノムが対象となり，②はがん化部位における細胞や組織などが検査対象となり，次世代に受け継がれることはない。③の遺伝学的検査は，生殖細胞系列における遺伝子変異もしくは染色体異常に関する検査でもあり，次の世代へと受け継がれる。放射線や紫外線への曝露，ウイルス感染などが関与する後天的ながんなどは，37兆2000億個ある細胞のうちのある部分の細胞・組織におけるゲノム情報が変化することにより発症するので，体細胞遺伝子検査は被検者特有の遺伝情報である。これに対し遺伝学的検査は，その人が生まれもっている不変の遺伝情報なので，倫理的にも個人情報保護的にもより厳格な情報管理が必要とされる。たとえば，発症はしていないがん原遺伝子に突然変異をもつ人が，遺伝子検査によりがん保険に加入できないなどの社会問題が生じてしまうためである。

● 2. 個別化医療とファーマコゲノミクス検査

　個別化医療は，テーラーメイド医療やオーダーメイド医療ともいわれ，厚生労働省より「患者一人ひとりの体質や病態にあった有効かつ副作用の少ない治療法（オーダーメイド医療）や予防法（個別化予防）」とされている。今までの医療においては，同じがんに対しては同じ抗がん剤などが処方され，治ったり治らなかったりと個人個人により奏効率が異なっていた（図1.2.1, 1.2.2）。身近なものでは風邪薬もその傾向があり，がんゲノム医療を皮切りに疾患中心型の医療から，個人型医療へと移行し始めている。この個別化医療は，疾患を発症する前に検査（発症前診断）し，疾患原因遺伝子に突然変異が認められた場合，発症を遅らせるような食事法や運動，その予防に効果のある薬剤を投与することで，予防医療まで可能となる。がんなどが発症した場合においても，放射線治療や個人に効く抗がん剤の選択なども遺伝子やゲノム検査を行うことで，個人に合った治療法の選択が可能となってきている。日本臨床検査医学会が提言するファーマコゲノミクス検査とは「薬物代謝や薬物応答等に関係した遺伝子を解析する検査で，おもに治療薬の選択，副作用予測や投与量の調節を目的として行われる検査」とある[4]。

　たとえば，大腸がんへの抗がん剤「セツキシマブ」と非小細胞肺がんへの「ゲフィチニブ」に関する遺伝子検査と延命効果の研究があり，今後のファーマコゲノミクス検査が治療の主流になっていくことがわかる（図1.2.1, 1.2.2参照）。数あるがん遺伝子に*KRAS*と*EGFR*遺伝子があり，大腸がん患者では，*KRAS*遺伝子に変異がない患者にはセツキシマブが効き，非小細胞肺がん患者では，*EGFR*遺伝子に変異がある患者にゲフィチニブが効いたのである。通常，遺伝子に変異があると抗がん剤が効かないように思われがちだが，薬剤代謝のネットワークというものはなんとも複雑なもので，がん種とがん遺伝子によりその効果はさまざまである[5]。

　今話題のがんゲノム医療では，約100～300種類程度のがん遺伝子の変異パターンを調べ，異常が認められた遺伝子の組み合わせに応じて，効果のある抗がん剤を処方する治療方針がとられる。いずれ遺伝子のみならず，唯一無二の個人ゲノムの構造バリアントが対象になることは容易に想像できる。

✐ **用語**　上皮細胞増殖因子受容体（epidermal growth factor receptor；EGFR）

■ 1章　ゲノム

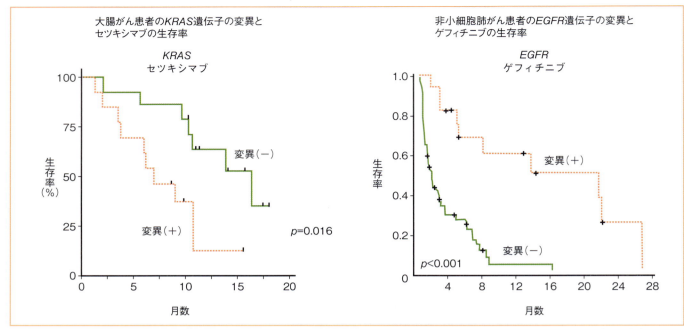

図 1.2.1　がん細胞の遺伝子を調べると，がんの種類や個々人のがん細胞などにより変異パターンが異なっている．大腸がん/非小細胞肺がん患者における KRAS遺伝子/EGFR遺伝子の変異と抗がん剤の奏効性を示している．遺伝子の変異の有無により，抗がん剤の有効性が異なっている．がん細胞がもつ特徴（遺伝子の変異パターン）を調べ，どの抗がん剤が効くかを診断するコンパニオン診断により，個人に合った治療（個別化医療）が可能となる．
（左：Lièvre A, et al.: "KRAS mutation status is predictive of responce to cetuximab therapy in colorectal cancer", Cancer Res 2006; 66: 3995，右：Han SW, et al.: "Predictive and prognostic impact of epidermal growth factor receptor mutation in non-small-cell lung cancer patients treated with gefitinib", J Clin Oncol 2005; 23: 2497 より引用）

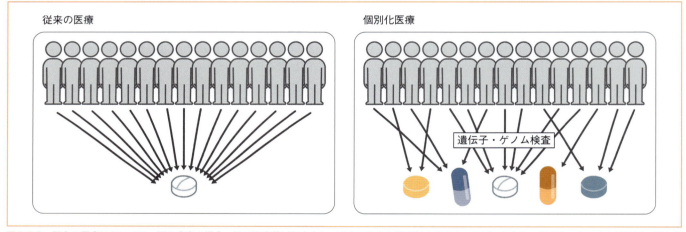

図 1.2.2　従来の医療においては，同じ疾患の場合，同じ治療薬が処方されてきた．しかし薬が効く患者もいれば，効かない患者もいた．また副作用の程度もそれぞれであった．今後の個別化医療は遺伝子やゲノムを調べることで，個々人に合った治療法が選定できるようになる．

［山口良考］

参考文献

1) 厚生労働省:「がんゲノム医療推進コンソーシアム懇談会報告書～国民参加型がんゲノム医療の構築に向けて～」，2017年6月27日　https://www.mhlw.go.jp/file/05-Shingikai-10901000-Kenkoukyoku-Soumuka/0000169236.pdf
2) 厚生労働省:「平成26年(2014)患者調査の概況」，2015年12月17日　https://www.mhlw.go.jp/toukei/saikin/hw/kanja/14/dl/kanja.pdf
3) 日本医学会:「医療における遺伝学的検査・診断に関するガイドライン」，2011年2月　http://jams.med.or.jp/guideline/genetics-diagnosis.pdf
4) 日本臨床検査医学会，他:「ファーマコゲノミクス検査の運用指針(PGx検査運用指針)Q＆A」，2012年7月2日　https://www.jslm.org/others/news/genomics120705_2.pdf
5) 日本臨床検査薬協会:「臨床検査からわかるトピックス，がんに関する遺伝子検査」，http://www.jacr.or.jp/topics/03genetic/01.html（2018年8月3日アクセス）

1.3 先端技術の概要

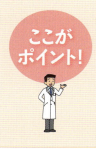

ここがポイント！
- 1970年代以降，染色体の数的／構造的異常や，FISH法などの細胞遺伝学的検査が開発された。
- シーケンサーは，DNAの塩基配列を決定する技術で，第1・第2・第3世代がある。
- 次世代シーケンサーは第2世代以降のもので，全ゲノム情報を解読することができる。

1.3.1 代表的な遺伝現象と物質

1. 遺伝現象の発見

　先端技術とは，時代が流れるごとに変化・進展するものであり，現状ではやはり次世代シーケンサー（NGS）であろう。NGSの詳細は後述する章に任せ，本節では1853年の遺伝現象の発見から，時代の先端技術を振り返っていくことにする（図1.3.1）。

　1865年のGregor Johann Mendelによる遺伝現象の発見から，遺伝という現象がこの世に広まっていった。Mendelはオーストリア帝国の修道院にて，エンドウの色や形に着目した交配実験を行うことで"遺伝現象"と巡り会えた。つまり，1850年における先端技術は，表現型に着目した植物個体を用いた交配技術であろう。

2. 遺伝する物体"染色体"や"DNA"の発見

　1903年Walter Stanborough Suttonは，バッタのオスの生殖細胞において，特徴的な細胞分裂像を示す"減数分裂"が生じ，"染色体"が形成されることを観察した。この減数分裂時の染色体の動態は，Mendelの分離の法則に従い，染色体説が提唱された。1900年代初期における先端技術といえば，遺伝現象を示す"染色体"であり，光学顕微鏡が先端技術といえよう。

　1944年Oswald Theodore Averyは，肺炎レンサ球菌（*Streptococcus pneumoniae*）の形質転換実験により，遺伝情報を担う物質はDNAであることを証明した。肺炎レンサ球菌のR型（非病原性）は，マウスに肺炎を引き起こ

年	技術
1865	メンデルの法則
1953	DNA二重らせん構造の発見
1975	サザンブロット
1977	ノーザンブロット／シーケンサー（ゲルタイプ）
1979	ウェスタンブロット
1982	FISH法
1983	PCR法
1986	シーケンサー（キャピラリー）
1995	マイクロアレイ
1997-8	sequencing by synthesis法／パイロシーケンス法
2005	次世代シーケンサー

図1.3.1　遺伝子検査技術の推移
DNAの二重らせん構造の発見から，目的のDNAやRNA，遺伝子，蛋白質を検出する技術が開発された。30年後にはDNAを増幅する技術や究極の遺伝情報を解読する技術が登場している。現在ではより安価で大量の塩基配列情報を次世代シーケンサーで読み解くことができる。
(Meerzaman D, et al.: "The promise of omics-based approaches to cancer prevention", Semin Oncol 2016 ; 43 : 37 より改変)

さないが，S型（病原性）は肺炎を引き起こす。S型菌のDNAをR型菌に移しマウスに感染させると，マウスが肺炎を起こすことより，遺伝の実体がDNAであることが発見された[1]。また1952年のAlfred Day HersheyとMartha Cowles ChaseのT2ファージの感染実験によってもそのこ

用語　次世代シーケンサー（next generation sequencer ; NGS），メンデルの分離の法則（Mendel's law of segregation）

1章　ゲノム

とが証明され，それまでは蛋白質が遺伝現象を示す物質であると考えられていたので，革新的な発見である[2]。

1953年James Dewey WatsonとFrancis Harry Compton Crickが，DNAの二重らせん構造を発見[3]したことは有名だが，もう一人Rosalind Elsie Franklin（1920〜1958年：化学構造の解明に貢献）もこの発見の礎となる人物である。Franklinは，X線結晶学の研究を行っており，石炭やタバコモザイクウイルス，DNAなどの結晶を解析していた。WatsonとCrickは，Franklinが撮影したDNAのX線解析写真を無断で見て，DNAの二重らせん構造の発見につながったといわれている。研究分野で

も他人のデータを無断で見ることはご法度であるが，これがなければ時代は変わらなかったかもしれない。

1956年Albert LevanとJoe Hin Tjioは，ヒトの染色体数は46本であることを証明した。1900年代中期の先端技術はX線解析であるが，遺伝学に革命を起こした発見といえばDNAの二重らせん構造の発見であろう。

ここには記載できなかった偉人も含め，先人の壮大な努力の積み重なりにより遺伝学の基盤が築かれ，それらを対象としたさまざまな検査技術が開発されてきた。

1.3.2　時代ごとの先端技術

● 1. 細胞遺伝学的検査

血液学や病理学などでは，おもに細胞の形態的特徴の変化を見極めて正常か異常かを見分けるが，遺伝子やゲノム検査は，特殊な技術を用いることで見えない物質を見えるものに変え，検査・診断が行われている。細胞よりも小さい遺伝実体といえば染色体であるが，それをさらに紐解いていくと，糸状のDNAが出現し，その中に保存されている遺伝情報を読み解いていくのが遺伝子検査やゲノム検査である。

分子生物学ではマクロなレベルだが，Levanらによりヒトの染色体数が発見されてからほどなくして，1970年代に染色体を分染する技術が開発された。一昔前の遺伝学的検査の対象は染色体であり，その数や構造異常を検査することが主であった。ダウン症，クラインフェルター症候群などの先天性疾患や慢性骨髄性白血病の検査である。染色体分染法は，分裂中期にあるリンパ球の染色体が解析対象となるが，FISH法については分裂期に限らず間期にある細胞も解析対象となる。詳細は後述の章を参照していただきたいが，分染法は染色体にバンド模様が出るように処理されており，FISH法は染色体上の遺伝子を検出する技法である。このように，細胞遺伝学的検査が1970年における先端技術であった。

● 2. 分子生物学的検査

染色体分染法が開発されるとさらにミクロな，それを解きほぐしたDNAの塩基配列を解読する技術"シーケンサー（塩基配列決定法）"が開発された。1977年に，現在

頻用されているサンガー法[4]とマクサム・ギルバート法[5]が開発・公開され，生命の設計図を読み解く画期的な遺伝学的検査法がこの世に誕生した。両法の反応原理は異なるが「標識物質を付加したさまざまな長さのDNA断片の塩基を，順々に読んでいく」ことは共通している（p.195 10.7.4参照）。1987年，自動型DNAシーケンサーが最先端の科学技術として世界ではじめて登場し，ヒトゲノム計画をはじめ生命科学に革命を起こした。1900年代後期の先端技術といえば，このDNAシーケンサーであろう。

1995年には，スライドガラス上に何千・何万種という既知の遺伝子（DNA）断片を貼り付け，そこに検体を振りかけることで，どの遺伝子が発現しているか/いないかなどを調べるマイクロアレイ法が開発された[6]。1回の反応で多くの結果が手に入ることで，研究分野では頻用された。マイクロアレイに用いるのは遺伝子に限らず，ゲノムDNA断片や蛋白質，抗体などを固相化することでさまざまな検査が可能である。自由診療ではあるが，現在では，血中RNAを調べることで胃がん，大腸がん，膵臓がんなどを早期発見するマイクロアレイ血液検査に応用されている[7]。

2005〜2007年にかけて，今後のゲノム検査を可能にする次世代シーケンサーが開発された。サンガー法に代表されるシーケンス技術を第1世代シーケンサーといい，第2世代以降をNGSと呼んでいる。詳細はp.201 10.7.8を参照していただきたいが，第1世代は，4種類の蛍光物質で標識したジデオキシヌクレオチドを用いてサイクルシーケンス法を行い，増幅した標識DNA断片の蛍光を1〜24サンプル同時検出することで塩基配列を解読する。第2世代は，おもに一塩基合成（SBS）技術によるブリッジPCR法と

用語　クラインフェルター（Klinefelter）症候群，蛍光 *in situ* ハイブリダイゼーション（fluorescence *in situ* hybridization；FISH）法，サンガー（Sanger）法，マクサム・ギルバート（Maxam-Gilbert）法，一塩基合成（sequencing by synthesis；SBS）

油水エマルジョン技術によるパイロシーケンス法，イオン半導体シーケンシング法に大別できるが，順に合成された1塩基を1つずつをリアルタイムにシーケンスすることは共通している。反応スペースがピコレベルになり，一度に検出できるサンプル数が数万～数億個となったため，短時間で膨大な数の塩基配列が解読できる。現在の主流はこの第2世代であり，約100塩基のショートリードの大規模データをつくり出す。第3世代は，DNA断片の増幅過程を経ることなく，1分子レベルでDNAを合成しながら4種の蛍光色素を読み取り，平均リード長10kbpのシーケンスデータを得ることができる。これが今後の主流となるであろう。

2000年代の先端技術といえば，このNGSであり，新型出生前診断といわれているNIPT（無侵襲的出生前遺伝学的検査）もNGSを用いる診断法であるが，染色体数の異常も検出でき，その応用分野は多岐にわたるため，今後の活躍に期待したい。

汎用されている第1世代のシーケンサーは，塩基配列を詳細に解読することはできるが，DNAやRNAなどを量的に解析することができない。がんをはじめさまざまな疾患は，遺伝子の突然変異だけでなく，遺伝子の発現量やそのコピー数などもその発症起因となっている。この"量"的解析を行う方法に，サイクルごとに増加するシグナル強度を検出するリアルタイムPCR法（定量PCR法）や，サンプル中のターゲット分子数を直接カウントするデジタルPCR法がある。これらの技法で，遺伝子の発現量のほか，融合遺伝子，遺伝子のコピー数，病原微生物やウイルスなどの検出・定量が可能となっている（p.151　10章参照）。

[山口良考]

✏️ **用語**　無侵襲的出生前遺伝学的検査（noninvasive prenatal genetic testing；NIPT）

📖 **参考文献**

1) Avery OT, *et al.*："Studies on the chemical nature of the substance inducing transformation of Pneumococcal types：induction of transformation by a desoxyribonucleic acid fraction isolated from Pneumococcus TYPE III"，J Exp Med 1944；79：137-158.

2) Hershey AD, *et al.*："Independent functions of viral protein and nucleic acid in growth of bacteriophage"，J Gen Physiol 1952；36：39-56.

3) Watson JD, *et al.*："Molecular structure of nucleic acids；a structure for deoxyribose nucleic acid"，Nature 1953；171：737-738.

4) Sanger F, *et al.*："DNA sequencing with chain-terminating inhibitors"，Proc Natl Acad Sci USA 1977；74：5463-5467.

5) Maxam AM, *et al.*："A new method for sequencing DNA"，Proc Natl Acad Sci USA 1977；74：560-564.

6) Schena M, *et al.*："Quantitative monitoring of gene expression patterns with a complementary DNA microarray"，Science 1995；270：467-470.

7) Honda M, *et al.*："Differential gene expression profiling in blood from patients with digestive system cancers"，Biochem Biophys Res Commun 2010；400：7-15.

1章 ゲノム

1.4 データベースの種類と検索法

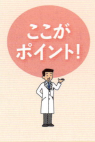

ここがポイント！
- ヒトに限らず，さまざまな生物種のゲノム・遺伝子情報が，ウェブ上に無料で公開されている。
- 知りたい遺伝子や疾患の情報などは，NCBIやEnsemblなどの総合データベースが便利である。
- プライマーやプローブ，抗体などを設計する際は，これらのデータベースを活用するとよい。

1.4.1 総合データベース（NCBI, Ensembl）

● 1. NCBI

　世界中でネットワークが構築されGoogleをはじめ，今やインターネットからの情報入手が当たり前となっている。ヒトを含め，さまざまな生物種のゲノム，遺伝子，蛋白質の情報は，多くのデータベースで公開されている。本項では，著者がおもに使用している2つのサイトを紹介する。

　現在，ライフサイエンス分野の総合データベースである米国立生物工学情報センター（NCBI：https://www.ncbi.nlm.nih.gov）がトップといっても過言ではないであろう。NCBIでは，ヒトに限らずマウス，チンパンジー，微生物，ウイルスなど膨大な生物種のゲノム，遺伝子，蛋白質の情報が公開されており，配列情報の入手法を簡略説明する（図1.4.1）。

(1) ゲノム/遺伝子の塩基配列, 蛋白質のアミノ酸配列の入手（図1.4.1A, B）

　企業が販売しているプライマーやプローブで解析困難な場合や，自作したいときなどは，対象となる配列情報が必要である。まずNCBIのホームページを訪ね，トップ画面のResource List (A to Z)をクリックして開くSitemapより，NCBIが提供する各データベースのうち，Genomeより目的遺伝子のゲノム配列，遺伝子配列，蛋白質のアミノ酸配列を入手する。

1) Genome→Human Genomeと進み，目的遺伝子名を入力し，Searchする。
2) Search Resultで関連する遺伝子がリスト化されるので，目的のものをクリックする。

3) 目的遺伝子の情報ページを下へスクロールしていくと，GenomicやmRNA and Protein(s)が現れる。図1.4.1Bのとおり，DownloadのGenBankからイントロン配列を含むゲノムDNAの塩基配列が入手できる。
4) NM_で始まる文字からmRNAの配列を，NP_で始まる文字から蛋白質のアミノ酸情報を入手することができる。目的蛋白質への抗体作製の際には，このアミノ酸の情報を活用する。

(2) ヒト遺伝性疾患の情報の入手

　ヒト遺伝性疾患の情報を入手したい場合は，Online Mendelian Inheritance in Man（OMIM）を用いる（図1.4.1C）。臨床症状から現在に至るまでの論文が要約されている。こちらはResource LIST (A to Z)からOMIMをクリック，Getting Startedを選択して，目的疾患名を入力するだけである。

(3) 文献検索

　文献検索はPubMedで行う（図1.4.1D）。Resource List (A to Z)からPubMedを選び，目的遺伝子や疾患名を入力すると，関連した論文リストが列挙される。Search Resultに，NCBIが認めている雑誌に掲載された合計論文数が表示される。欲しい論文タイトルをクリックするとAbstract（要約）が表示されるが，対象論文を無料で入手できる雑誌と，有料のものがあるので注意していただきたい。Free Articleと表示されているものは，無料で公開されている雑誌論文であり，リンク先のPDFを入手すればよい。

1.4 | データベースの種類と検索法

A. NCBIホームページ

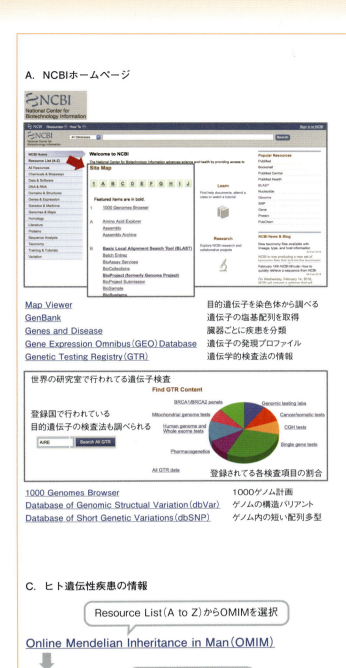

Map Viewer — 目的遺伝子を染色体から調べる
GenBank — 遺伝子の塩基配列を取得
Genes and Disease — 臓器ごとに疾患を分類
Gene Expression Omnibus (GEO) Database — 遺伝子の発現プロファイル
Genetic Testing Registry (GTR) — 遺伝学的検査法の情報

1000 Genomes Browser — 1000ゲノム計画
Database of Genomic Structural Variation (dbVar) — ゲノムの構造バリアント
Database of Short Genetic Variations (dbSNP) — ゲノム内の短い配列多型

B. 目的遺伝子のゲノムやmRNA，アミノ酸配列の入手

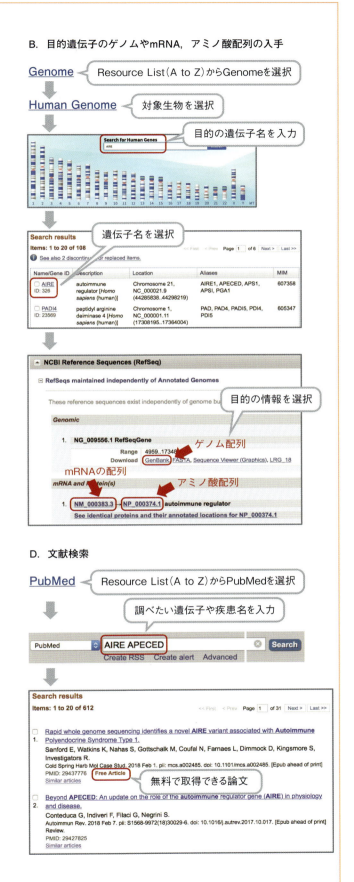

C. ヒト遺伝性疾患の情報

D. 文献検索

図 1.4.1 NCBI の検索法

17

1章 ゲノム

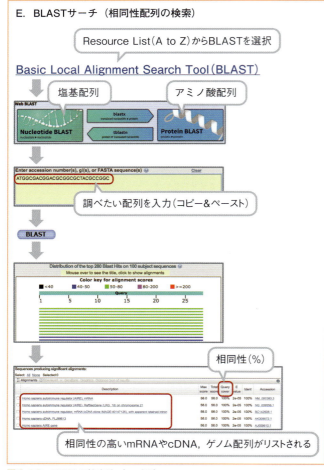

図1.4.1 NCBIの検索法（つづき）

(4) BLASTサーチ

BLASTサーチは，シーケンスした検体の塩基配列や翻訳後のアミノ酸配列から，相同性のある遺伝子や蛋白質を検索するプログラムである（図1.4.1E）。

1) Resource List (A to Z) から，Basic Local Alignment Search Tool (BLAST) をクリックし，塩基配列の場合はNucleotide BLASTを，アミノ酸の相同性検索の場合はProtein BLASTをクリックする。
2) Nucleotide BLASTをクリックすると，情報入力窓が出てくるので，遺伝子のアクセッション番号や調べたい塩基配列を通常のテキスト形式で入力し，BLASTボタンをクリックする。
3) 色付きのラインがいくつも表示される。入力した配列への相同性の高さを色で表している。赤＞ピンク＞緑＞青＞黒の順で相同性が高く，Query Coverにて何％相同なのかがわかる（図1.4.1Eでは100％の相同性）。ここに表示されるのは，ゲノムからmRNA，cDNAなどの情報が混合して表示されるので，注意して選別していただきたい。

(5) 遺伝学的検査法

世界で行われている遺伝学的検査法がGenetic Testing Registry (GTR) として公開されている。**Genetic Testing Resistry (GTR)** をクリックし，**Search All GTR**へ遺伝子名を入力して出た検索結果のうちの，**Tests**ページの**Gene and analytes**より，国や検査法の情報を得ることができる（図1.4.1A）。

● 2. Ensembl

欧州バイオインフォマティクス研究所（EBI）とSanger研究所によるデータベース"Ensembl (http://asia.ensembl.org/index.html)"も有名である。Ensemblでは，遺伝子の構造も確認でき，エクソン／イントロンの配列が色分けしてあるので，こちらのデータベースの方が見やすいと思われる（図1.4.2）。

◆coding sequenceとアミノ酸配列の入手

トップ画面の**Search**より**Human**を選択し，目的遺伝子名を入力し**Go**をクリックすると，関連する遺伝子情報が列挙される。遺伝子により複数種のsplicing variantがあり，さまざまな長さの遺伝子名が表に現れる。**Transcript ID**からは遺伝子構造が確認でき，**CCDS**からはアミノ酸情報をもつcoding sequenceの塩基配列情報が入手できる。

現在では，完全長の遺伝子産物が検査対象となっているが，今後の研究によっては同じ遺伝子からつくられている短い蛋白質も，その検査対象となる可能性も考えられる。

● 3. その他のデータベース

上記検索エンジン以外にも，世界中ではさまざまな特徴をもったデータベースが公開されているので，下記URLを参照されたい。

・COSMIC (Catalogue Of Somatic Mutations In Cancer：がん関連遺伝子の情報)
 https://cancer.sanger.ac.uk/cosmic
・ClinVar（ヒトゲノムの多様性と疾患関連変異の情報）
 https://www.ncbi.nlm.nih.gov/clinvar/
・dbSNP（網羅的な一塩基〜数塩基多型の情報）
 https://www.ncbi.nlm.nih.gov/projects/SNP/

用語 相補的デオキシリボ核酸（complementary deoxyribonucleic acid；cDNA），欧州バイオインフォマティクス研究所（European Bioinformatics Institute；EBI），CCDS（consensus coding sequence）

1.4 データベースの種類と検索法

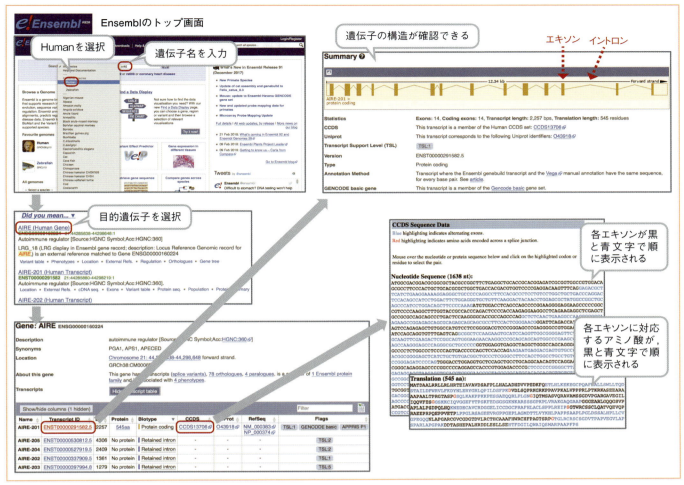

図 1.4.2 Ensembl の検索法

- dbVar（ヒトゲノムにおける構造バリアントの情報）
  https://www.ncbi.nlm.nih.gov/dbvar/
- ExAC（Exome Aggregation Consortium：ヒト遺伝子のエキソーム解読情報）
  http://exac.broadinstitute.org

［山口良考］

19

2章 遺伝子の基礎

章目次

2.1：核酸の構造 ……………………… 22
- 2.1.1　DNAとRNAの構造上の違い
- 2.1.2　DNAとRNAの細胞学的生理機能

2.2：遺伝子の構造 ……………………… 26
- 2.2.1　遺伝子とは蛋白質の情報源
- 2.2.2　遺伝子の調節領域

2.3：DNAの複製と修復機構 …………… 29
- 2.3.1　細胞分裂に伴ってゲノムDNAは複製される
- 2.3.2　テロメアと修復機構

2.4：遺伝子の発現と制御 ……………… 32
- 2.4.1　遺伝子が発現するとは
- 2.4.2　エピジェネティックな発現制御

2.5：蛋白質のプロセシング …………… 37
- 2.5.1　蛋白質の構造
- 2.5.2　蛋白質の局在と分解

2.6：ノンコーディングRNA …………… 41

2.7：遺伝子変異・修飾と多型 ………… 43
- 2.7.1　DNAの変異と修復
- 2.7.2　化学的修飾
- 2.7.3　点突然変異
- 2.7.4　欠失と挿入
- 2.7.5　反復配列と遺伝子重複

- 2.7.6　変異の規模
- 2.7.7　生殖細胞系列と体細胞の変異
- 2.7.8　集団におけるDNA配列の多様性
- 2.7.9　バリアントの記載法

2.8：エピジェネティクス ……………… 52
- 2.8.1　エピジェネティクスの概要
- 2.8.2　エピジェネティクスの機構
- 2.8.3　発生・分化との関連
- 2.8.4　遺伝子発現との関連
- 2.8.5　腫瘍との関連

2.9：がん ………………………………… 56
- 2.9.1　がんの遺伝学
- 2.9.2　がんゲノムの個別化医療
- 2.9.3　がんの標的治療

2.10：遺伝子治療 ……………………… 59
- 2.10.1　遺伝子治療
- 2.10.2　遺伝子治療の対象となる疾患
- 2.10.3　遺伝子治療の手法
- 2.10.4　遺伝子治療の課題

2.11：移植・再生医療 ………………… 62
- 2.11.1　HLA
- 2.11.2　移植

2.12：ファーマコゲノミクス ………… 64
- 2.12.1　ファーマコゲノミクス

SUMMARY

　ヒトを含む生物は1つ1つの細胞が正常に機能し，細胞同士が相互作用し合うことで健常を保っている。その1つの細胞は，ゲノムの中にある遺伝子が作る蛋白質の状態により，正常もしくは異常な機能を発揮している。現在のところ，蛋白質の情報源である「遺伝子」が検査の対象であり，基本的な遺伝子の構造や発現機構，修復機構を習得した上で，遺伝子の変異や5段階の多型（バリアント）に分類される。また遺伝子以外の領域における発現機構（エピジェネティクス）により発症する疾患も存在している。本章では，上記遺伝子の基礎から変異／多型の種類，今後の医療の幹となる個別化医療やファーマコゲノミクス，コンパニオン診断，再生医療等を概説する。

2章 遺伝子の基礎

2.1 核酸の構造

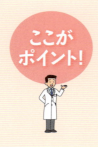

ここがポイント！

- 核酸（DNA，RNA）は，塩基・五炭糖・リン酸のヌクレオチドが基本単位である。
- 核酸であるDNAは遺伝情報の保持・伝達を，RNAは蛋白質の合成を担っている。
- DNAとRNAの違いは，五炭糖・塩基・鎖の形態である。
- RNAのヌクレオチドは，エネルギー源としても使われている。
- DNAの遺伝情報は，塩基であるアデニン・グアニン・シトシン・チミン（RNAではウラシル）の4種類の並び順により決定される。
- DNAは二本鎖であり，RNAは基本的に一本鎖である。

2.1.1 DNAとRNAの構造上の違い

1. 核酸の発見

核酸にはDNAとRNAがある。核酸とは，生物の細胞核の中に含まれる酸性物質のことであり，塩基・五炭糖・リン酸から構成される高分子物質のことである（図2.1.1）。核酸の発見は1865年のメンデルの法則から近い，1869年にスイスのJohannes Friedrich Miescherによりなされた（1869年に発見，1871年に論文発表）。彼は，包帯に付着した膿を用いて細胞核に含まれる物質の生化学的構造の研究をしていた。膿は異物を処理した白血球の死骸であり，その細胞核が多く含まれている。Miescherは核内成分のうち，核内蛋白質以外にリンを多量に含んでいる物質を発見し，"ヌクレイン（核物質，核子）"と名付けた。James Dewey Watson，Francis Harry Compton CrickのDNAの二重らせん構造の発見よりも前に，MiescherはDNAを1つの"物質"として同定していたのである。核内にはDNAもRNAも含まれているので，同時発見といえる[1]。

同じ核酸でも，DNAとRNAは化学構造に少しの違いがあり，生物学的機能も異なるはたらきをする。核酸の構成成分のうちの五炭糖がリボースの場合はRNA（<u>ribo</u>nucleic <u>acid</u>：リボ核酸）であり，デオキシリボースの場合は，DNA（<u>deoxyribo</u>nucleic <u>acid</u>：デオキシリボ核酸）となる。図2.1.1に示したとおり，RNAの五炭糖に対して，デ（de-：除去・分離を意味する接頭辞）＋オキシ（oxygen：酸素）＝"酸素が除去された"リボースがデオキシリボースであり，2′位に水素基がくる。この少しの違いを利用して，DNAは中性フェノールを，RNAは酸性フェノールを用いて抽出する（取り分ける）ことができる。

Ludwig Karl Martin Leonhard Albrecht KosselとAlberto Ascoliは1885年から1900年にかけて，ヌクレインの中の蛋白質ではない成分を単離することで，アデニン（A），グアニン（G），シトシン（C），チミン（T），ウラシル（U）の計5種類の塩基を発見した[2]。このうち，プリン環をもつAとGはプリン塩基，ピリミジン環をもつCとT（RNAではU）はピリミジン塩基の2種類に大別される。AとTが対をなし，GとCが対をなしていることより，DNAを構成するプリン塩基とピリミジン塩基の含量は同量である。

2. DNAの構造

遺伝情報の保存と伝達（遺伝）を担うDNAは，"リン酸＋五炭糖（デオキシリボース）＋塩基"を基本最小単位とするヌクレオチドから構成される（図2.1.1）。ヌクレオチドからリン酸を引いた"五炭糖＋塩基"をヌクレオシドという。ヌクレオチドの5′位にあるリン酸のOH基が，次のデオキシリボースの3′位のOH基とホスホジエステル結合することで，5′位から3′位の方向に連続的に結合したポリヌクレオチドが形成される。ポリ（poly-）とは，「たくさんの，複数の」を意味し，化学反応により結合した重合体（ポリマー）を意味する。ヒトでは23本の染色体1セットがゲノムなので，1つの細胞核には2セットのゲノムが

用語 デオキシリボ核酸（deoxyribonucleic acid；DNA），リボ核酸（ribonucleic acid；RNA），メンデルの法則（Mendel's law），アデニン（adenine；A），グアニン（guanine；G），シトシン（cytosine；C），チミン（thymine；T），ウラシル（uracil；U）

2.1 核酸の構造

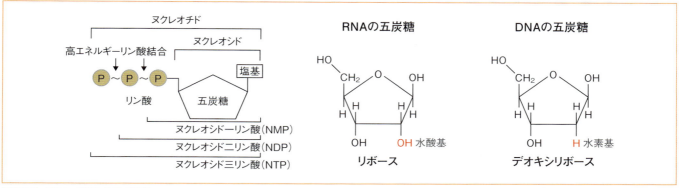

図 2.1.1　DNA, RNA の構成要素
RNAの五炭糖は，2′位の炭素に水酸基が結合しているリボースであり，DNAの五炭糖は水素基が結合しているデオキシリボースである。五炭糖に塩基が結合した物質をヌクレオシド，ヌクレオシドにリン酸が結合するとヌクレオチドとよばれる。リン酸基が1個，2個，3個結合した場合，それぞれヌクレオシド一リン酸，ヌクレオシド二リン酸，ヌクレオシド三リン酸とよばれる。

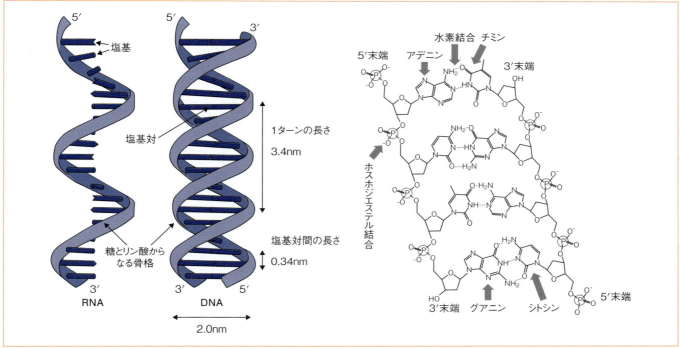

図 2.1.2　DNAとRNAの鎖模式図とDNAの化学的構造
おもにRNAは一本鎖，DNAは二本鎖の構造をとる。DNAはAとT，GとCが水素結合により塩基対を形成して二重らせん構造をとる。鎖には方向性があり，糖の炭素の番号により5′→3′と方向性が決められ，2本のヌクレオチド鎖は互いに逆平行に対合している。

含まれていることになる。

　DNAの塩基といえば，A，G，C，Tの4種類であり，AはTと2本の水素結合で，GはCと3本の水素結合で対合する。またDNAは，5′から3′の方向に合成された1本のDNA鎖に対して，逆向きに並行するもう1本の鎖の塩基が水素結合することにより，安定した右巻きの二重らせん構造を形成する。このように，AとT，GとCの結合は相補的な結合といい，対象の塩基配列とぴったり合うような場合，100％の相補性があるという。通常のPCR法で使うプライマーを設計する場合，100％マッチングした（相補性のある）合成DNAを用いる。

　核内のゲノムDNAは，46本の線状の染色体DNAが含まれるが，細胞内にはもう1つのゲノムDNAが存在する。それはミトコンドリア・ゲノムであり，環状二本鎖DNAの形態をとる。サイズは16,569塩基対あり，疾患に関連する遺伝子も座位している。受精時の精子と卵はミトコンドリア（mt）を保有しているが，精子におけるミトコンドリアは鞭毛運動のエネルギー産生が主たる目的であり，受精卵内に移入されないため，細胞内のmtDNAは，すべて母親由来である。このmtDNAの起源をたどれば人間の祖先がわかるという（ミトコンドリア・イブ説）[3]。

用語　ポリメラーゼ連鎖反応（polymerase chain reaction；PCR），ミトコンドリア（mitochondria；mt）

2章 遺伝子の基礎

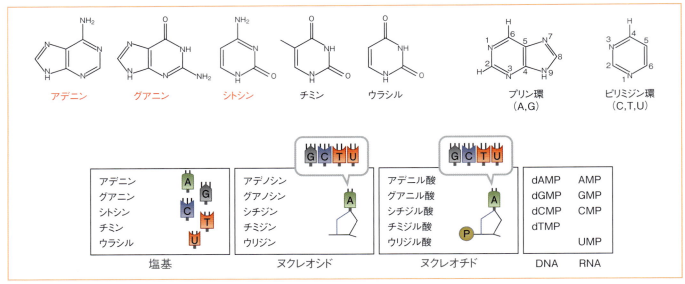

図2.1.3 塩基の種類と名称
塩基単体ではアデニン，グアニン，シトシン，チミン，ウラシルといい，五炭糖が結合したヌクレオシド，さらにリン酸が結合したヌクレオチドではそれぞれ呼称が変わる．図はリボースにおける名称だが，デオキシリボースの場合は"デオキシアデノシン"のように"デオキシ-"がつく．ただしチミジンやチミジル酸に「デオキシ」はつかない．

● 3. RNAの構造

RNAもDNAと同様ヌクレオチドから構成されているが，DNAとは3点異なっている．1つ目は，五炭糖の2'位に水酸基（ヒドロキシ基）をもつ点である．2つ目は使われる塩基の違いで，DNAのTの代わりにUが使われる．3つ目は，DNAが二本鎖の構造をとるのに対し，RNAはほとんどの場合一本鎖の構造をとる（図2.1.2）[3]．

実験や検査を行うとき「RNAは不安定だから（壊れやすいから），慎重に！」と指導されたことがあった．環境中や体表面には核酸分解酵素であるRNaseが多く存在しており，極めて失活しにくい性質なので，操作中に目的のRNAが壊されないようディスポーザブルの手袋やマスク，RNase除去剤を用いた実験・検査環境のクリーンアップ，台上にアルミホイルを敷くなどの環境作りが必須である．

● 4. DNAとRNAのヌクレオチド

核酸であるDNAとRNAの基本単位は，それぞれの五炭糖（デオキシリボースとリボース）に塩基（A，G，C，T，U）がβ-グリコシド結合してヌクレオシドができあがる（図2.1.1）．この五炭糖の5'位の水酸基にリン酸がエステル結合し，さらに2つのリン酸が高エネルギーリン酸結合することでヌクレオチドができあがる．

RNAでは，塩基にアデニンをもつヌクレオシドは，アデノシンといい，これにリン酸が結合したヌクレオチドのことをアデニル酸という．グアニンをもつヌクレオシドは，グアノシンといい，ヌクレオチドになるとグアニル酸とよばれる．DNAにおいては，"デオキシ"を付けた名称となり，デオキシアデノシン，デオキシアデニル酸とよぶ．ただしチミンにおいてだけはデオキシを付けず，チミジンやチミジル酸とよぶ（図2.1.3）．

また，リン酸が何個結合するかでも呼称が変わり，RNAのヌクレオシドにリン酸が1つ結合するとヌクレオシド一リン酸（NMP），2つ結合するとヌクレオシド二リン酸（NDP），3つ結合するとヌクレオシド三リン酸（NTP）とよばれるようになる．DNAの場合は"デオキシ"を付け，デオキシヌクレオシド一リン酸（dNMP），二リン酸（dNDP），三リン酸（dNTP）とよばれる（図2.1.1）．

PCR法の反応溶液に入れるdNTP混合溶液は，リン酸が3つ結合しているデオキシアデノシン三リン酸（dATP），デオキシグアノシン三リン酸（dGTP），デオキシシチジン三リン酸（dCTP），チミジン（dTTP）が混合されたデオキシヌクレオシド三リン酸のことである．

さらに，RNAの4種のNTPは，アデノシン三リン酸（ATP），グアノシン三リン酸（GTP），シチジン三リン酸（CTP），ウリジン三リン酸（UTP）の総称であり，それ自体がもつリン酸を脱着することにより，さまざまな代謝の

用語 リボヌクレアーゼ（ribonuclease；RNase），ヌクレオシド一リン酸（nucleoside monophosphate；NMP），ヌクレオシド二リン酸（nucleoside diphosphate；NDP），ヌクレオシド三リン酸（nucleoside triphosphate；NTP），デオキシヌクレオシド一リン酸（deoxynucleoside monophosphate；dNMP），デオキシヌクレオシド二リン酸（deoxynucleoside diphosphate；dNDP），デオキシヌクレオシド三リン酸（deoxynucleoside triphosphate；dNTP），デオキシアデノシン三リン酸（deoxyadenosine triphosphate；dATP），デオキシグアノシン三リン酸（deoxyguanosine triphosphate；dGTP），デオキシシチジン三リン酸（deoxycytidine triphosphate；dCTP），デオキシチミジン三リン酸（deoxythymidine triphosphate；dTTP），アデノシン三リン酸（adenosine triphosphate；ATP），グアノシン三リン酸（guanosine triphosphate；GTP），シチジン三リン酸（cytidine triphosphate；CTP），ウリジン三リン酸（uridine triphosphate；UTP）

エネルギーやリン酸基の供給源となっている。ATPはエネルギーの放出や貯蔵，GTPは細胞内シグナル伝達や蛋白質の機能調節，CTPやUTPはエネルギー源のほか，蛋白質のグリコシル化や代謝活性の基質にもなっている[3]。

2.1.2　DNA と RNA の細胞学的生理機能

● 1. DNA は自分を伝えていく役目

　細胞の核内にあるDNAは，デオキシリボースを構成成分とするため，二本鎖を形成することができる。このため，安定した構造をとることができ，細長い糸状の染色体DNA鎖がさまざまな環境刺激から守られている。DNAの"安定性（異常の生じにくさ）"は，個人がもつ遺伝情報を正確にかつ世代を超えて保存・伝達するために必要な構造条件である。単一遺伝子疾患に限らず，疾患への感受性を示す遺伝子は，健康面における"負の遺伝情報"も，ゲノムの安定性により遺伝される。がん家系や高血圧家系などがそれにあたる[3]。

● 2. RNA は蛋白質をつくる立役者

　RNAは，リボースがもつ化学的構造より，一本鎖の形態をとり，DNAよりもはるかに安定性を欠いている。その反面，塩基がむき出しになっているため，ほかの分子との反応性に優れた構造をとっている。RNAは，DNAがもつ蛋白質の設計図（遺伝子の塩基配列情報）を一時的に写し出し（転写），細胞質に移動してリボソームという蛋白質製造機と協働して蛋白質を合成（翻訳）するための立役者となっている。

　蛋白質の合成に関わるRNAには，伝令RNA（mRNA）とリボソームRNA（rRNA）と転移RNA（tRNA）の3種類がある。mRNAは蛋白質の情報源であり，rRNAはリボソーム分子の構成要素，tRNAは翻訳時のアミノ酸の運搬にはたらく分子である（p.32　2.4参照）。

　ピリミジン塩基としてDNAにはTが，RNAにはUが使われている理由として，CがUに変わりやすい性質のためだと考えられている。DNAは紫外線や放射線，発がん物質などの変異原により，常に塩基置換が生じている（環境刺激によるゲノムには不安定さがある）。塩基置換は自然に発生しており，生物にはこれを修復する機構が存在している。つまり，DNAの修復機構なくしては，生物は生きていけない。自然に起こるDNAの塩基置換のうち，"脱アミノ化"という「CがUに置換される」現象があり，もともとC：Gが対合しているところ，片方の鎖のCがUに置換されるとU：Gが対合することになる。このままDNAが複製されると，もう一方の鎖の塩基はGからAへの塩基置換が生じたことになり，疾患が発症するかもしれない。この現象に対し，もともとDNAにはUが存在しないため，修復酵素はすぐに「変異である」と見抜くことができ，脱アミノ化による塩基置換を食い止めるため，DNAはTを使っていると考えられている[3,4]。

［山口良考］

✎ **用語**　伝令 RNA（messenger ribonucleic acid；mRNA），リボソーム RNA（ribosomal ribonucleic acid；rRNA），転移 RNA（transfer ribonucleic acid；tRNA）

📖 **参考文献**

1) Dahm R："Discovering DNA：Friedrich Miescher and the early years of nucleic acid research"，Human Genet 2008；122：565-581.
2) Jones ME："Albrecht Kossel, a biographical sketch"，Yale J Biol Med 1953；26：80-97.
3) Alberts B, 他（著），中村桂子, 他（監訳）：「DNA，染色体，ゲノム」「パネル：ヌクレオチドについて」，THE CELL 細胞の分子生物学，第6版，216-234，ニュートンプレス，2017.
4) 日本臨床衛生検査技師会（編）：「第1章　遺伝子の基礎」，染色体遺伝子検査の基礎と臨床応用，15-32，日本臨床衛生検査技師会，2010.

2.2 遺伝子の構造

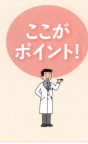

ここがポイント！
- ゲノムに座位する遺伝子は，エクソンとイントロンから構成されている。
- 蛋白質の情報が含まれているのは，エクソン部分である。
- 遺伝子のサイズやエクソンの個数は，遺伝子により異なっている。
- DNAから転写されたmRNAには，蛋白質にはならない5′-UTRと3′-UTRがある。
- 遺伝子が「発現する」ということは，その遺伝情報からmRNAや蛋白質が作られることである。
- 遺伝子の発現は，その上流にあるプロモーター領域やいくつかの調節領域により制御されている。

2.2.1 遺伝子とは蛋白質の情報源

● 1. 4種類の塩基の並び順で決まる遺伝子・ゲノム情報

ゲノムを知る第一歩として「遺伝子」が取り上げられ，広く知られているが，今の時代，遺伝子検査の対象となっているのは，蛋白質をコードしているエクソン部位にある。しかし，すべての遺伝子のエクソン領域をつなぎ合わせても，ゲノムのうちのわずか1.5％しかない。遺伝子は，ゲノムの中に散在する「蛋白質の情報をコードしているDNA領域」のことであり，染色体DNAの決まった位置に座位している。たとえば，ハンチントン病の原因遺伝子*HTT*は，染色体の構造異常などがない限り4番染色体短腕上にあり，*GRK4*と*RGS12*遺伝子の間に座位している。遺伝子間の領域には，遺伝子の発現を制御する配列が存在しているが，生物学的に重要なのは核酸の基本構造（五炭糖＋リン酸＋塩基）のうちの「4種類の塩基」であり，その並び順がゲノム検査／遺伝子検査の対象となっている。米国立生物工学情報センター（NCBI）やEnsemblなどで公開されているゲノムや遺伝子情報も，この塩基の並び順であり，そこに病気の原因や植物などにおける品種改良への素因が含まれている。ゲノム内に座位する遺伝子の模式図と，免疫寛容に関与する*FOXP3*遺伝子の塩基配列レベルの部分的構造を図2.2.1に示す。

● 2. 遺伝子の基本構造

Escherichia coli（大腸菌）などの核膜をもたない原核生物は，1つのエクソンから1つの蛋白質がつくられているのに対し，真核生物では，蛋白質をコードしている情報はいくつかのエクソン部分に分断されており，イントロンに挟まれている。また哺乳動物における完全長蛋白質の場合，最初のアミノ酸はメチオニンであり，その開始コドンAUG（DNAではATG）から，終止コドンUAG，UGA，UAA（DNAではTAG，TGA，TAA）に向けてmRNAが合成される。コドンとは，1つのアミノ酸を規定する3文字の塩基のことをいう。

ゲノムDNAから転写されたhnRNA（mRNA前駆体）は，イントロンを含んだRNA分子であり，このままでは蛋白質は合成されない。スプライシングを受けたmRNAには開始コドンの前と，終止コドンの後に余分な配列が含まれている。ここを「非翻訳領域（UTR）」（5′側を5′-UTR，3′側を3′-UTR）といい，蛋白質の情報を含んでおらず，mRNAの安定性やmiRNAなどによる転写調節に関与している。

遺伝子の基本構造は，転写されるmRNA前駆体に対応するゲノムDNAの領域であり，図2.2.1では5′-UTRから3′-UTRまでの領域のことを指す[1]。

用語 ハンチントン（Huntington）病，米国立生物工学情報センター（National Center for Biotechnology Information；NCBI），ヘテロ核RNA（heterogeneous nuclear RNA；hnRNA），非翻訳領域（untranslated region；UTR），マイクロRNA（micro RNA；miRNA）

2.2 | 遺伝子の構造

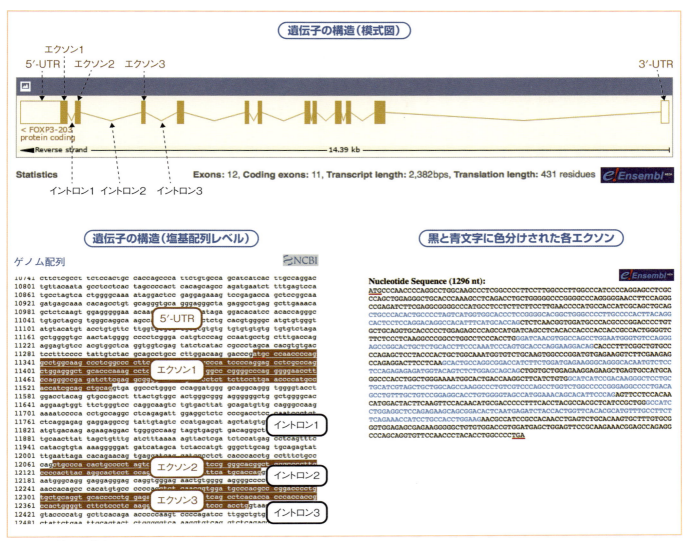

図 2.2.1 　遺伝子の構造
ゲノムにおける *FOXP3* 遺伝子の構造を示す。エクソンは茶色ボックスで，イントロンは折れ線で示されている。最初と最後のエクソンでは，蛋白質の情報を含んでいない領域が，白色ボックスで示されている。この遺伝子はエクソンとイントロンを含め，14.39kbp の長さでゲノム内に座位している（Ensembl より）。NCBIでは，塩基配列レベルで遺伝子の構造が示される。エクソン部分は茶色で表示され，プライマーを設計する際に非常に使い勝手がよい。また Ensembl では，開始コドンから終止コドンまでのコーディング配列が，色分けされて表示される。こちらもプライマー設計時に有用である。赤色下線は，開始コドンと終止コドンを示している。
（NCBI：https://www.ncbi.nlm.nih.gov/nuccore/167736390，Ensembl：https://www.ncbi.nlm.nih.gov/CCDS/CcdsBrowse.cgi?REQUEST=CCDS&DATA=CCDS14232 より抜粋）

2.2.2 　遺伝子の調節領域

● 1. 遺伝子の発現を開始させるプロモーター

　ゲノムDNAからmRNA前駆体が転写されるには，後述する作用があり転写機構が発動する。その発現調節は，エクソン1の上流にあるプロモーター領域による。このプロモーター領域に複数の転写基本因子とRNAポリメラーゼが複合体を形成して結合し，転写が開始される。このプロモーター領域の中で，転写されるのに最小限必要な領域をコアプロモーターといい，特徴的な構造をもっている。開始コドンより約25bp上流（ATGのAを1として，25bp上流の塩基は−25と番号付けされる）に，TATAボックス（5′-TATAA-3′）が存在し，−50付近にGCボックス（5′-GGCGGG-3′），−100付近にCAATボックス（5′-CCAAT-3′）が存在している。多くの遺伝子のコアプロモーター領域にこれらのボックスが見つかっており，転写基本因子が結合し，DNAからRNAへの合成（転写）を開始させている[2]。

● 2. 細かい発現調節をするいろいろなエレメント

　遺伝子発現をON/OFFにするプロモーター以外にも，その転写レベルを増強させる配列（エンハンサー）や抑制する配列（サイレンサー），隣り合う2つの遺伝子の区切り的役割を担うインシュレーター，クラスターを形成する

27

■2章　遺伝子の基礎

遺伝子群の発現調節を行っている遺伝子座制御領域（LCR）などが細かい転写調節を行っている[3]。

　正常な蛋白質がつくられていても，1つの細胞が正常な機能を営むのに必要な発現量（つまりは分子数）が不足することにより，疾患が発症したり，個人の体質の差（たとえば，薬の効き方など）を決めているものもある。自覚症状はあるが，遺伝子の異常が認められないケースにおいては，これらの領域の塩基配列に置換や欠失・挿入などの突然変異／一塩基多型が生じている可能性がある。

［山口良考］

✎ **用語**　遺伝子座制御領域（locus control region；LCR）

📖 **参考文献**

1）渡邉　淳：「ヒトゲノムを解剖する」，診療・研究にダイレクトにつながる遺伝医学，12-42，羊土社，2017.

2）日本臨床衛生検査技師会（編）：「第1章　遺伝子の基礎」，染色体遺伝子検査の基礎と臨床応用，15-32，日本臨床衛生検査技師会，2010.

3）Weaver RF（著），杉山　弘，他（監訳）：「真核生物のRNAポリメラーゼとプロモーター」「クロマチンの構造と転写への効果」，ウィーバー分子生物学，第4版，288-299，411，化学同人，2008.

2.3 | DNAの複製と修復機構

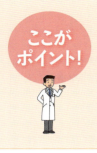

- 複製される鎖には，連続的なリーディング鎖と不連続的なラギング鎖がある。
- 多くのレプリコンがつなぎ合わさり，ゲノムDNAが複製される。
- 染色体DNAの端にテロメアが存在し，細胞の寿命を決めている。
- 複製時に読み間違いをしたら，DNAの修復機構がはたらき，間違いを修正している。
- DNAは，複数の酵素が別々の機能を発揮させ，多段階的に複製される。
- 染色体DNAの末端は，複製されるたびに短くなっている。

2.3.1 細胞分裂に伴ってゲノムDNAは複製される

1. DNA鎖の合成ステップ

ヒトを含め有性生殖能をもつ生物は，1つの受精卵が個体発生のスタートとなる。1つの細胞が2つの細胞に分裂していき，1個体を構成する37兆2000億個の細胞をつくり出すためには，46回の細胞分裂が必要である。細胞が増えるということは，細胞の構成要素を新たに合成する必要と，自分のゲノムDNAを増やす（複製する）必要がある。このDNAの複製機構は，複数の酵素によりとても精密に行われている。また，二本鎖DNAの各鎖の複製方法も異なっており，その点も含め動的に理解できれば幸いである。

DNA複製とは「細胞分裂の核分裂前に，DNAが同じように合成（複製）され，その数が2倍になる過程のこと」をいい，さまざまな酵素がはたらいて以下の5ステップにより行われる（図2.3.1）[1]。

1) ヘリカーゼが二本鎖DNAの水素結合を切断し，2本の一本鎖DNAにする。
2) 二本鎖が一本鎖になって生じた"よじれ"を，トポイソメラーゼが解消する。
3) DNAプライマーゼが，合成開始となるRNAプライマーを合成する。
4) このRNAプライマーをもとに，DNAポリメラーゼが相補鎖DNAを伸長（合成）していく。
   - リーディング鎖：連続的に伸長
   - ラギング鎖：不連続的（断片的）に伸長
5) ラギング鎖では，RNAプライマーが除去され，合成された断片的なDNA鎖同士がリガーゼによりつなぎ合わさり，長いDNA鎖が複製される。

2. リーディング鎖とラギング鎖

DNA鎖を合成するDNAポリメラーゼは，5′から3′の方向にしか新しいDNA鎖を合成できない。DNAは二本鎖の構造をもち，互いに逆向きに対合しているので，2本の鎖の合成様式は異なっている。複製開始点から徐々に二本鎖が一本鎖にほどけていくと，一方の鎖では5′→3′向きに連続的に新しいDNAが合成されていくのに対し，もう一方の鎖では少しほどけては5′→3′向きに短い断片が合成され，また少しほどけては短い断片が合成されていく。短い不連続的に合成されるDNA断片を「岡崎フラグメント」といい，複製開始点から終結点までたくさん合成される。岡崎フラグメントの分だけRNAプライマーが存在するが，RNase HによりRNAプライマーが分解され，その部分だけDNAが一本鎖状態になる。この隙間部分は，DNAポリメラーゼとリガーゼによりDNAが合成され，二本鎖が形成される。この連続的に合成される長い鎖をリーディング鎖といい，岡崎フラグメントがつなぎ合わさった鎖をラギング鎖という（半不連続的複製，図2.3.1）。

複製開始点から終結点までをレプリコンといい，哺乳動物においては非常に長いゲノムDNAに数多く存在し，多くのレプリコンがつなぎ合わさってゲノムDNAが複製されている（半保存的複製）[1]。

用語 RNase H（ribonuclease H）

2章 遺伝子の基礎

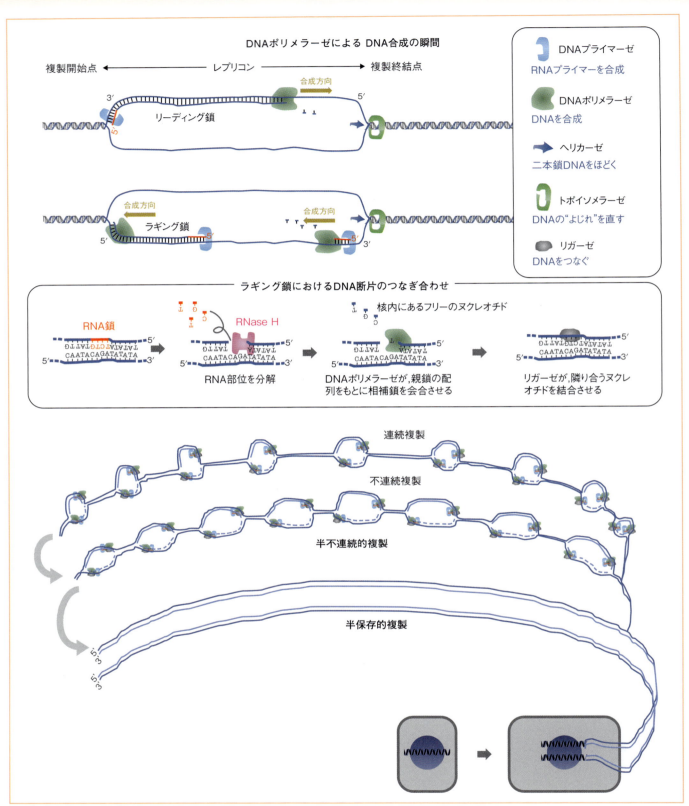

図 2.3.1　DNA の複製機構
DNA は 5′→3′ の方向にしか合成されない。それにより片方の鎖（リーディング鎖）は連続して合成されるが，もう片方の鎖（ラギング鎖）は，ヘリカーゼが進んで一本鎖になった領域を断片的に合成し，断片同士をリガーゼでつなぎ合わせる工程を経る。複製開始点から複製終結点までをレプリコンといい，二本鎖は半不連続的に複製され，新たに合成された二本鎖は半保存的に複製されたこととなる。

2.3.2 テロメアと修復機構

● 1. 細胞の寿命を決めるテロメア

哺乳動物の細胞分裂中期につくられる"染色体"を構成するDNAは線状である。この末端部分をテロメアといい，5'-TTAGGG-3'の6塩基が数千回繰り返されている。正常の細胞分裂において，このテロメア領域は徐々に短くなっていることが知られている。長い線状の染色体DNAが複製されるとき，ラギング鎖の末端部分はプライマーがつくれないため，最後の岡崎フラグメント分だけは合成されないこととなり，テロメアの短縮化が起こり，細胞の寿命が決定されていると考えられている。また，テロメアを欠いた染色体は，異常なDNA末端とみなされ，酵素による分解や，修復機構による染色体末端同士の異常な融合が起こることも知られている。

複製に伴って短くなるテロメア領域を復活させる酵素として"テロメラーゼ"があり，がん細胞や正常幹細胞，生殖細胞にのみ発現している。このうちがん細胞では，*hTERT*遺伝子からテロメラーゼがつくられ，テロメアが伸長している[2]。

● 2. コピーミスした DNA の修復機構

DNAポリメラーゼがもつDNA合成活性は，実は100%完璧に合成できていない。実際には"読み間違い"が生じており，DNAポリメラーゼによる誤りが生じる確率は$10^{-6} \sim 10^{-4}$程度といわれている。つまり，100万ヌクレオチドを複製するたびに1度の間違いを犯している。ヒトゲノムサイズ（30億塩基）を考慮するとその頻度は極めて高く，その"読み間違い"を正さないと，生命維持に多大な影響を及ぼすこととなる。DNAポリメラーゼはDNAの合成能に加え，3'→5'エキソヌクレアーゼ活性もあり，間違って取り込まれたヌクレオチドを除去する"ポリメラーゼの校正機能"も併せもっている。この機構により，誤り率は10^{-8}程度（1億回に1回）に抑えられ，さらにミスマッチ部位の除去や修復を行うDNA修復機構により，最終的にDNA複製の誤り率は，10^{-10}程度（100億回に1回）に抑えられている[1]。

DNAポリメラーゼの読み間違いのほかに，環境要因（紫外線や放射線など）や化学的有害物質（代謝で生じる活性酸素やタバコの炭化水素など）などによりDNAが損傷することもある。この場合ももともとの遺伝情報が書き換えられることになり，DNAの修復機構の対象となる。

［山口良考］

📖 参考文献

1) Alberts B, 他（著），中村桂子，他（監訳）:「DNAの複製，修復，組換え」，THE CELL 細胞の分子生物学，第6版，237-265，ニュートンプレス，2017.

2) 前野正夫，他：「第4章　遺伝子とその継承」，はじめの一歩の生化学・分子生物学，第3版，42-48，羊土社，2016.

2章 遺伝子の基礎

2.4 遺伝子の発現と制御

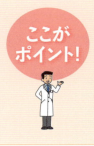

ここが
ポイント！

- 遺伝子は，DNAからmRNA前駆体へと転写される。
- mRNA前駆体がスプライシングされることにより，mRNAが合成される。
- キャップ構造とポリAテールが付加されて成熟型mRNAが完成する。
- プロモーター領域のメチル化，ヒストンの化学修飾などにより遺伝子の発現制御がなされている。
- 蛋白質をコードする遺伝子は，RNAポリメラーゼⅡにより転写されている。
- 3つの塩基（コドン）が，1つのアミノ酸を決定している。

2.4.1 遺伝子が発現するとは

● 1. 転写

(1) 遺伝子の転写

人体を構成する細胞の種類は200～300種類といわれているが，分子レベルで細分化すると膨大な種類になると思われる。この1種1種の細胞の生理学的機能は異なっているが，もっているゲノムDNAの遺伝情報は（基本的には）まったく同じものである。同じ遺伝子を同じ数や種類だけもっているのに，異なる機能を発揮するのは，その細胞で発現している遺伝子の種類が異なっているからである。

核内でDNAを鋳型（テンプレート）にしてRNAが合成される過程を"転写"という。エクソン／イントロンの構造からなる遺伝子は，その上流にあるコアプロモーターに基本転写因子が結合し，そこにRNAポリメラーゼⅡが相互作用することにより，まずはイントロンを含む遺伝子領域のDNAが，mRNA前駆体（hnRNA，pre-mRNA）へと転写される。このとき二本鎖DNAのうち，蛋白質の情報をコードする鎖（センス鎖，非鋳型鎖）と同じ遺伝情報が，リボソーム上でアミノ酸として合成されなければならないので，mRNA前駆体の鋳型（コピーの原本）となるのはアンチセンス鎖（鋳型鎖）の方である（図2.4.1）。つまり，転写されるRNAは，蛋白質をコードするセンス鎖と同じ塩基配列である。

(2) RNAポリメラーゼⅠ, Ⅱ, ⅢとRNAの種類

真核生物において，DNAをテンプレートとしてRNAを合成していくRNAポリメラーゼには3種類（Ⅰ, Ⅱ, Ⅲ）あり，それぞれが合成するRNAは決まっており，RNAポリメラーゼⅠはrRNA前駆体を，RNAポリメラーゼⅡは蛋白質をコードする遺伝子群や核内低分子RNAを，RNAポリメラーゼⅢはtRNAを合成する。現代の遺伝子検査は，RNAポリメラーゼⅡにより転写される遺伝子群が対象となっている。rRNAは，細胞内の蛋白質合成装置であるリボソームを構成するRNAであり，リボソーム蛋白と複合体をつくることでリボソームが完成する。核にある核小体は，このrRNAが盛んに合成されており，リボソームが多く存在している。リボソームは，核膜孔から細胞質へと移行し，翻訳装置として活躍する。tRNAは，その翻訳時にmRNAの各コドンに対応したアミノ酸を運搬するRNAである（図2.4.2）。

● 2. スプライシングと成熟型mRNA

(1) スプライシング

核内でDNAからそのまま転写されたmRNA前駆体には，蛋白質をコードしていないイントロンが含まれている。真核生物の遺伝子は，蛋白質をコードしている領域（エクソン）とコードしていない領域（イントロン）がミックスしているので，イントロン部分を取り除く必要がある。このイントロンが除去され，エクソン部分がつなぎ合わさる過程をスプライシングといい，次のステップで翻訳のもととなるmRNAが完成する。イントロン部分が除去される過程において，イントロン部位がラリアット状（投げ縄様）の構造をとり，除去される。また，いくつかの遺

用語　核内低分子RNA（small nuclear RNA）

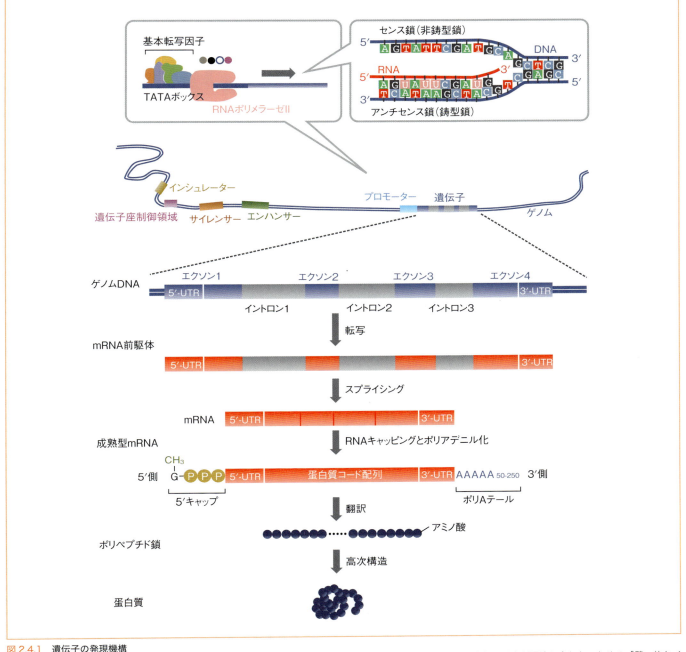

図2.4.1 遺伝子の発現機構
ゲノムには遺伝子の発現をコントロールするプロモーター，エンハンサー，サイレンサーなどがある。近隣の遺伝子同士が干渉し合わないための「壁」的なインシュレーター，βグロビン遺伝子のように遺伝子座に存在する複数の遺伝子発現を総括的に制御するLCR（遺伝子座制御領域）などがある。プロモーター領域に基本転写因子が結合するとRNAポリメラーゼIIがそれを認識し転写が開始される。DNAの鋳型鎖（−鎖，アンチセンス鎖）がRNA合成の鋳型になることにも注意する。遺伝子が座位するDNA領域が転写されmRNA前駆体ができる。次いでスプライシングによりイントロン部分が除去され，5'末端にキャップ構造が，3'末端にポリAテールが付加され成熟型mRNAが完成する。これが細胞質に移行しリボソーム上でコドン情報に従いアミノ酸が連結されポリペプチド鎖が合成される。これが高次構造をとり，糖鎖付加などの修飾を受け蛋白質が完成する。

伝子の（エクソンではなく）イントロンにおいて，5'側のスプライス部位（ドナーサイト）にGUが，3'側のスプライス部位（アクセプターサイト）にAGというある程度共通した配列も認められる。

　スプライシングによりエクソン部分が再結合されるだけでは蛋白質合成へと進めない。エクソンがつなぎ合わさったRNA分子に対して，5'側にキャップ構造が，3'側にポリAテールが付加されることにより，成熟型のmRNAが完成し，細胞質へと移行して蛋白質の合成が始まる[1]。

mRNAのキャップ構造は，7-メチルグアノシンが3つのリン酸を介して逆向きに結合（5'位と5'位で結合）した状態をとる。このキャップ構造が，5'末端のリン酸を隠すことにより，核酸分解酵素からの分解を受けずにすむ。またmRNAの3'末端には，ポリAポリメラーゼによりアデノシンが複数個付加され，mRNAの安定性が保たれている（図2.4.1）。

　スプライシングにより再結合されたすべてのエクソンのうち，蛋白質をコードしている開始コドンから終止コドン

■2章　遺伝子の基礎

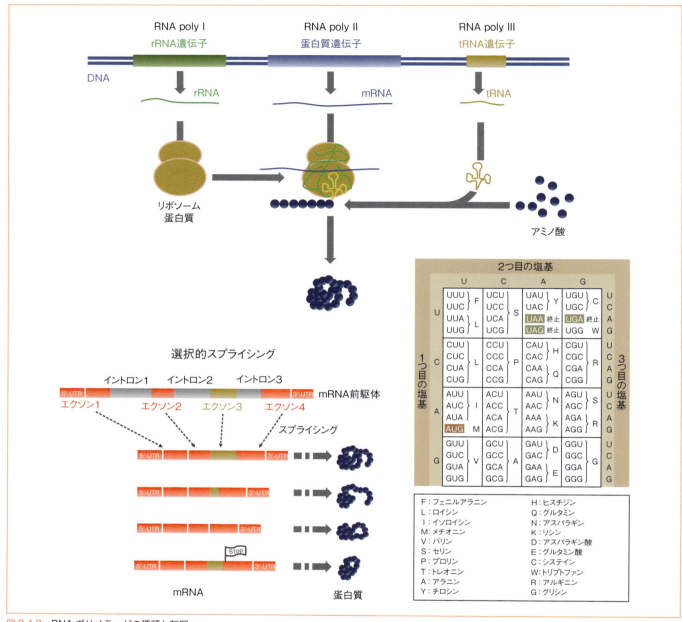

図 2.4.2　RNAポリメラーゼの種類と転写
RNAポリメラーゼの種類と対象遺伝子の模式図を示す。RNA poly I は rRNA 遺伝子を，RNA poly II は蛋白質をコードする遺伝子を，RNA poly III は tRNA 遺伝子の転写を行う。下に選択的スプライシングの模式図とコドン表を示す。遺伝子によっては，特定のエクソンをとばしたり，部分的に残してスプライシングが行われる。これにより1つの遺伝子情報から複数の蛋白質がつくられることになる。

までの配列をCCDSとよんでおり，さまざまな研究の基礎情報になっている。

(2) 選択的スプライシング

NCBIやEnsemblなどのウェブ上で公開されている遺伝子の情報で，1つの遺伝子からいくつもの転写産物が列挙されている。ヒトゲノム計画とともに同定された，蛋白質の情報をコードする遺伝子は2万種類程度存在していることがわかったが，これは完全長の遺伝子である。ヒトの1つの細胞には，約10万種類の蛋白質が含まれているといわれてきたが，それは遺伝子の数よりもはるかに多い。実際に1つの遺伝子からは，複数種のmRNAが転写されており，これを選択的スプライシングという。複数個あるエクソンのうち，2番目のエクソンから生じる転写産物もあれば，5番目のエクソンからの転写産物，最終エクソンを含まないものなど，遺伝子により多様な選択的スプライシングが生じている（図2.4.2）。この選択的スプライシングにより生じた短い蛋白質における細胞生物学的意義は，今後の研究により明らかになっていくだろう。

用語　CCDS（consensus coding sequence），選択的スプライシング（alternative splicing）

● 3. 翻訳と蛋白質

先のスプライシング後のキャップ構造とポリAテールの付加により成熟型となったmRNAは，核膜孔から細胞質へと移動し，リボソーム上で蛋白質合成の設計図となる。1つのアミノ酸を規定する3文字の塩基（コドン）には $4^3 = 64$ 通りあり，開始と終始コドン以外の組合せで20種類のアミノ酸に対応している。1つのアミノ酸を結合しているtRNAが，リボソーム上に捕えられたmRNAのコドンを順次認識し，リボソームの酵素作用により隣り合ったアミノ酸同士がペプチド結合をしていく。このように蛋白質が合成され始めると，mRNAの最初にコードされているメチオニンは除去される。数珠状に連結した一次構造状のアミノ酸はポリペプチド鎖となり，らせん状（αヘリックス）やシート状（βシート）の二次構造をとり，さらに立体的な三次構造をとることにより蛋白質が完成する。これに糖鎖などが修飾されると成熟型の蛋白質として機能する。

2.4.2　エピジェネティックな発現制御

● 1. プロモーターによる制御

エピジェネティクスとは「DNA配列の変化を伴わず，後天的な修飾により遺伝子発現が制御され維持される仕組み」を示す言葉である。つまりは，個体を構成するすべての細胞がもつゲノムDNAの塩基配列は，基本的には同じであるのに，組織や細胞の種類により遺伝子の発現が異なっているのは，このゲノムDNAの修飾具合である "エピゲノム" により制御されているからである。この現象は，多種多様な細胞の分化発生のほか，疾患の発症にも関与しており，エピゲノムの解明に向けた研究が盛んに行われている[2,3]。

遺伝子の上流には，コアプロモーターを含めたプロモーター領域が存在しており，遺伝子によりその長さは異なっている。この領域におけるメチル化が，遺伝子の転写活性を調節している。4種類の塩基A，G，C，Tのうち，プロモーター領域におけるGC含量は高く，CpGアイランドともよばれ，Cにメチル基（ $-CH_3$ ）が修飾されることにより，その遺伝子の発現が制御される。細胞が生存するうえで必要な遺伝子（たとえば，解糖系の酵素である *GAPDH* 遺伝子など）は，細胞種に関わらず生存に必要な遺伝子 "ハウスキーピング遺伝子" といわれている。ハウスキーピング遺伝子やその細胞に必要な遺伝子のプロモーター領域のメチル化状態は低く，盛んに転写されている。逆に，その細胞にとって不必要な遺伝子では高度にメチル化されており，転写活性が低い状態にある。

また，コアプロモーター領域に結合し，その遺伝子の発現を司る基本転写因子のほかに，その組織や細胞種で特異的に発現している転写調節因子もある。たとえば，*AIRE* 遺伝子は，胸腺の一部の髄質上皮細胞で発現しており，転写調節因子として自己抗原遺伝子群を異所性に発現させている。このように，遺伝子の発現はプロモーター領域のメチル化や組織特異的転写調節因子などにより制御されている。

● 2. ヒストンによる制御

プロモーターのメチル化以外の遺伝子の発現制御機構に，ヒストンの化学修飾がある。真核生物のゲノムDNAは，核内でヒストン蛋白質との複合体である "クロマチン" として存在している。長い糸状のDNAが核内にコンパクトに収納されるため，ヒストンH2A，H2B，H3，H4の4種類がそれぞれ2分子ずつ集まった八量体のコアヒストンに巻きつき "ヌクレオソーム" という構造をとっている。ヌクレオソームの高次構造は，ヌクレオソーム間のリンカーDNAに結合したヒストンH1により安定化していると考えられている。

ヒストンのN末端やC末端はヒストンテールとよばれ，この領域のアミノ酸が翻訳後修飾を受けることにより，クロマチン構造が変化しエピジェネティックな遺伝子発現が制御されている。ヒストンテールの修飾にはアセチル化，メチル化，リン酸化，ユビキチン化，SUMO化などがあり，その組合せにより遺伝子の転写活性やクロマチンの動態などを調節していると考えられている（ヒストンコード仮説とエピゲノムロードマップ）[4]。ヒストンテールの修飾パターンにより，クロマチンが緩んだ（ユークロマチン）状態になり，転写因子がDNAに結合できるようになり遺伝子が転写される。一方，クロマチンが凝縮した（ヘテロクロマチン）状態になると，転写因子が結合できなくなり転写活性が低くなることなどで，遺伝子の発現が制御されていると考えられている。エピジェネティックな遺伝子の発現制御は，ヒストン蛋白質のどのアミノ酸がどのように

✎ **用語**　グリセルアルデヒド-3-リン酸脱水素酵素（glyceraldehyde-3-phosphate dehydrogenase；GAPDH），自己免疫調節物質（autoimmune regulator；AIRE），SUMO（small ubiquitin-related modifier）

2章　遺伝子の基礎

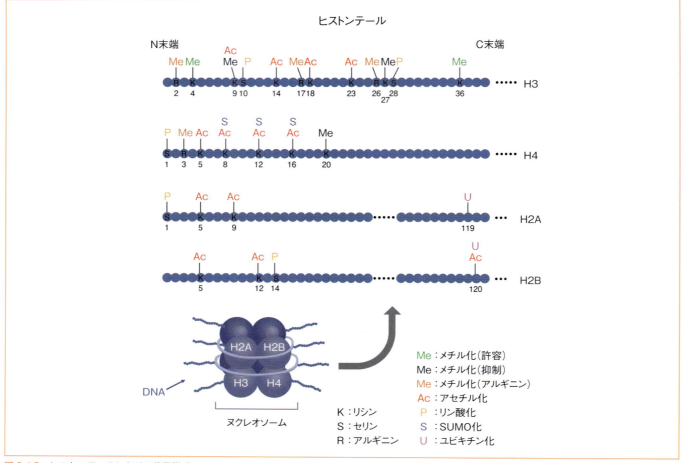

図2.4.3　ヒストンテールにおける修飾様式
ヌクレオソームを構成するヒストンは，H2A，H2B，H3，H4が二量体ずつからなる複合体である。このヒストン分子にはヒストンテールがあり，特定のアミノ酸がメチル化やアセチル化などの修飾を受けることで，遺伝子発現やクロマチン機能の制御に関わっている。

修飾されるかにより決まる。その修飾パターンにより転写が活性化されたり，抑制されたりとコントロールされている。たいへん複雑な制御機構だが，近年の研究によりがんや免疫疾患などさまざまな疾患との関係が明らかになってきており，エピゲノムの検査/診断が行われるようにもなるだろう（図2.4.3）[4〜6]。

[山口良考]

参考文献

1) Furuichi Y, et al. : "A blocked structure at the 5′ terminus of mRNA from cytoplasmic polyhedrosis virus", Nature 1975；253：374-375.
2) Portela A, et al. : "Epigenetic modifications and human disease", Nat Biotechnol 2010；28：1057-1068.
3) Chen Z, et al. : "Histone modifications and chromatin organization in prostate cancer", Epigenomics 2010；2：551-560.
4) Layman WS, et al. : "Epigenetic regulation in the inner ear and its potential roles in development, protection, and regeneration", Front Cell Neurosci 2015；8：446.
5) Roadmap Epigenomics Consortium : "Integrative analysis of 111 reference human epigenomes", Nature 2015；518：317-330.
6) Chen R, et al. : "Release and activity of histone in diseases", Cell Death Dis 2014；5：e1370.

2.5 蛋白質のプロセシング

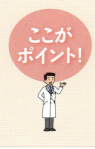

ここが ポイント！

- アミノ酸は，アミノ基とカルボキシ基をもつ有機化合物である。
- ポリペプチドは，アミノ酸が多数連結した高分子化合物である。
- ポリペプチドが高次構造をとった蛋白質は，翻訳後修飾を受けて成熟型となる。
- 蛋白質内の移行シグナルにより，細胞内での局在性が決まる。
- 蛋白質分解系には，プロテアソーム経路とオートファジー経路がある。

2.5.1 蛋白質の構造

1. アミノ酸

蛋白質は，多数のアミノ酸からなるポリペプチド鎖が立体構造をとった高分子化合物である。アミノ酸とは，分子内にアミノ基（$-NH_2$）とカルボキシ基（$-COOH$）をもつ有機化合物の総称であり，炭素原子に結合している側鎖（R）の種類によりアミノ酸が決定される。生体の蛋白質は，この側鎖の違いにより20種類のアミノ酸から構成されており，10万種類にも及ぶ蛋白質が生合成されている（図2.5.1）。またアミノ酸は基本骨格は同じであるが，側鎖の性質により塩基性/酸性や親水性/疎水性アミノ酸などに分けられる。アミノ酸のアミノ基とカルボキシ基は，水溶液のpHにより正と負の電荷をもつようになるが，側鎖の種類によりアミノ酸の性質は異なるので，蛋白質の性質（電荷）はアミノ酸の配列に依存することになる。このように，ある蛋白質がもつ正と負の電気量がつり合う（電荷がない）ときのpHを，その蛋白質の等電点（pI）という。

1つ1つのアミノ酸は，N末端のアミノ基とC末端のカルボキシ基との脱水縮合によりペプチド結合が形成され，多数のアミノ酸が連結される。アミノ酸が2個縮合したものをジペプチド，3個縮合したものをトリペプチド，20個程度であればオリゴペプチド，それ以上であればポリペプチドとよんでいる。また，これらペプチドとなった各アミノ酸のことをアミノ酸残基という。アミノ酸は蛋白質の構成成分であるとともに，短いペプチドとしても生理学的な機能活性を発揮する[1]。

アミノ酸が多数連結した蛋白質は，その分子量の違いに

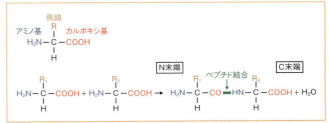

分類	名称	3文字	1文字	分子量	等電点
中性	グリシン	Gly	G	75.07	5.97
	アラニン	Ala	A	89.09	6.02
	バリン	Val	V	117.15	5.97
	ロイシン	Leu	L	131.17	5.98
	イソロイシン	Ile	I	131.17	6.02
	セリン	Ser	S	105.09	6.68
	トレオニン	Thr	T	119.12	5.60
	フェニルアラニン	Phe	F	165.19	5.48
	チロシン	Tyr	Y	181.19	5.67
	トリプトファン	Trp	W	204.23	5.88
	プロリン	Pro	P	115.13	6.30
	システイン	Cys	C	121.16	5.02
	メチオニン	Met	M	149.21	5.06
	アスパラギン	Asn	N	132.12	5.41
	グルタミン	Gln	Q	146.14	5.70
酸性	アスパラギン酸	Asp	D	133.10	2.98
	グルタミン酸	Glu	E	147.13	3.32
塩基性	リシン	Lys	K	146.19	9.74
	アルギニン	Arg	R	174.20	10.76
	ヒスチジン	His	H	155.15	7.59

図 2.5.1 アミノ酸の基本構造と分類表
アミノ基とカルボキシ基の両方の官能基をもつ有機化合物である。アミノ酸同士は，脱水縮合することでペプチド結合し連結する。
（PEPTIDEWEB.COM AMINO ACID PROPERTIES https://www.peptideweb.com/index.php/download/tables/amino-acid-properties, DOJINDO 参考資料6 アミノ酸の構造・略号（3文字，1文字） http://www.dojindo.co.jp/technical/pdf/material6.pdf より作成）

用語 水素イオン指数（potential of hydrogen；pH），等電点（isoelectric point；pI）

よるドデシル硫酸ナトリウム（SDS）-ポリアクリルアミドゲル電気泳動や，分子量と等電点の違いによる二次元電気泳動などにより分離することができる。

● 2. 蛋白質

(1) 蛋白質の立体構造

アミノ酸の重合反応は，アミノ末端（N末端）からカルボキシ末端（C末端）に向かって進むことで，ポリペプチド鎖が合成される。アミノ酸が連結しただけの状態は一次構造であり，蛋白質の機能解析をする際の情報源となる。ポリペプチド鎖は，主鎖間の水素結合によりらせん構造（αヘリックス）やシート状の構造（βシート），βターンやωループなどの部分的に折りたたまれた立体構造をとる。これを二次構造といい，三次構造への自発的な規則正しい折れ曲がり構造の基本になる。二次構造をとったポリペプチド鎖は，水素結合やシステイン側鎖間のジスルフィド結合（S-S結合）などにより，分子の中央に疎水性部分がまとまり，外側に親水性部分が配置されるような三次構造をとる。さらに，三次構造をとった複数の蛋白質が複合体を形成して1つの機能を発揮するようにもなる。この状態を四次構造といい，1つ1つの蛋白質をサブユニットという（図2.5.2）。たとえば，血液中で酸素を運搬するヘモグロビンは，4つのサブユニットからなる四量体として機能している[1]。

(2) 蛋白質の小機能単位

細胞内の蛋白質は単独ではたらくものもあれば，ほかの蛋白質やDNA，RNAなどと協同してはたらくものもある。つまり1つの蛋白質が，複数の機能をもっていることになる。たとえば，ある転写基本因子は，ほかの転写因子と複合体をつくり，DNAに結合してRNAポリメラーゼによる転写を可能にしている。これは，①ほかの転写因子との結合能，②DNAとの結合能，③RNAポリメラーゼとの結合能の少なくとも3種類の機能をもっていることになる。その転写基本因子のアミノ酸配列をみてみると，3つの機能を示す特徴的な配列が認められる。蛋白質内のこの小機能単位をドメインといい，複数のドメインを有するも

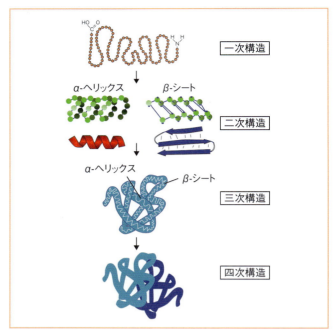

図2.5.2　蛋白質の構造
蛋白質の一次構造は，構成するアミノ酸配列である。二次構造は，複数個のアミノ酸で局所的に見られる規則的な構造のことである。三次構造は，1つのポリペプチド鎖がとる高次構造のことである。四次構造は，三次構造をとった蛋白質が2分子以上集合したものである。

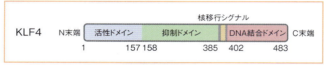

図2.5.3　転写因子KLF4蛋白質の模式図
483アミノ酸残基からなるKLF4は，転写活性化ドメイン，転写抑制ドメイン，DNAと結合するドメインを含んでいる。また細胞質で合成された後，核に移行するシグナルも併せもっている。

のをマルチドメイン蛋白質という。

ある一定の機能が期待される特徴的な共通配列や構造をモチーフといい，ドメインはその機能が示された高次構造をとる機能領域である。一言でドメインといっても，DNA結合ドメインや膜貫通ドメイン，膜結合型ドメイン，デスドメイン，植物ホメオドメイン（PHDドメイン）など多種多様あり，複数のドメインを有する蛋白質は，その組み合わせによりさまざまな機能活性をもつことになる（図2.5.3）[2]。

2.5.2　蛋白質の局在と分解

● 1. 翻訳後の局在

蛋白質合成装置であるリボソームには，細胞質中に浮遊する遊離型リボソームと小胞体に結合している膜結合型リボソームの2種類ある。遊離型リボソームで合成された蛋白質は，アミノ酸配列中にある移行シグナル（局在化シグ

✎ 用語　ドデシル硫酸ナトリウム（sodium dodecyl sulfate；SDS），植物ホメオドメイン（plant homeodomain；PHD）

2.5 | 蛋白質のプロセシング

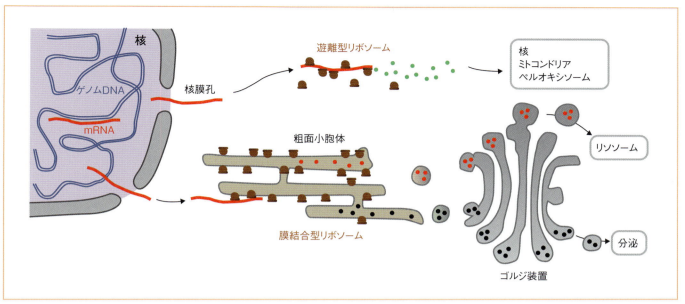

図2.5.4　蛋白質の局在図
遊離型リボソームで合成された蛋白質は，おもに核やミトコンドリア，ペルオキシソームなどに移行する。小胞体に結合するリボソームで合成される蛋白質は，合成後小胞体内に移入し，ゴルジ体で修飾を受けた後，細胞外へ分泌されたり，リソソームへと運ばれる。

ナル）に従い，核やミトコンドリア，ペルオキシソームなどに移動して局所で機能する。移行シグナルのほかに，糖鎖付加（グリコシル化）やリン酸化などの翻訳後修飾や足場蛋白質なども影響してその局在性が決定されている。一方，膜結合型リボソームで合成された蛋白質は，小胞体内腔に移入し，N末端側のシグナルペプチドが切り取られた後，折りたたみが生じ，ゴルジ体へと移動し翻訳後修飾を受ける。ゴルジ体で成熟化した蛋白質は，分泌小胞にパッケージングされ細胞外へ分泌されたり，輸送小胞としてリソソームへ運ばれる（図2.5.4）。

● 2. 蛋白質の分解機構

折りたたみに失敗した変性蛋白質や経時的に老化した蛋白質，異物蛋白質などは分解される運命にあるが，その分解経路はおもにプロテアソームによる経路とリソソームによるオートファジー経路にて行われる。前経路は，細胞質に漂っている26Sプロテアソームという巨大な蛋白質分解装置があり，円筒状の20S複合体に19S複合体が蓋状に結合した構造をとっている。まず標的蛋白質に，分解の目印となるユビキチンが多数付加（ポリユビキチン化）され，次いで19S複合体がポリユビキチン化蛋白質をプロテアソーム内へ選択的に取り込む。そして，内部に蛋白質分解酵素の触媒部位をもつ20S複合体により標的蛋白質が分解される工程をたどる。

リソソームによるオートファジー経路は，細胞内で不要

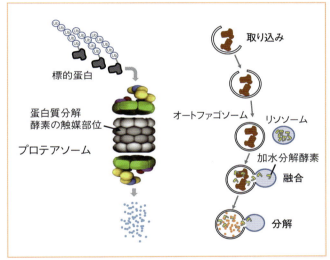

図2.5.5　おもな蛋白質分解機構
不要になった蛋白質は，ポリユビキチン化されプロテアソームに取り込まれ，蛋白質を分解するサブユニットによりアミノ酸に分解される。またオートファジー（自食作用）による不要蛋白質や細胞小器官の分解機構がある。対象物質が隔離膜で取り込まれ，酸性加水分解酵素を含むリソソームが融合して内容物が分解される。

になった蛋白質や細胞小器官を分解する経路であり，異常な蛋白質の過剰蓄積を防いだり，細胞成分の代謝や再利用に関与している[3]。標的蛋白質や細胞小器官が隔離膜に包まれてオートファゴソームが形成され，これに蛋白質分解酵素を含んだリソソームが融合して，内包物を分解する経路である（図2.5.5）。プロテアソーム経路に比べ，非選択的に分解されている[4]。

［山口良考］

39

■ 2章　遺伝子の基礎

📖 参考文献

1） Weaver RF（著），杉山　弘，他（監訳）：「遺伝子機能の序論」，ウィーバー分子生物学，第4版，34-49，化学同人，2008.

2） Alberts B，他（著），中村桂子，他（監訳）：「タンパク質」，THE CELL 細胞の分子生物学，第6版，109-123，ニュートンプレス，2017.

3） Ravikumar B, et al.："Regulation of mammalian autophagy in physiology and pathophysiology"，Physiol Rev 2010；90：1383-1435.

4） Tai HC, et al.："Ubiquitin, the proteasome and protein degradation in neuronal function and dysfunction"，Nat Rev eurosci 2008；9：826-838.

2.6 ノンコーディング RNA

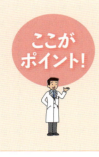

ここがポイント!
- 蛋白質にならずに機能するノンコーディング RNA (ncRNA：非コード RNA) がある。
- それら ncRNA は，遺伝子の発現制御や X 染色体の不活化，ゲノムの安定性などに関与している。
- 低分子 RNA の代表として，miRNA や siRNA，piRNA などがあげられる。

1. さまざまな RNA 分子

細胞の生存や分化，増殖などの生命現象，疾患の発症などに影響を与えているのは DNA だけではない。ヒトゲノムのうち，遺伝子をコードしている領域はわずか 1.5% だけだが，残りの領域は何もしていないわけではない。ゲノムの 70% 以上の領域が RNA に転写されていることが明らかになったのは，2005 年ごろである。現代の臨床検査は，DNA，RNA，蛋白質を対象としており，RNA といえば mRNA，tRNA，rRNA が主となり，その生物学的機能を中心に学んできた。しかし今後の検査領域においては，small RNA や lncRNA などに代表される ncRNA やリボザイムも重要な要因となっていくだろう。

1980 年代，Sidney Altman と Thomas Robert Cech により RNA 酵素が発見され，RNA がもつ生命起源への役割が再注目されていった。RNA には蛋白質をコードする mRNA と，蛋白質をコードしない ncRNA が存在している。今まで学んできた rRNA や tRNA なども ncRNA に分類される。ncRNA はその長さから，20〜30 塩基程度の small RNA (低分子 RNA，小型 RNA) と数十〜数千塩基の lncRNA に分類される。

lncRNA の機能は，性染色体の不活化やヒストン修飾，標的 mRNA の分解や翻訳制御など多岐にわたる。代表的な短い RNA である small RNA として，miRNA や siRNA，piRNA などがあげられる[1] (図 2.6.1)。

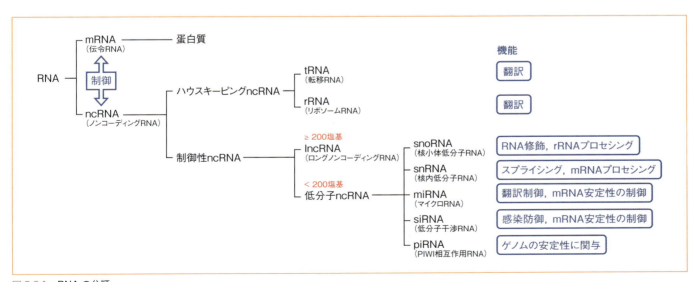

図 2.6.1　RNA の分類
RNA は蛋白質をコードする mRNA と翻訳されない ncRNA に分類されている。200 塩基以下の ncRNA の機能を示す。
(Inamura K : "Major Tumor Suppressor and Oncogenic Non-Coding RNAs : Clinical Relevance in Lung Cancer", Cells 2017 ; 6 ; pii : E12 より引用)

用語　非コード RNA (non-coding RNA；ncRNA)，低分子 RNA (small RNA)，ロングノンコーディング RNA (long non-coding RNA；lncRNA)，低分子干渉 RNA (small interfering RNA；siRNA)，PIWI 相互作用 RNA (PIWI-interacting RNA；piRNA)

■2章　遺伝子の基礎

● 2. 代表的な small RNA

　miRNAは，ゲノムから転写されて二本鎖の形態をとるが，一方の鎖（ガイド鎖）が成熟型のmiRNAとなり，標的mRNAの翻訳抑制や分解といった遺伝子発現制御機構に関与している。

　siRNAは，ウイルスの感染などで生じた長い二本鎖RNAから25塩基程度の短い二本鎖RNAが切り取られ，そのうちの一方のガイド鎖がsiRNAとなりRNA誘導サイレンシング複合体（RISC）に取り込まれ，siRNAと対合する標的mRNAを切断することで，遺伝子の発現調節に関与している。

　piRNAは，トランスポゾンの転写産物である一本鎖RNAからつくられる短いRNAである。生殖細胞に特異的に発現しているPIWI蛋白質と協同し，トランスポゾンのはたらきを抑えることで，次世代への正確な遺伝情報の伝達を助けている。今後，これらRNA分子の機能が解明されていけば，臨床検査の項目に取り入れられていくだろう。

［山口良考］

🖊 **用語**　RNA誘導サイレンシング複合体（RNA-induced silencing complex；RISC）

📖 **参考文献**

1）Alberts B，他（著），中村桂子，他（監訳）：「遺伝子発現の調節」，THE CELL 細胞の分子生物学，第6版，429-436，ニュートンプレス，2017.

2.7 遺伝子変異・修飾と多型

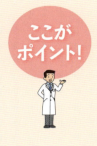

- ヒトのゲノムDNA配列は複製時のエラーや，高エネルギー電磁波，熱，化学物質などの影響を受けて随時損傷を受けているが，修復機構により多くの場合は元の配列に修復される。
- 修復機構を乗り越えて損傷が残った場合，それが生殖細胞系列であれば，次世代に伝わる変異（バリアント，多型）となり，遺伝的多様性の要因となり，場合によっては遺伝性疾患の原因となる。体細胞に起これば腫瘍の病原となることもある。
- 近年声高にされているゲノム医療（precision medicine，オーダーメイド医療）では，個々におけるゲノム配列の多様性の情報を元に医療行為がなされる。

2.7.1　DNAの変異と修復

1. 変異の原因

　何らかの原因により，子（娘細胞）のDNA配列が親（母細胞）と異なる配列に変化したものをバリアントという。

　細胞のDNAは，γ線やX線，紫外線などの高エネルギー電磁波，熱，化学物質，偶発的な酵素反応の失敗などの影響を受け，随時損傷を受けている。γ線やX線のような電離放射線は，原子と衝突して電子を放出させ，フリーラジカルやイオンが生じる。紫外線が原子に衝突すると，その電子を励起しエネルギーレベルが高い状態となる。イオン化あるいは励起状態の原子は化学的反応性が高い状態になり，DNAに損傷をきたす原因となる。また，正常な代謝の副産物である活性酸素も損傷の原因となる。

　核内の染色体DNAはヒストン蛋白質に巻き付き保護された状態で存在している。これに対してミトコンドリアDNAはヒストン蛋白質による保護はなく，また，ミトコンドリア内部はATP産生のため強い酸化状態となっている。そのため，ミトコンドリアDNAは染色体DNAに比べはるかに損傷を受けやすい。

2. 変異の修復

　DNA複製の正確性は，随時生じている偶発的な損傷を修復する機構により保たれている。多くの損傷は一時的なもので，DNA修復機構によりすぐに修復される。

(1) 一本鎖DNAの損傷の修復

　二重らせんDNA鎖の一方の鎖のみが損傷を受けた場合には，相補鎖の配列をもとに損傷様式に応じて異なる修復酵素がはたらき，損傷した鎖の配列の正確な復元が可能である。代表的な修復機構として，塩基除去修復，ヌクレオチド除去修復，ミスマッチ修復がある。

　塩基除去修復は，変化した塩基をDNAグリコシラーゼが加水分解して取り除き，その除かれた部位を脱プリン／

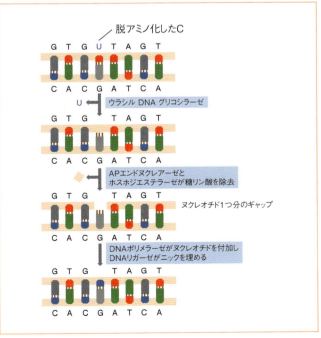

図 2.7.1　塩基除去修復
（Alberts B，他（著），中村桂子，他（監訳）:「THE CELL 細胞の分子生物学」，第5版，299，Fig.5-48（A），ニュートンプレス，2010より改変）

■ 2章　遺伝子の基礎

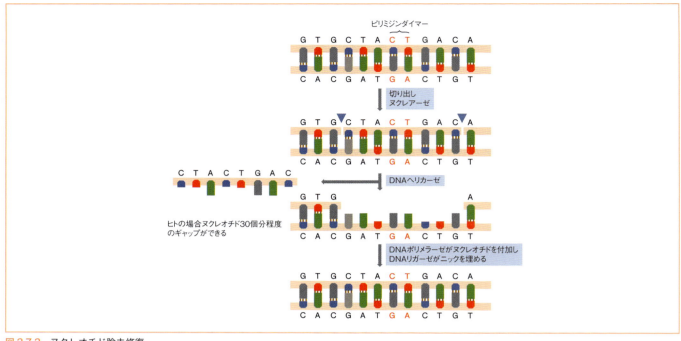

図 2.7.2　ヌクレオチド除去修復
〔Alberts B, 他（著）, 中村桂子, 他（監訳）：「THE CELL 細胞の分子生物学」, 第 5 版, 299, Fig.5-48（B）, ニュートンプレス, 2010 より改変〕

脱ピリミジン（AP）エンドヌクレアーゼが認識して糖–リン酸結合を切断し，損傷部を除去，修復する（図 2.7.1）。

ヌクレオチド除去修復は，紫外線により生じるピリミジンダイマー〔連続したピリミジン塩基（シトシン/チミン）が共有結合により二量体化する現象〕や変異原となる化学物質によるDNA損傷を，二重らせん構造の歪みとして認識し，修復する。ピリミジンダイマーのような変化を認識すると，損傷の両側に切れ込みを入れ，DNAヘリカーゼがその領域を除去し，DNAに一本鎖ギャップが形成され，そのギャップ部分の一本鎖はDNAポリメラーゼにより相補鎖配列をもとに合成され，DNAリガーゼによりニックが埋められ修復が完了する。ヌクレオチド除去修復は塩基除去修復よりも大きなDNA損傷を認識・修復する（図 2.7.2）。

ミスマッチ修復は，1塩基の複製ミスで生じたミスマッチ部位が，鋳型となる親鎖のアデニンがメチル化されていることを利用して，ミスマッチ部位からメチル化アデニンまでを切断・除去し，リガーゼとポリメラーゼが修復する。

(2) 二本鎖DNAの損傷の修復

二重らせんの二本鎖が同時に損傷した場合の修復機構には，非相同末端連結と相同組換え修復がある。

非相同末端連結では，Ku蛋白質が切断された末端を認識し末端が並べられ，DNAリガーゼでそれらが再びつな

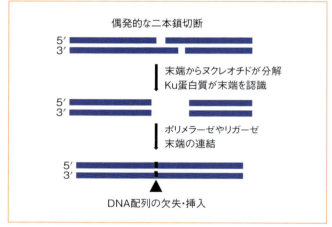

図 2.7.3　非相同組換え
〔Alberts B, 他（著）, 中村桂子, 他（監訳）：「THE CELL 細胞の分子生物学」, 第 5 版, 302, Fig.5-51（A）, ニュートンプレス, 2010 より改変〕

がれる（図 2.7.3）。連結部位のヌクレオチドが失われたり（欠失），連結部位にヌクレオチドが加わったり（挿入）する場合がある。

相同組換え修復は，姉妹染色分体の配列情報を利用して二本鎖切断を修復する（図 2.7.4）。

損傷したDNAの修復のためにはたらくDNA修復酵素あるいはその遺伝子に変異が加わった場合，修復力が低下あるいは無効となり，さまざまな病気に関連することが明らかになっている（表 2.7.1）。

用語　脱プリン / 脱ピリミジン（apurinic/apyrimidinic；AP）

2.7 | 遺伝子変異・修飾と多型

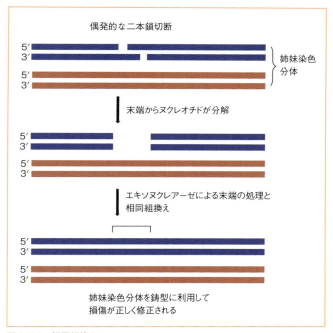

図 2.7.4 相同組換え
〔Alberts B, 他（著）, 中村桂子, 他（監訳）:「THE CELL 細胞の分子生物学」, 第 5 版, 302, Fig.5-51（B）, ニュートンプレス, 2010 より改変〕

表 2.7.1 DNA 修復異常と疾患

疾患	表現型	原因となる修復異常
遺伝性非ポリポーシス大腸がん（HNPCC）	大腸がん	DNA ミスマッチ修復遺伝子（MSH1, MSH2, MSH3, MSH6, MLH1, MLH3, PMS1, PMS2 など）異常
色素性乾皮症（XP）A〜G 群	皮膚がん, UV 感受性, 神経障害	ヌクレオチド除去修復異常
XP 変異型群	UV 感受性, 皮膚がん	DNA ポリメラーゼηによる損傷通過合成異常
毛細血管拡張性運動失調症（AT）	白血病, リンパ腫, γ線感受性, ゲノム不安定	ATM 蛋白, 二本鎖切断によって活性化されるプロテインキナーゼの異常
遺伝性乳がん卵巣がん症候群（HBOC）	乳がん, 卵巣がん, 前立腺がん	BRCA1, BRCA2 相同組換えによる修復異常
ウエルナー症候群	早期の老化, 複数種のがん, ゲノム不安定	3' エキソヌクレアーゼと DNA ヘリカーゼの異常
ブルーム症候群	複数種のがん, 発育停止, ゲノム不安定	DNA ヘリカーゼの異常
ファンコニ貧血, A〜G 群	先天的異常, 白血病, ゲノム不安定	DNA 鎖間架橋修復異常

（Alberts B, 他（著）, 中村桂子, 他（監訳）:「THE CELL 細胞の分子生物学」, 第 5 版, 295, 表 5-2, ニュートンプレス, 2010 より）

3. 変異の影響

変異が生じ, 修復機構による修復を逃れた場合, それが起こったDNA配列の位置によってその生命現象への影響が異なる. 遺伝子のコード領域に生じた場合には, コードするアミノ酸配列が変化し正常な蛋白質の機能を傷害する可能性がある. また, 遺伝子のプロモーター領域や転写調節領域などに変異が生じた場合には転写が行われないなど, その遺伝子の発現制御に影響を及ぼし, スプライシングに関わる配列に変異が生じた場合にはスプライシング異常をきたし, 機能しない蛋白質や細胞傷害を起こすような蛋白質を産生する可能性がある. 変異が疾患・病態の直接的・間接的な原因となり得る.

2.7.2 化学的修飾

化学物質によって誘発される突然変異では, その誘発物質として, 複製中か非複製中のDNAに関わらず変異を誘発するアルキル化剤や亜硝酸などがある. 亜硝酸は, 脱アミノ反応により, アデニン, グアニン, シトシンのアミノ基のカルボニル基への変換を誘導する. 脱アミノ反応により, アデニンがヒポキサンチンに変化すると, AT対がGC対へ変換される. シトシンは脱アミノ反応でウラシルに変わり, GC対がAT対に変換される. グアニンはキサンチンに変換されるが塩基対の変換は起こらない（図2.7.5）.

また, 複製中のDNAにのみ変異を誘発する変異原として, アクリジン系色素, 多環芳香族炭化水素や塩基類似体（アナログ）などがある. これらの物質は二重らせんにインターカレートする（塩基対間に入り込む）性質をもつ.

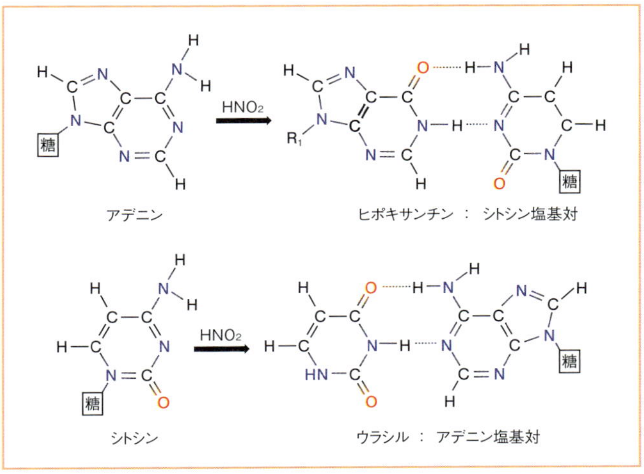

図 2.7.5 亜硝酸の変異原性
脱アミノ反応により AT ⇔ CG 変換が起こる.
〔中村千春（編著）:「基礎生物学テキストシリーズ 遺伝学」, 99, 図 7.13, 化学同人, 2007 より改変〕

用語 5-ブロモウラシル（5-bromouracil; 5-BU）, 遺伝性非ポリポーシス大腸がん（hereditary nonpolyposis colorectal cancer; HNPCC）, 色素性乾皮症（xeroderma pigmentosum; XP）, 紫外線（ultraviolet; UV）, 毛細血管拡張性運動失調症（ataxia telangiectasia; AT）, 遺伝性乳がん卵巣がん症候群（hereditary breast and/or ovarian cancer syndrome; HBOC）, ウェルナー（Werner）症候群, ブルーム（Bloom）症候群, ファンコニ（Fanconi）貧血

45

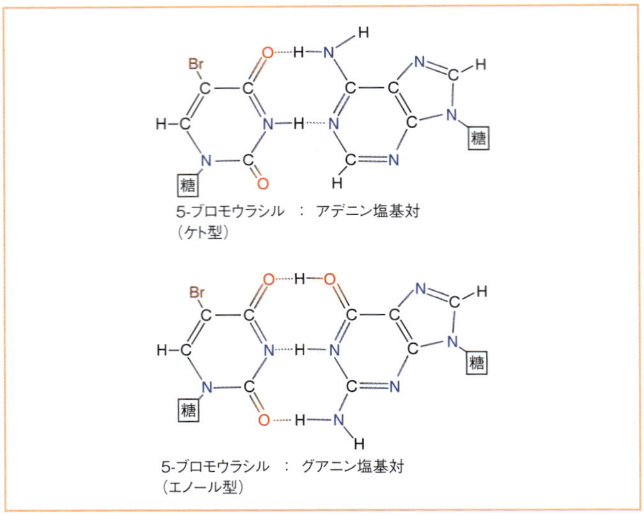

■2章 遺伝子の基礎

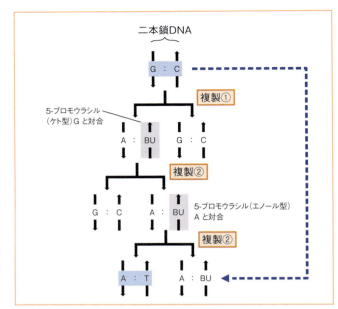

図 2.7.6　5-ブロモウラシルの互変異性変換
〔中村千春（編著）:「基礎生物学テキストシリーズ 遺伝学」, 98, 図 7.12, 化学同人, 2007 より改変〕

図 2.7.7　GC 塩基対から AT 塩基対への変換
〔中村千春（編著）:「基礎生物学テキストシリーズ 遺伝学」, 98, 図 7.12, 化学同人, 2007 より改変〕

5-ブロモウラシル（5-BU）はチミンの5位のメチル基が臭素に置換した分子であり, ケト型とエノール型がある。ケト型はアデニンと, エノール型はグアニンと対をなすが, エノール型は不安定で安定なケト型に変換されやすい（互変異性変換, 図2.7.6）。GC対においてシトシンが5-BUに置き換わったとすると, ある複製のタイミングでエノール型の5-BUがグアニンと対をなし, 次の複製でケト型がアデニンと対をなせば, 結果としてGC対がAT対に置換したことになる（図2.7.7）。

2.7.3　点突然変異

DNAが変異原に曝され変異が生じ, その変異が1つの塩基対の置換である場合, 点突然変異（一塩基置換）という。プリン塩基が同じプリン塩基の異なる塩基に置換する（A⇔G）, あるいはピリミジン塩基が同じピリミジン塩基の異なる塩基に置換する（C⇔U, DNA上ではC⇔T）ことをトランジション変異という。プリン塩基とピリミジン塩基間の置換をトランスバージョン変異という。トランジション変異はトランスバージョン変異より起こりやすい。

点突然変異が遺伝子のコード領域に生じた場合, 変異塩基を含むコドン配列が変化することにより, 本来とは異なるアミノ酸をコードしたり（ミスセンス変異）, 終止コドンに置き換わったりする（ナンセンス変異）。これらは, 機能が変化した蛋白質の産生の原因となる（図2.7.8）。

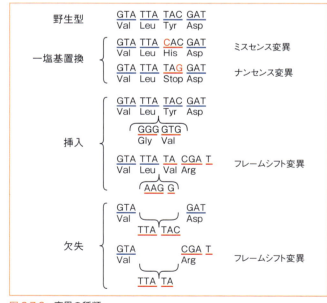

図 2.7.8　変異の種類

用語　点突然変異（point mutation）

2.7.4 欠失と挿入

DNA配列の変化には上述の点突然変異のほかに，余分な塩基が追加される挿入および重複や除去される欠失がある．塩基の挿入や欠失が遺伝子のコーディング領域に生じると，mRNAのコドンの読み枠がずれ，異なるアミノ酸や終止コドンに翻訳され，異常な蛋白質が産生されたり蛋白質合成が途中で停止したりする．このような読み枠の変化をフレームシフト変異という（図2.7.8）．

欠失や挿入，重複は1〜数bpの微小なものや，複数のエクソンにまたがる大型のものまである．

2.7.5 反復配列と遺伝子重複

● 1. 反復配列

ゲノムDNAには，全ゲノム中で1回のみ現れる配列である単一コピー配列あるいはユニークDNAとよばれる配列と，数bpから数kbpの領域をひとまとまりとして，それらが繰り返し出現する反復DNA配列が存在する．単一コピー配列は全ゲノム長の少なくとも半分程度あるといわれる．反復DNA配列は反復の様式により次のように分類される．

(1) 縦列反復配列（タンデムリピート）
同じ配列が同じ向きに隣り合って存在する反復配列である．数塩基対が反復されるマイクロサテライト，10〜100bp程度の配列が繰り返されるミニサテライトに分類される（図2.7.9）．

(2) 散在性反復配列
隣り合わず散在する配列であり，レトロトランスポゾン由来の配列と考えられている．その配列の長さにより次のように分類される．
① 長鎖散在反復配列（LINE）
ゲノムDNA中にほぼランダムに分布している約6kbpの反復配列である．ゲノム上の遺伝子と同様にRNAに転写され，このRNAは自体から翻訳された蛋白質と複合体をつくり核に戻り，ゲノムDNAに切れ目を入れる．さらに，このRNAはDNAに逆転写され，ゲノムDNA中に挿入されることによりゲノム上を移動する．

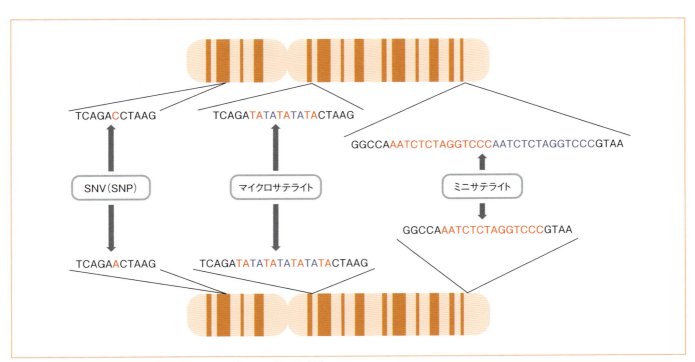

図2.7.9 　一塩基置換と反復配列（マイクロサテライト，ミニサテライト）

用語 挿入（insertion），重複（duplication），欠失（deletion），長鎖散在反復配列（long interspersed elements；LINE）

■2章 遺伝子の基礎

②短鎖散在反復配列（SINE）

100〜400bp程度の短い反復配列であり，LINEの増幅機構に便乗して増幅し，ゲノム上を動く．最もよく見られるSINEは，約300bpのAlu配列とよばれるものである．これは，蛋白質のコード配列を含まず，ヒトゲノム中には約100万コピー存在し，ヒトゲノム配列の約11%を占めるといわれる．

● 2. 遺伝子重複

遺伝子領域を含むDNA配列が繰り返される（重複する）ことを遺伝子重複という．図2.7.10のように，相同染色体において，2つの相同な短い反復配列をもつ領域に挟まれた遺伝子領域が，反復配列の誤認識によりずれた状態で組換えを起こした結果，遺伝子重複が起こる．また，上述のLINEによって遺伝子重複が起こることがある．

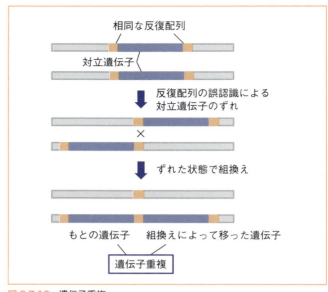

図2.7.10　遺伝子重複

2.7.6　変異の規模

変異の大きさは，1塩基の変化である点突然変異が最小単位となり，さらに遺伝子，染色体の一部，染色体，ゲノムと順に大きくなる．染色体レベルの変異（異常）についてはp.68　3.1を参照されたい．

DNA変異の影響は，その規模の大小，位置，性質によって，完全に無害なものから深刻な病態の原因になるものまでに及ぶ．

2.7.7　生殖細胞系列と体細胞の変異

● 1. 生殖細胞系列変異

DNA変異が生殖細胞系列（卵細胞あるいは精細胞）に存在し，受精卵に変異が生じた場合，生殖細胞系列変異とよばれ，次世代に受け継がれ先天的な変異となる．この変異は次世代において細胞分裂のたびに複製され，体を構成するすべての細胞に見られるDNA変異となる．そして，さらにまた次の世代に受け継がれていく（図2.7.11A）．基本的に生涯変わることのない遺伝情報となる．

● 2. 体細胞変異

後天的に生じたDNA変異は体細胞変異といわれ，個々の細胞のDNAに起こり，変異が生じた細胞に由来する細胞のみに受け継がれる（図2.7.11B）．たとえば，がん細胞のみで見られる変異で，治療によりその病変がなくなればその変異も消失する，限局した組織・細胞での一時的な変化である．

用語　短鎖散在反復配列（short interspersed elements；SINE），Alu配列（Alu sequence），生殖細胞系列（germ line）

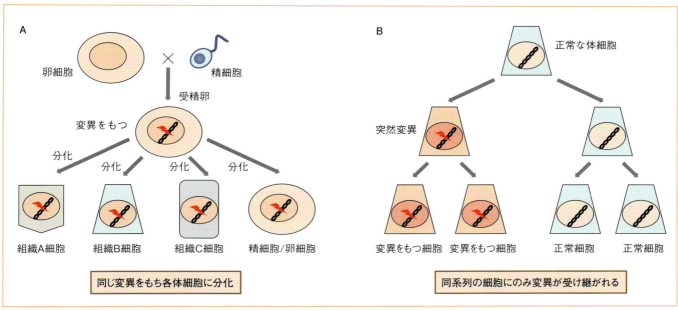

図 2.7.11　生殖細胞系列変異と体細胞変異
A：生殖細胞系列変異の次世代への伝承，B：体細胞変異の次世代への伝承。

2.7.8　集団における DNA 配列の多様性

● 1. 変異，バリアント，多型

(1) バリアント

何らかの原因によりDNA配列に変異が生じ，それが恒久的な変化となったDNA配列上の座位をバリアント（多様体）アレルあるいは変異体アレルという。個々のゲノム解析が比較的容易になった現在では，ある集団において最も共通した配列とされたものを参照配列（RefSeq.）として扱い，この参照配列とサンプル配列とを比較し，相違があった配列がバリアントとよばれる。前述の，点突然変異，欠失/挿入変異，重複変異などが，一塩基バリアント（SNV），欠失/挿入バリアント，反復配列バリアントなどの由来となる。1kbp〜数Mbpの大きな断片の重複数（コピー数）のバリアントはコピー数バリアント（CNV）とよばれる。

(2) 多型

ある集団にて，バリアントのアレル頻度が1%以上あるものを遺伝的多型という。多型には，最も単純な一塩基多型（SNP）から，1bpから1kbp程度までがどこかの配列に挿入または欠失する挿入/欠失多型，数bpの反復配列をもつマイクロサテライト多型，10〜100bp程度の反復配列をもつミニサテライト多型，1kbp〜数Mbpの断片が重複するコピー数多型などがある。

(3) 変異，バリアント，多型の表現

ゲノム医学において，バリアント・多型と健康との関係性を見出し，臨床に応用することが重要であり，近年の急速なゲノム解析技術の発展に伴って，活発に研究が進められている。次世代シーケンサー（NGS）による疾患・病態に関連するゲノム解析が進み，無数のバリアントが疾患関連候補として出力される。慣例的にアレル頻度が1%以上で良性（病因とならない）のバリアントを多型，病因となるバリアントを変異と表現することがある。しかしながら，NGSでの解析結果には病原性が解明されていない多数のバリアントが出力され，この表現は適していない。米国臨床遺伝・ゲノム学会（ACMG）のガイドラインでは，変異や多型として用いた語句をバリアントと表現し，バリアントによる病原性の評価をエビデンスにもとづき，"pathogenic（病原性あり）"，"likely pathogenic（病原性の可能性あり）"，"uncertain significance（臨床的意義不明）"，"likely benign（良性である可能性が高い）"，および"benign（良性）"の5段階で評価することを推奨している。

📝 **用語**　座位（locus），バリアント（variant），変異体（mutant），参照配列（reference sequence；RefSeq.），一塩基バリアント（single nucleotide variant；SNV），コピー数バリアント（copy number variant；CNV），遺伝的多型（polymorphism），一塩基多型（single nucleotide polymorphism；SNP），次世代シーケンサー（next generation sequencer；NGS），米国臨床遺伝・ゲノム学会（American College of Medical Genetics and Genomics；ACMG）

2.7.9 バリアントの記載法

バリアントと健康や疾患の状態との関係を解明するうえで，その様式と，それが配列上のどこに存在するかが重要になる。コーディング領域に存在すれば蛋白質のバリアントが産生されるかもしれず，転写調節領域であれば転写あるいはRNAの安定性に影響を及ぼすかもしれない。シーケンス解析で得られた解析対象配列は参照配列と比較されバリアントが出力される。その標準的表記法はヒトゲノムバリエーション学会（HGVS）により定義される。バリアント表記法の概要を図2.7.12およびに表2.7.2に示す。

A

- バリアントの記載はDNAレベルを推奨。RNA/proteinレベルを追加してよい
- 参照配列を記載する
  （NC_0123456.10，NG_123456.1，NM_234567.2，NP_345678.1など，NCはコーディング配列，NGはゲノミック配列，NMはmRNA配列，NPは蛋白質配列を表す）
- ゲノムDNAレベルの記載は"g."
- コーディングDNAレベルの記載は"c."
- RNAレベルの記載は"r."
- 蛋白質レベルの記載は"p."
- アミノ酸は3文字（推奨）または1文字で表記
- 欠失(deletion)は"del"，重複(duplication)は"dup"，挿入(insertion)は"ins"，逆位(inversion)は"inv"，変換(conversion)は"con"，フレームシフト(frame shift)は"fs"で表記
- 範囲は"_"，終止コドンは"*"，アレルは"[ ]"で表記

B

遺伝子内の領域		ゲノミック参照配列 塩基配列番号	コーディング参照配列 塩基配列番号	蛋白質参照配列 アミノ酸配列番号
5'フランキング領域		1～270	(−300～−31)	—
エクソン1	5'非翻訳領域	271～300	−30～−1	—
	コーディング領域	301～312	1～12	1～4
イントロン1		313～412	12+1…88+50, 13−50…13−1	—
エクソン2		413～488	13～88	5～29（30）
イントロン2		489～688	88+1…88+100, 89−100…89−1	—
エクソン3 (最終エクソン)	コーディング領域	689～723	89～123	30～41
	3'非翻訳領域	724～973	*1～*250	—
3'フランキング領域		974～1123	*251～*400	—

C

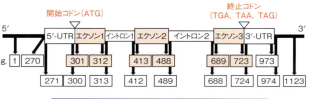

- 任意の開始位置を1番目の塩基とし連続に番号が振られる。
- ヌクレオチド番号の前にゲノミック配列を示す"g."をつける。

D

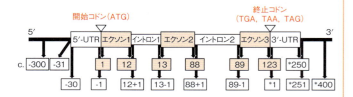

- コーディング配列の始まりとなる開始コドン"ATG"の"A"が1番目の塩基となる。
- 開始コドンより上流の配列は"−"をつけて1番目の"A"よりさかのぼって数える。
- イントロンの配列はエクソン内の最後の塩基番号にそこから下流に向けて数えた塩基数を"+"をつけて表記する。または，エクソン内の最初の塩基番号にそこから上流に向け数えた塩基数を"−"をつけて表記する。
- 終止コドンより下流の配列は"*"をつけて表記する。最終コドンの次の塩基番号が"*1"となる。
- ヌクレオチド番号の前にコーディング配列を示す"c."をつける。

E

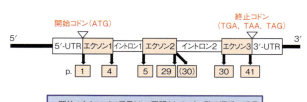

- 開始メチオニンを1番目とし，翻訳されるアミノ酸の順番に番号がつけられる
- アミノ酸番号の前に"p."をつける

図2.7.12　塩基・アミノ酸番号の表記法
A：バリアントの表記法（General Recommendations）
B：ゲノミック参照配列，コーディング参照配列における塩基番号と蛋白質参照配列におけるアミノ酸番号
C：ゲノミック配列の位置情報
D：コーディング配列の位置情報
E：蛋白質配列の位置情報
（Sequence Variant Nomenclature　http://varnomen.hgvs.org を参考に作成）

用語　ヒトゲノムバリエーション学会（Human Genome Variation Society；HGVS）

2.7 | 遺伝子変異・修飾と多型

表 2.7.2　バリアントの表記法（General Recommendations）
A：ゲノミック配列

バリアントの種類	DNA レベル ゲノミック配列	解　釈
置換	g.1000G>T	・ゲノミック配列の 1,000 番目の G が T に置換
欠失	g.1000_1002del （g.1000_1002delGAA）	・ゲノミック配列の 1,000 番目から 1,002 番目の 3 塩基（GAA）が欠失
重複	g.1000dup （g.1000dupG） g.1000_1003dup （g.1000_1003dupGACT）	・ゲノミック配列の 1,000 番目の塩基（G）が繰り返される ・ゲノミック配列の 1,000 から 1,003 番目までの 4 塩基（GACT）が繰り返される
挿入	g.1000_1001insTCGA	・ゲノミック配列の 1,000 番目と 1,001 番目の間に塩基 TCGA が挿入
挿入欠失	g.1000_1002delinsG	・ゲノミック配列の 1,000 番目から 1,002 番目までの 3 塩基が欠失し，そこに塩基 G が挿入

B：コーディング配列

バリアントの種類	DNA レベル コーディング配列	解　釈
置換	c.121A>C c.32+3G>T	開始コドン ATG の A を 1 番目とし，エクソン内の塩基に番号が振られる ・コーディング配列の 121 番目の A が C に置換 ・コーディング配列のエクソンの終わりの 32 番目の塩基から下流に 3 塩基目の G が T に置換
欠失	c.121_123del （c.121_123delACT） c.30_32+3del	・コーディング配列の 121 番目から 123 番目までの 3 塩基（ACT）が欠失 ・コーディング配列の 30 番目の塩基から，エクソンの終わりの 32 番目の塩基から下流に 3 塩基目までの 6 塩基が欠失
重複	c.121dup （c.121dupA） c.121_123dup （c.121_123dupACT）	・コーディング配列の 121 番目の塩基（A）が繰り返される ・コーディング配列の 121 番目から 123 番目までの 3 塩基（ACT）が繰り返される
挿入	c.121_122insTCGA	・コーディング配列の 121 番目と 122 番目の間に 4 塩基（TCGA）が挿入
挿入欠失	c.121_123delinsG c.121_123delinsGTC（p.Leu41Val）	・コーディング配列の 121 番目から 123 番目の 3 塩基が欠失しそこに G が挿入 ・コーディング配列 121 番目から 123 番目の 3 塩基が欠失しそこに 3 塩基（GTC）が挿入（蛋白質配列では，41 番目のロイシンがバリンに置換）

C：蛋白配列

バリアントの種類	蛋白質レベル	解　釈
置換	p.Ala14Ile（p.A14I）	・蛋白質配列の開始アミノ酸メチオニンから 14 番目のアミノ酸アラニンがイソロイシンに置換
欠失	p.Ala14_Pro15del（p.A14_P15del）	・14 番目のアミノ酸アラニンから 15 番目のアミノ酸プロリンまでの 2 アミノ酸が欠失
重複	p.Ala14dup（p.A14dup） p.Ala14_Pro15dup（p.A14_P15dup）	・14 番目のアミノ酸アラニンが繰り返される ・14 番目のアミノ酸アラニンから 14 番目のアミノ酸プロリンまでの 2 アミノ酸が繰り返される
挿入	p.Ala14_Pro15insGlnGlnArg （p.A14_P15insQQR）	・14 番目のアミノ酸アラニンから 15 番目のアミノ酸プロリンの間にグルタミン酸・グルタミン酸・アルギニンの 3 アミノ酸が挿入
挿入欠失	p.Ala14_Pro15delinsGln （p.A14_P15delinsQ）	・14 番目のアミノ酸アラニンから 15 番目のアミノ酸プロリンが欠失しそこにグルタミンが挿入
フレームシフト	c.12delC［p.Tyr4*（p.Y4*）］ c.6_13dup［p.Glu5ValfsTer5（p.E5VfsTer5）］	・コーディング配列の 12 番目の塩基 C が欠失し，蛋白質配列において 4 番目のアミノ酸が終止コドンに置換 ・コーディング配列の 6 番目から 13 番目までの 8 塩基が繰り返され，フレームシフトにより，蛋白質配列の 5 番目のアミノ酸グルタミン酸がバリンに置換し，そこから下流に 5 番目のアミノ酸が終止コドンに置換

（Sequence Variant Nomenclature　http://varnomen.hgvs.org より改変）

［佐藤謙一］

📖 参考文献

1）Richards S, *et al.*：“Standards and guidelines for the interpretation of sequence variants：a joint consensus recommendation of the American College of Medical Genetics and Genomics and the Association for Molecular Pathology”，Genet Med 2015；17：405-424.

2）Sequence Variant Nomenclature：http://varnomen.hgvs.org

3）Alberts B，他（著），中村桂子，他（監訳）：「THE CELL 細胞の分子生物学」，第 6 版，ニュートンプレス，2017.

4）Nussbaum RL，他（著），福嶋義光（監訳）：「トンプソン＆トンプソン遺伝医学」，第 2 版．メディカル・サイエンス・インターナショナル，2017.

5）中村千春（編著）：「基礎生物学テキストシリーズ 遺伝学」，化学同人，2007.

6）宮地勇人，他（編）：「標準臨床検査学 遺伝子検査学」，医学書院，2013.

51

2.8 エピジェネティクス

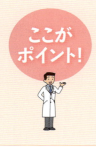

ここがポイント!

- エピジェネティクスは，ゲノムDNAの塩基配列変化を伴わず，次世代に継承される遺伝子発現あるいは表現型の変化を研究する学問領域である。
- エピジェネティクスの主要素は，メチル化を主とするDNAへの化学修飾，クロマチンの構造変換を制御するヒストン修飾と特定の遺伝子機能に合ったDNA領域におけるヒストンバリアントの置換などである。
- エピジェニティクスが影響する生命現象の変化，現象には，X染色体の不活化，ゲノムインプリンティング，リプログラミング，遺伝子サイレンシング，発がん過程などがある。

2.8.1 エピジェネティクスの概要

生物の一個体を構成するすべての細胞はそれぞれ同じDNA配列，つまりゲノムセットをもっている。ゲノムDNAの配列が変化することにより，表現型が変化するなど遺伝子の機能が変化することはp.43 2.7のとおりである。一方で，たとえばヒトの場合ではゲノムに2万あまりの遺伝子が存在しているといわれているが，どの細胞においてもそのすべての遺伝子が発現しているわけではなく，必要なときに，必要な場所で，必要な量が，制御されて発現する。その結果として，各組織はそれぞれ異なった細胞系列で構成され，また環境の相違によって遺伝子発現が異なったりする。このようにDNA配列の変化を伴わずに個体から個体へ，あるいは，細胞から細胞へ伝達される遺伝子発現の制御機構およびこの現象を解明する学問をエピジェネティクスという。エピ（epi-）はギリシャ語で「〜の上」という意味をもつ接頭辞で，エピ-ジェネティクスはDNA配列（ジェネティクス）の「上」にある何かを示す単語である。

エピジェネティクスの主要素は，メチル化を主とするDNAへの化学修飾，クロマチンの構造変換を制御するヒストン修飾と特定の遺伝子機能に合ったDNA領域におけるヒストンバリアントの置換などである（図2.8.1）。

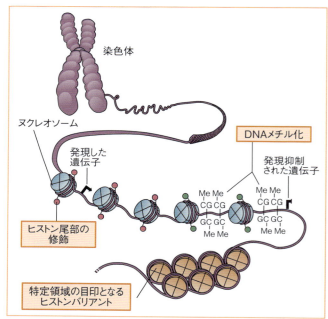

図2.8.1 3つの主要なエピジェネティック機構であるDNAメチル化，ヒストン修飾，ヒストンバリアントの概略
CpGのDNAメチル化は遺伝子発現抑制に関わり，ヒストンテールでの種々の修飾は遺伝子発現あるいは発現抑制に関連し，ゲノムの特定領域の目印となるヒストンバリアントは染色体の安定性やゲノムの完全性のために必要な機能に関与している。
〔Nussbaum RL，他（著），福嶋義光（監訳）：「トンプソン＆トンプソン遺伝医学」，第2版，41，図3.8，メディカル・サイエンス・インターナショナル，2017より〕

用語 エピジェネティクス（epigenetics）

2.8.2　エピジェネティクスの機構

● 1. DNA メチル化

　DNAのメチル化はCpGジヌクレオチド（シトシン-リン酸-グアニンの塩基配列）のシトシン（C）のピリミジン環5位にある炭素がメチル基に置換（5-メチルシトシン：5-mC）されることである。DNA配列上でCpGが集中している部分をCpGアイランドとよび，これらは遺伝子の上流に位置する発現調節領域に多く存在する。哺乳類では，転写されていない領域のおよそ80％を超えるCpGがメチル化されているといわれる。逆にメチル化されていないCpGアイランドは遺伝子発現が盛んに行われており，恒常的に発現するハウスキーピング遺伝子の転写調節領域によく見られる。このように，DNA配列における過剰な5-mCの存在は，遺伝子発現が抑制されている目印となる。

● 2. ヒストン修飾

　ゲノムDNAはヒストン蛋白（H2A，H2B，H3，H4）八量体に巻き付いてヌクレオソームを形成し，数珠状につながったヌクレオソームがほかの蛋白質と複合体を構成し，クロマチンとなる。ヒストンが，メチル化，リン酸化，アセチル化などの化学修飾を受けることにより，クロマチン構造が変化し，遺伝子発現に影響が及ぼされる。遺伝子発現に関連するヒストン修飾として，ヒストンテール（ヒストンのN末端アミノ酸残基）のメチル化やアセチル化がとくによく知られている。H3，H4のアセチル化とH3の4番目のリシン（H3K4）のメチル化は，クロマチン構造を緩め，転写を活性化する。H3，H4の脱アセチル化，H3の9番目および27番目のリシン（H3K9，H3K27）のメチル化はクロマチンを凝縮させ転写活性を抑制する。

　このように，ヒストンのメチル化，アセチル化が転写の活性化あるいは抑制の目印となる。

● 3. ヒストンバリアント

　ヒストンにはバリアントと総称されるサブタイプが存在する。ヒストンバリアントのアミノ酸配列は，標準のヒストン（H2A，H2B，H3，H4）と50％以上の相同性を保っているが，異なるヒストンバリアントは，それぞれ異なる細胞内機能を発揮している。たとえば，H3関連のバリアントであるCENP-Aヒストンは，セントロメアのみに存在し，微小管線維が付着する動原体の位置を示す。また，H2A.XはH2Aのバリアントであり，DNA修復に特異的な機能をもち，DNA修復が必要なゲノム領域の目印となる。

2.8.3　発生・分化との関連

● 1. ゲノムインプリンティング

　メンデルの法則の前提では，両親に由来する一対のアレル（対立遺伝子）は等価に発現する。ゲノムインプリンティング（ゲノム刷込み）は，一対の対立遺伝子のうち，母由来アレルは発現しない（父由来アレルのみ発現），あるいは，父由来アレルは発現しない（母由来アレルのみ発現）といったように，一方の親由来の遺伝子のみが発現する現象である。この現象から，母由来と父由来のゲノムは等価でないことが示される。

　ゲノムインプリンティングは，受精前の配偶子形成期に起こり，特定の遺伝子が母由来であるか父由来であるか印が付けられる（図2.8.2）。受胎後，親由来のゲノムインプリンティングは胚の体細胞組織の一部またはすべてで維持され，ゲノムインプリンティングを受けた領域内の1つまたは複数の遺伝子発現を抑制する。ゲノムインプリンティングを受けた遺伝子の中には，胚全体において片親由来のアレルの遺伝子が発現していることもあれば，組織特異的なゲノムインプリンティングを示し，その組織以外では両親由来のアレルがともに発現する遺伝子もある。

　ゲノムインプリンティング遺伝子の発現の抑制はDNAのメチル化によって制御される。ゲノムDNA配列上に，メチル化可変領域（DMR）とよばれるDNA領域があり，精子と卵の形成過程においてゲノムインプリンティングを受けて互いに異なるメチル化状態となる。このメチル化の違いは，受精後も体細胞において維持される。多くのゲノムインプリンティング遺伝子は，多くの場合単独ではなく，複数が集団的に存在して，ゲノムインプリンティングドメインを形成する。配偶子形成過程で確立されるDMRは，ゲノムインプリンティングドメイン内に存在し，近傍

✎ 用語　5-メチルシトシン（5-methylcytosine；5-mC），メンデルの法則（Mendel's law），ゲノムインプリンティング（genomic imprinting），メチル化可変領域（differentially methylated region；DMR）

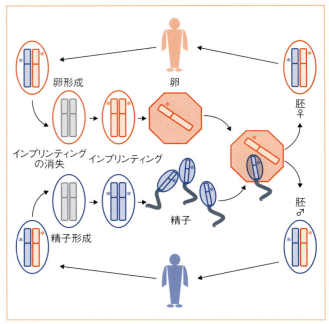

図 2.8.2　ゲノムインプリンティング，男性あるいは女性の配偶子形成時の母由来あるいは父由来のインプリンティングの変換
〔Nussbaum RL，他（著），福嶋義光（監訳）：「トンプソン＆トンプソン遺伝医学」，第 2 版，48，図 3.12，メディカル・サイエンス・インターナショナル，2017 より〕

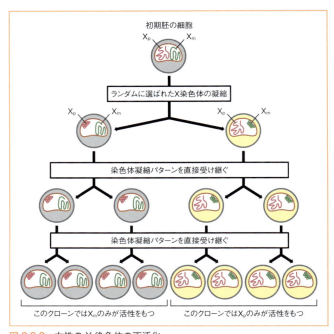

図 2.8.3　女性の X 染色体の不活化
〔Alberts B，他（著），中村桂子，他（監訳）：「THE CELL 細胞の分子生物学」，第 6 版，474，Fig.7-89，ニュートンプレス，2017 より〕

のゲノムインプリンティング遺伝子集団をドメインレベルで制御する。この領域をゲノムインプリンティング制御領域（ICR）とよぶ。親由来により遺伝子発現が異なるのは，ICRのDNAメチル化が親由来で異なることによる。ICRのDNAメチル化異常が起こると，ドメインレベルで制御不全が生じ，遺伝子発現パターンに大きな影響を及ぼす。その結果として，ベックウィズ・ヴィーデマン症候群（BWS），シルバー・ラッセル症候群（SRS），プラダー・ウィリー症候群やアンジェルマン症候群などに代表されるゲノムインプリンティング関連疾患が発症する。

2. X 染色体の不活化

女性の細胞は2本のX染色体をもち，男性はX染色体とY染色体を1本ずつもつため，女性は男性の2倍のX染色体遺伝子をもっている。哺乳類では雌雄間のX染色体遺伝子産物の量を等しくする機構である遺伝子量補正がはたらき，女性がもつ2本のX染色体のうちの片方で大半の遺伝子がエピジェネティックな転写抑制を受ける。これをX染色体不活化（ライオニゼーション）とよぶ。女性の細胞で胚発生初期に，各細胞のどちらか片方のX染色体が不活化を受け高度に凝縮する。不活化するX染色体はランダムに選択され，その後はその細胞系列で不活化が維持される（図2.8.3）。女性のX染色体の発現は，父由来のX染色体アレルが発現する細胞もあれば，母由来のX染色体アレルが発現する細胞もあり，モザイク状態となる。不活化したX染色体は，細胞核のヘテロクロマチンの塊（バー小体）として観察されるが，活性化X染色体と不活化X染色体との間には，エピジェネティックな特徴である，DNAメチル化，ヒストン修飾，ヒストンバリアントであるmacroH2A（不活化X染色体に多く見られる）などに違いが見られる。

女性がもつ2本の染色体のうちどちらが不活化されるかは，X染色体不活化センターとよばれる領域の長鎖ncRNA遺伝子である*XIST*によって調節されると考えられている。*XIST*は不活化X染色体アレルからのみ発現し，活性化X染色体では転写抑制されている。*XIST*産物の長鎖ncRNAは核内にとどまり，一方のX染色体をヘテロクロマチン化することで不活化させていると考えられている。

用語　インプリンティング制御領域（imprinted control region；ICR），ベックウィズ・ヴィーデマン症候群（Beckwith-Wiedemann syndrome；BWS），シルバー・ラッセル症候群（Silver-Russell syndrome；SRS），プラダー・ウィリー（Prader-Willi）症候群，アンジェルマン（Angelman）症候群，遺伝子量補正（dosage compensation），ライオニゼーション（lyonization），バー小体（Barr body），X染色体不活化センター（X inactivation center），XIST（inactive X(X_i)-specific transcript）

2.8.4　遺伝子発現との関連

ゲノム上の遺伝子発現調節には，適切な発現量，遺伝子構造，クロマチンのモデリングとエピジェネティックな調節，転写，RNAスプライシング，mRNA安定性，翻訳，翻訳後の蛋白質の修飾，蛋白質の分解など，さまざまな段階で制御される複雑な相互作用がはたらいている。遺伝子によっては，親から受け継いだ遺伝子構造の違いや，食事・環境などの非遺伝的要因が起こす変化が，その産物の変化に大きな影響を及ぼさないものもあれば，その産物が生命現象に重要な役割を果たしている場合には，その発現レベルにおいて小さな変動であっても重篤な病態の原因となり得る。ゲノム・遺伝子そのものの構造や機能の多様性，その発現制御機構の複雑な多様性が，特定の形質の発現に影響することが生命科学，とくに医学において重要なポイントになる。

2.8.5　腫瘍との関連

ゲノム全体におけるメチル化の低下と遺伝子プロモーター領域におけるCpGアイランドのメチル化亢進が，がんにおけるエピジェネティックな異常として考えられている。

● 1. 腫瘍発生と低メチル化

CpG配列を多く含む反復配列（AluやLINEなど）の低メチル化が，ゲノム全体の低メチル化のおもな原因となる。ゲノム全体の低メチル化は染色体不安定性の原因となり，リンパ腫の発生を促すと考えられている。また，特定のがん遺伝子（MAGEやIGF2など）のCpGアイランドが低メチル化状態となり，これらの遺伝子発現が増加することが報告されている。

● 2. 高メチル化によるがん抑制遺伝子発現の抑制

がん抑制遺伝子のプロモーターにあるCpGアイランドが高メチル化となると，その遺伝子発現が抑制される。がん細胞において，高メチル化によって不活化される遺伝子が数多く存在することがわかっている。プロモーター領域のCpGアイランドの高メチル化は，DNA配列の欠失や置換に次ぐ遺伝子の不活化機構であると考えられている。

● 3. 腫瘍とヒストン修飾

遺伝子発現を抑制的にはたらくヒストン修飾としてヒストンH3の9番目のリシン（H3K9）のメチル化はDNAメチル化と共に生じることが多く，強固な遺伝子の不活化機構として知られている。また，別の抑制的にはたらくヒストン修飾であるH3K27のトリメチル化（H3K27me3）はDNAメチル化とは関連せずに遺伝子を不活化する。別の一部の遺伝子では，ヒストン修飾がDNAメチル化に先行する。複数のエピジェネティクス機構が相互作用的に，がんの発生・進展に関わっていると考えられている。

［佐藤謙一］

📖 参考文献

1) 副島英伸：「エピジェネティクス関連疾患と解析方法」，臨床病理 2009；57：769-778.

2) Gaudet F, et al.："Induction of tumors in mice by genomic hypomethylation"，Science 2003；300：489-492.

3) Cui H, et al.："Loss of imprinting in colorectal cancer linked to hypomethylation of H19 and IGF2"，Cancer Res 2002；62：6442-6446.

4) Kondo Y, et al.："Chromatin immunoprecipitation microarrays for identification of genes silenced by histone H3 lysine 9 methylation"，Proc Natl Acad Sci USA 2004；101：7398-7403.

5) Kondo Y, et al.："Gene silencing in cancer by histone H3 lysine 27 trimethylation independent of promoter DNA methylation"，Nat Genet 2008；40：741-750.

6) Alberts B, 他（著），中村桂子，他（監訳）：「THE CELL 細胞の分子生物学」，第6版，ニュートンプレス，2017.

7) Nussbaum RL, 他（著），福嶋義光（監訳）：「トンプソン＆トンプソン遺伝医学」，第2版，メディカル・サイエンス・インターナショナル，2017.

8) 宮地勇人，他（監）：「標準臨床検査学 遺伝子検査学」，医学書院，2012.

2.9 がん

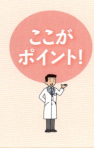

ここがポイント!
- がんの発生は複数の遺伝子に偶然生じた変異の蓄積が原因となり，正常な機能を失った複数のがん遺伝子やがん抑制遺伝子が関係している．がんの進展にはさらに，エピジェネティックな影響も加わる．
- がんの個別化医療（がんゲノム医療）では，がん化に関わるゲノム異常や発現プロファイルを網羅的に解析し，それらの情報に基づいて，最適な治療薬を選択するなど個々に適した診療が行われる．
- 次世代シーケンス法ががん個別化医療を支える技術となり，実臨床に展開されはじめている．

2.9.1 がんの遺伝学

1. がん

　細胞周期を経て細胞分裂の繰り返しによる細胞増殖と，細胞の自然減少，つまりプログラム細胞死（アポトーシス）との不均衡によって生じた細胞の異常な蓄積が新生物である．制御の効かなくなった細胞増殖により，腫瘤や腫瘍として形成される新生物のうち悪性のものをがんという．悪性新生物，がんはさらに初発部位から隣接組織への浸潤能，遠隔部位への転移能をもち合わせたものである．浸潤や転移のない腫瘍はがんではなく良性腫瘍である．
　がんはおもに次の3つに分類される．
- 肉腫：間葉系組織（骨，筋肉，結合組織，神経系組織など）に生じる腫瘍
- がん腫：上皮組織（小腸，大腸，気管支，気管をおおう細胞など）に由来する腫瘍
- 造血組織やリンパ組織の悪性新生物（液性腫瘍）：骨髄，リンパ系組織，末梢血から全身に広がる腫瘍．白血病やリンパ腫など

　腫瘍は，部位，組織型，組織像，悪性度，染色体異数性などによって分類されるが，腫瘍内に見られる遺伝子変異や遺伝子発現の異常が分類の要素に加わっている．

2. ドライバー遺伝子

　腫瘍組織のゲノム解析結果では，がんのタイプ・分類に関わらずに生じる遺伝子変異があり，それらは新生物の発生・進行の直接的な原因となるのではなく，がんの進展の過程で発生したものと考えられている．このような変異をパッセンジャー変異という．一方，同じ種類のがんや別の種類のがんの多くにおいて，高頻度に変異が発生する遺伝子があり，それらはがんの発生・進展に直接関連すると考えられることから，ドライバー遺伝子とよばれる．化学物質の曝露，紫外線やX線などの照射はゲノムの変異率を増加させるが，偶然，特定の細胞の重要なドライバー遺伝子に変異が起こると，発がん過程がスタートする．

3. がん遺伝子とがん抑制遺伝子

　ドライバー遺伝子は，その変異によって生じる発がんの機能によって2つに分類される．1つはがん遺伝子であり，通常は正常に機能している遺伝子であるが，特異的な点突然変異や，染色体転座，遺伝子増幅などにより，mRNAや蛋白質の構造異常，機能異常，その発現量の異常を引き起こす．がん遺伝子の変異は片アレルのみの変異であってもがん化を引き起こす．このようながん化を引き起こす修飾を受ける前の遺伝子をがん原遺伝子という．もう1つはがん抑制遺伝子であり，この遺伝子に変異が起こることにより，がん発生の抑制に機能する蛋白質の発現抑制が生じる．がん抑制遺伝子の機能消失には，両アレルに変異をもつ必要がある．

用語　新生物（neoplasia），肉腫（sarcoma），がん腫（carcinoma），造血組織（hematopoietic），リンパ組織（lymphoid），パッセンジャー変異（passenger mutation），ドライバー遺伝子（driver gene），がん遺伝子（oncogene），がん抑制遺伝子（tumor suppressor gene）

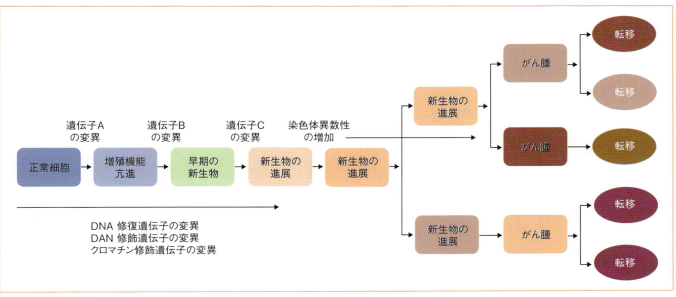

図2.9.1　がんの進展
〔Nussbaum RL，他（著），福嶋義光（監訳）：「トンプソン＆トンプソン遺伝医学」，第2版，363，図15.4，メディカル・サイエンス・インターナショナル，2017より〕

● 4. がんの進展

図2.9.1のように，細胞において，がん抑制遺伝子の喪失やがん遺伝子の活性化，エピジェネティックな抑制が連続的に起こることで，細胞の異常の程度が増加していく。損傷を受けたDNA配列を認識し修正するはたらきをするDNA修復蛋白質をコードするDNA修復遺伝子のほか，細胞増殖因子やリン酸化酵素，GTP結合蛋白質，転写因子をコードする遺伝子などに異常が同時に見られることもある。

2.9.2　がんゲノムの個別化医療

ゲノム情報はがんの診断精度や最適な治療法の選択のための根拠として重要な情報となる。ゲノム学的な解析方法として，遺伝子発現プロファイル解析がある。また，次世代シーケンス（NGS）を代表とするゲノム解析技術の急速な進歩により，個々のゲノム情報が比較的容易に決定できるようになっている。対象とした組織あるいは細胞のドライバー遺伝子の発現プロファイルにより，病型診断，予後予測，治療薬の選択などの根拠が臨床に提供できる。たとえば，乳がん，大腸がん，卵巣がんなどの遺伝子発現プロファイル解析のための遺伝子セットが組まれたアレイが販売され，臨床使用可能となっている。

● 1. 遺伝子発現プロファイル解析

mRNAを対象としたマイクロアレイを用いた比較ハイブリダイゼーション法により，ターゲットとする組織あるいは細胞において，20,000あまりの遺伝子のうちどの遺伝子の発現量に変動があるかを解析できる。その発現状態を正常組織とがん組織，あるいは異なるがん組織間で網羅的に比較解析することにより，発現プロファイルが作成できる（トランスクリプトーム解析）。これにより，解析したがん細胞に特異的なドライバー遺伝子の同定が可能である。

● 2. 次世代シーケンス

次世代シーケンス技術の進展により，各個人の全ゲノム配列決定（WGS）や全エクソーム解析（WES）が可能になり，がんに関連する個々の遺伝子変異やその病原性などを評価できる。近年では，とくに主となる百数十個のドライバー遺伝子をパネル化して，1回のアッセイで一括してそれらのバリアントを解析し，病型診断，薬剤選択，予後予測などの根拠とする，がん遺伝子パネル検査の臨床実装が始まっている。

📝 用語　グアノシン三リン酸（guanosine triphosphate；GTP），次世代シーケンス（next generation sequencing；NGS），全ゲノム配列決定（whole-genome sequencing；WGS），全エクソーム解析（whole-exome sequencing；WES）

■2章　遺伝子の基礎

2.9.3　がんの標的治療

　がんの最も効果的な治療法は，外科的に腫瘍を完全に切除することであるが，完全な切除を望めない多くの場合，非外科的な治療である放射線や化学療法が行われてきた。化学療法は腫瘍細胞のみならず正常細胞も傷害し，患者により副作用の程度が異なっている。がん特異的なドライバー遺伝子とその変異・多型は，奏効性があり副作用の少ない薬剤を選択する際のターゲットとなる。活性化したがん遺伝子に対しては，異常に亢進したその機能を阻害すれ

ばよく，モノクローナル抗体にて活性化した細胞表面のシグナル伝達に関わる受容体をブロックしたり，酵素活性を阻害する薬剤により，シグナル伝達に関わる活性化された蛋白質を特異的に阻害する方法が，分子標的薬として開発・活用されている。現在では，種々のがん遺伝子変異に対する分子標的薬が多く使われるようになっている（表2.9.1）。

表 2.9.1　ドライバー遺伝子を標的とした分子標的薬

腫瘍の種類	ドライバー遺伝子とその変異	代表的な分子標的薬	作用機序
乳がん	増幅型 HER2	トラスツズマブ	抗 HER2 モノクローナル抗体
非小細胞肺がん	活性型 EGFR	ゲフィチニブ	チロシンキナーゼ阻害剤
	転座型 ALK	クリゾチニブ	チロシンキナーゼ阻害剤
慢性骨髄性白血病 消化管間質腫瘍	活性化受容体型チロシンキナーゼ ABL，KIT，PDGF	イマチニブ，ニロチニブ，ダサチニブ	チロシンキナーゼ阻害剤
メラノーマ	活性型 MEK	トラメチニブ	セリン－トレオニンキナーゼ阻害剤
	活性型 BRAF キナーゼ	ベムラフェニブ	セリン－トレオニンキナーゼ阻害剤
大腸がん	活性型 RAS	セツキシマブ，パニツムマブ	抗 EGFR モノクローナル抗体
悪性黒色腫 非小細胞肺がん 腎細胞がん ホジキンリンパ腫 頭頸部がん 胃がん	PD-1	ニボルマブ	PD-1 阻害剤
悪性黒色腫	CTLA-4	イピリムマブ	CTLA-4 阻害剤

［佐藤謙一］

✐**用語**　ヒト上皮増殖因子受容体 2（human epidermal growth factor receptor 2；HER2），上皮成長因子受容体（epidermal growth factor receptor；EGFR），未分化リンパ腫キナーゼ（anaplastic lymphoma kinase；ALK），アルブミン（Albumin；Alb），細胞傷害性 T リンパ球抗原 4（cytotoxic T-lymphocyte antigen 4；CTLA-4）

📖 **参考文献**

1）Nussbaum RL, 他（著），福嶋義光（監訳）：「トンプソン＆トンプソン遺伝医学」，第 2 版，メディカル・サイエンス・インターナショナル，2017.

2）DeVita VT Jr, 他（著），宮園浩平，他（監訳）：「デヴィータがんの分子生物学」，第 2 版，メディカル・サイエンス・インターナショナル，2017.

2.10 遺伝子治療

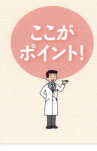

ここがポイント！
- 遺伝子治療は，患者の機能不全となった細胞に遺伝子断片を導入することにより細胞の機能を回復させ，あるいは遺伝子を導入した細胞を体内に投与して，病気を治療する方法である。
- ゲノム編集技術や改変した遺伝子の細胞への導入技術は日進月歩であり，多くの臨床試験が進められているが，いくつかの解決すべき課題が残っている。

2.10.1 遺伝子治療

疾患には多かれ少なかれDNA配列の変化が関与している。DNA配列の変化により，その遺伝子産物である蛋白質の機能に異常が生じ，正常な生理機能を失った細胞群の振る舞いが疾患の原因となる。遺伝子治療は，患者の機能不全となった細胞に遺伝子断片を導入することにより細胞の機能を回復させ，あるいは遺伝子を導入した細胞をヒトの体内に投与して，病気を治療する方法である。

遺伝子機能を回復する方法には大きく2つに大別され，1つは機能が失われた遺伝子の代わりに正常な遺伝子断片を入れる方法であり，もう1つは，遺伝子機能の亢進が疾患の原因となる場合にその遺伝子発現を抑制する機能をもつ遺伝子断片を導入する方法である。また，体内に遺伝子断片を導入する方法には，患者の患部に直接遺伝子を導入する方法（in vivo遺伝子治療）と患者の細胞を取り出して体外で目的遺伝子を導入した後に再移植する方法（ex vivo遺伝子治療）がある。さらに，標的遺伝子の導入方法には，ゲノム編集技術を用いずに遺伝子を導入する方法と，ゲノム編集を用いた方法の2つに分けられる。

遺伝子治療は，遺伝子（DNA配列）そのものの損傷を修復するため，次世代への影響が懸念されるが，その適用は体細胞のみに限り，生殖細胞や胚への適用は認められていない。

2.10.2 遺伝子治療の対象となる疾患

世界で最初の遺伝子治療は，アデノシンデアミナーゼ（ADA）欠損症に対して，1990年に米国にて行われ，わが国では同疾患に対して1995年に行われた。1999年に米国にてオルニチントランスカルバミラーゼ（OTC）欠損症に対するアデノウイルスベクター投与が原因となる死亡事故が起こり，2002年には造血幹細胞の遺伝子治療後の副作用で白血病が発症するなど有害事象が続いたため，遺伝子治療の進展が止まっていた。2008年頃から欧米にて，アデノ随伴ウイルス（AAV）ベクターを用いた単一遺伝子疾患を中心に成功例が続けて報告され，2012年以降欧米にて7品目が遺伝子治療製品として承認されている（表2.10.1）。

遺伝子治療の対象として，単一遺伝子疾患のみならず，がん，ウイルス感染症，心血管疾患，神経筋疾患，眼疾患などさまざまな疾患に対して開発研究が進められている（表2.10.2）。とくにがんに対する遺伝子治療の臨床試験は全体の65％に及ぶ。

わが国では，これまでに60件以上の臨床試験が実施され，現在1品目の遺伝子治療薬が承認申請されている。「遺伝子治療等臨床研究に関する指針」[1]では，遺伝子治療が適用となる疾患は，①遺伝子治療臨床研究による治療効果が現存のほかの方法と比較して優れていることが予測され

用語 アデノシンデアミナーゼ（adenosine deaminase；ADA），オルニチントランスカルバミラーゼ（ornithine transcarbamylase；OTC），アデノ随伴ウイルス（adeno-associated virus；AAV）

2章 遺伝子の基礎

表2.10.1 承認されている遺伝子治療薬

疾患	製品の種類	導入遺伝子	承認国
LPL欠損症	AAV1	*LPL*（S447Xバリアント）	欧州，2012
メラノーマ	腫瘍溶解性HSV1	*GM-CSF*	米国・欧州，2015
ADA欠損症	レトロ-造血幹細胞	*ADA*	欧州，2016
ハプロ一致造血幹細胞移植のGVHD予防	レトロ-T細胞	*HSV-TK Mut2 ΔLNGFR*	欧州，2016
B細胞性急性リンパ芽球性白血病	レンチ-T細胞（CAR-T細胞）	抗CD19キメラ抗原受容体	米国，2017
B細胞性リンパ腫	レンチ-T細胞（CAR-T細胞）	抗CD19キメラ抗原受容体	米国，2017
レーバー先天性黒内症	AAV2	*RPE65*	米国，2017

（国立医薬品食品衛生研究所：「世界で承認された遺伝子治療用製品・腫瘍溶解性ウイルス製品」http://www.nihs.go.jp/mtgt/section-1/gene-therapy-drug-20160914.pdf より改変）

表2.10.2 遺伝子治療が臨床研究対象となっている疾患

分類	疾患
がん	メラノーマ，B細胞性白血病，前立腺がん，肺がん，脳腫瘍，頭頸部がんなど
単一遺伝子疾患	ADA欠損症，レーバー病，LPL欠損症，血友病，βサラセミア，副腎白質ジストロフィーなど
心血管疾患	閉塞性動脈硬化症，狭心症，心筋梗塞など
神経筋疾患	パーキンソン病，アルツハイマー病，筋萎縮性側索硬化症（ALS）など
眼疾患	網膜色素変性，加齢黄斑変性など
ウイルス感染症	HIV/AIDS，B型肝炎ウイルス，C型肝炎ウイルスなど

（The Journal of Gene Medicine：``Gene Therapy Clinical Trials Worldwide Database''，http://www.abedia.com/wiley/indications.php より（2018年4月30日アクセス））

ること，②被験者にとって遺伝子治療臨床研究により得られる利益が，不利益を上回ることが予測される場合に限るとされる。

2.10.3 遺伝子治療の手法

1. 細胞への遺伝子の導入

遺伝子治療では，機能不全となっている遺伝子の機能回復のために，あるいは機能が亢進している遺伝子の発現抑制のために，標的細胞に外から遺伝子断片を補充する。補充の方法としては，標的遺伝子が発現するようにcDNAと発現制御配列を組み込んだベクターを用いるのが一般的である。遺伝子を組み込んだベクターの患部への導入には，患部細胞に直接導入（*in vivo*）する方法と，患者の患部の細胞を取り出して体外で目的遺伝子を導入（*ex vivo*）した後に再移植する方法がある（図2.10.1）。*in vivo*遺伝子治療法では，裸のベクターDNAを直接注入したり，プラスミドベクターをリポソームを介して投与するリポフェクション法が行われたりするが，ウイルスベクターを用いる方法が細胞への導入効率の点で有利である。とくに，免疫原性が低く，病原性もないAAVベクターが多く用いられている。*ex vivo*遺伝子治療法では，患者から造血幹細胞などを採取し，それらにベクターを介して遺伝子導入し，培養・増幅した遺伝子導入細胞を体内に戻す。この際，ベクターとして，導入効率が非常に高い，レンチウイルスを用いるのが主流となっている。がんの遺伝子治療には，ウイルスが細胞に感染して，その細胞内で増殖した後，宿主細胞を破壊して飛び出し，さらに別の細胞に感染

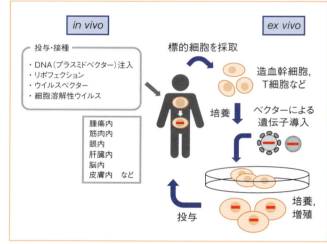

図2.10.1 遺伝子治療の概要

して増殖を繰り返す性質を利用し，正常細胞内ではウイルスが増殖しないように遺伝子組換えで作製した特異的なウイルス（腫瘍溶解性ウイルス）をがん組織内で増殖しながらがん組織を破壊・死滅させる方法や，がん抗原を特異的に認識しがん細胞を攻撃するキメラ抗原受容体T（CAR-T）細胞療法（図2.10.2）が開発された。腫瘍溶解性ウイルスはメラノーマ治療のための遺伝子治療薬として米国・欧州で2015年に承認され，CAR-T細胞療法はB細

用語 単純ヘルペスウイルス1型（herpes simplex virus type 1；HSV1），顆粒球単球コロニー刺激因子（granulocyte macrophage colony-stimulating factor；GM-CSF），移植片対宿主病（graft-versus-host disease；GVHD），CD（cluster of differentiation），レーバー（Leber）先天性黒内症，レーバー（Leber）病，パーキンソン（Parkinson）病，アルツハイマー（Alzheimer）病，筋萎縮性側索硬化症（amyotrophic lateral sclerosis；ALS），ヒト免疫不全ウイルス（human immunodeficiency virus；HIV），後天性免疫不全症候群（acquired immunodeficiency syndrome；AIDS），相補的DNA（complementary DNA；cDNA），キメラ抗原受容体T（chimeric antigen receptor-T；CAR-T）

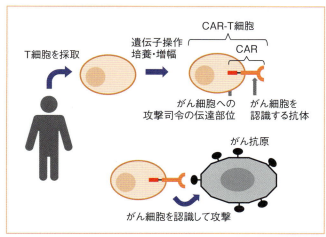

図 2.10.2　CAR-T 細胞療法の原理

胞性の白血病やリンパ腫の治療薬として米国で2017年に承認されている。わが国では現在臨床試験にてその有効性が検討されている。

2. ゲノム編集による遺伝子治療

ゲノム編集は，ゲノムの特定部位を切断し，書き換える技術である。ゲノム編集酵素により標的配列を切断する。切断部分は核内で非相同末端結合（NHEJ）により再び連結されるが，このときにDNA配列に欠失や挿入が生じやすい（p.46　2.7.3参照）。切断部位が遺伝子内にあり，生じた変異によりリーディングフレームが変化すればその遺伝子がノックアウトされる。一方，連結時に，相同DNA配列を含む任意のDNA配列を存在させると，相同組換え修復（HDR）により（p.47　2.7.4参照），切断領域に任意のDNA配列が導入される。切断箇所を2カ所設定すると，その領域の染色体の欠失，逆位，重複を生じさせることができる。

ゲノム編集のツールとして代表的なものに，ZFN，TALEN，CRISPR/Cas9がある。

ZFNとTALENは同様な機構で，制限酵素FokⅠの認識領域に認識配列としてジンクフィンガードメインあるいはTALEドメインを付加し，ゲノム上の30〜50塩基対を認識して切断する。ZFNは配列認識能に難があり，あまり用いられなくなった。

CRISPR/Cas9では，細胞にガイドRNA（gRNA）とCas9蛋白質を発現するプラスミドを導入する。gRNAは約20塩基の標的配列とPAM配列（NGG配列）および約40塩基のヘアピン構造をもつ。gRNAの標的配列がゲノムの標的配列に相補的に結合すると，Cas9蛋白質がはたらきゲノムの二本鎖DNAを切断する。切断したいゲノムの標的配列に対応するgRNAを準備すれば比較的容易に実施可能な方法である。

ゲノム編集を用いない遺伝子治療法では，ウイルスベクターなどで遺伝子を導入するが，異常遺伝子は残存したままであり，またゲノムに取り込まれる部位は指定できずランダムに組み込まれるため，がん化や予測不能な異常機能などのリスクがある。これに対して，ゲノム編集による遺伝子治療では，ゲノム上の任意の部位を切断でき，変異遺伝子の破壊・修復が可能である。また，導入する遺伝子をゲノム上の安全な領域に組み込むことができ（がん化リスクの回避），発現調節も可能である。

2.10.4　遺伝子治療の課題

欧米では承認され実用されている遺伝子治療薬がいくつかあるが，次のようなことが遺伝子治療の課題として残っている。①染色体への遺伝子挿入により発がんの可能性がある。②in vivo遺伝子治療では生殖細胞に遺伝子導入されるリスクがある。③ウイルスベクターが増殖能を獲得するリスクがある。④ウイルスベクターの体外排出による，家族や医療従事者など周囲への伝播のリスクがある。

［佐藤謙一］

用語　ゲノム編集（genome editing），非相同末端結合（non-homologous end joining；NHEJ），相同組換え修復（homologous recombination repair；HDR），ZFN（zinc finger nuclease），TALEN（transcription activator like effector nuclease），CRISPR/Cas9（clustered regularly interspaced short palindromic repeats/CRISPR-associated protein），ガイドRNA（guide RNA；gRNA），PAM（proto-spacer adjacent motif）

参考文献

1) 厚生労働省：「遺伝子治療等臨床研究に関する指針」，2015，2017 一部改正　https://www.mhlw.go.jp/file/06-Seisakujouhou-10600000-Daijinkanboukouseikagakuka/0000161224.pdf
2) The Journal of Gene Medicine："Gene Therapy Clinical Trials Worldwide Database"　http://www.abedia.com/wiley/indications.php（2018年4月30日アクセス）
3) 田村隆明：「基礎から学ぶ遺伝子工学」，第2版，羊土社，2017.

2.11 移植・再生医療

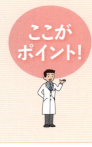

ここがポイント！
- 生物のほとんどの臓器や組織は，老化した細胞が幹細胞から分化した新しい細胞に置き換わることによって，その構造と機能を保つための再性能を保有する。
- 元来持ち得る再生能を超えるような非可逆的な障害が臓器や組織に起こり，その構造・機能が回復できない場合には，治療法として健康な臓器の移植が選択される。
- 幹細胞を用いた再生医療の実現に向けた研究が，世界的に行われている。

2.11.1 HLA

主要組織適合遺伝子複合体（MHC）は，自己と非自己の認識に関わる分子であり，細胞表面に存在する細胞膜貫通型糖蛋白質分子で，Tリンパ球などの免疫細胞により認識されるペプチド抗原を提示する。ヒトのMHC分子は，ヒト白血球抗原（HLA）であり，構造的・機能的な相違から，大きく分けてクラスⅠとクラスⅡの2つに分類される。自己と非自己の識別に重要なMHC分子を規定する遺伝子領域は，6番染色体短腕上に座位し，3.6Mb程度の大きさをもち，ヒトゲノムの中で最も多型頻度が高い領域である。ヒトのMHCクラスⅠ領域には*HLA-A*，*HLA-B*，*HLA-C*などの遺伝子座があり，クラスⅡ領域には*HLA-DR*，*HLA-DQ*，*HLA-DP*などの遺伝子座があり，個人個人がもつ各遺伝子の多様性により，一万数千もの遺伝型の組み合わせが生じ，臓器移植などに関与するHLAタイピングに代表される遺伝的多型に関与している。たとえばHLA-A，-B，-DRに着目して考えると，両親は各遺伝子の1つずつを1組として計2組のHLAをもっている。その子どものHLAは，父親のある1組と母親のある1組を受け継ぐため，4通りの組み合わせのうちの1つである。つまり，同じHLAになるには子ども同士でも4分の1の確率であり，他人や遺伝的多型を考慮すると同じHLAタイプの人は極めて稀である。このように，自己の細胞は，別の個体の免疫系には異物と認識されるMHC蛋白質を細胞表面に発現している。

HLAは，従来，骨髄移植，臓器移植などの移植治療や，血小板輸血治療において，型の一致，不一致が生着率や治療効果に大きく関係していることが報告されてきた。また最近では，がん免疫療法などの免疫応答を利用した治療を行ううえで，HLAタイピングが重要である。

2.11.2 移植

現在，心臓，肺，腎，肝，膵，小腸，造血幹細胞，骨髄，角膜など，さまざまな臓器の個体間の移植が行われ，ドナー（臓器提供者）とレシピエント（臓器受容者）のクラスⅠとⅡの型が一致することが理想であり，不一致が多いほど拒絶反応が強くなる。HLA型が移植の適合，不適合の重要な要因となる。

● 1. 幹細胞移植

幹細胞は，増殖して組織の分化型細胞種になる能力をもち，また，自体の幹細胞を生み出す自己複製能をもつ。臨床適用されている幹細胞は，骨髄移植後に血液系細胞を再構築する造血幹細胞（HSC），角膜上皮を再生するための角膜幹細胞，皮膚幹細胞の3種類である。

用語 主要組織適合遺伝子複合体（major histocompatibility complex；MHC），ヒト白血球抗原（human leukocyte antigen；HLA），幹細胞（stem cell），造血幹細胞（hematopoietic stem cell；HSC），角膜幹細胞（corneal stem cell），皮膚幹細胞（skin stem cell）

HSC移植はがん治療への適応だけでなく，重症複合免疫不全症や小児のβサラセミア，鎌状赤血球症，ライソゾーム病のような異常蓄積性の疾患にも有効であるが，移植されたドナー由来の免疫細胞がレシピエントを異物とみなす移植片対宿主反応（GVH reaction）が起こることがある。移植に用いられるHSCは，骨髄由来のものが古くから用いられてきたが，臍帯血由来のHSCには，①レシピエントに対する免疫学的寛容性が高い（HLAの不一致があっても，移植片対宿主反応が生じにくい），②骨髄よりも入手しやすく，HLA抗原が最大4つ不一致でも生着可能であり，ドナー候補を増加できる，③凍結保存されているので，患者の適切な時期に解凍して移植を行うことが可能である，といった利点がある。

● 2. 人工多能性幹細胞による再生医療

　幹細胞は，胚性幹（ES）細胞，体性幹細胞（または成体幹細胞），人工多能性幹（iPS）細胞の3つに分類される。ES細胞は動物の着床前の初期胚である胚盤胞の内部細胞塊よりつくられる幹細胞株で，自己増殖能が高く，身体を構成するすべての種類の細胞に分化可能な多分化能をもつ。体性幹細胞は成体組織および器官由来の幹細胞で，自己増殖能が高く，特定の組織・器官を構成する細胞への分化能をもち，前項の幹細胞移植に用いられる幹細胞はこれ

に該当する。iPS細胞は，成体組織由来の体細胞（皮膚線維芽細胞）にOct3/4，Sox2，c-Myc，Klf4の4種類の遺伝子を導入（ほかの遺伝子の組み合わせも報告されている）することにより，ES細胞と同様にすべての細胞への分化可能な万能性をもつ未分化状態に初期化されたものであり，自己増殖能も高い。もともと自体に備わっている再生能によって損傷した組織・臓器の再生が見込めない場合に，ES細胞やiPS細胞を標的組織・臓器の細胞に分化誘導し移植することにより，組織・臓器の再生を試みる研究が盛んに行われている。わが国では，2013年より加齢黄斑変性症に対して，iPS細胞を網膜色素上皮に分化させ，シート状に培養構築したものを移植する再生医療の臨床研究が行われている。疾患の原因が何らかのDNA配列の変化による場合には，変異細胞を採取しゲノム編集（p.59 2.10参照）により変異DNA配列を修正した細胞からiPS細胞を作成してin vitroで成熟細胞に分化させ，その細胞を移植し損傷組織を再生する方法も研究されている。iPS細胞は，ES細胞と比較して，倫理的な問題や胚操作を要しないこと，細胞移植時の拒絶の可能性が低いという有利な点があるが，初期化のために導入した遺伝子ががん化を促すという研究結果が報告されている。これに対し，ゲノム編集技術によりがん化を回避するという再生医療研究にも注目されたい。

［佐藤謙一］

✎ **用語**　移植片対宿主反応（graft-versus-host reaction；GVH reaction），胚性幹（embryonic stem；ES）細胞，体性幹細胞（somatic stem cell），成体幹細胞（adult stem cell），人工多能性幹（induced pluripotent stem；iPS）細胞，胚盤胞（blastocyst）

📖 参考文献

1）Martin GR："Isolation of a pluripotent cell line from early mouse embryos cultured in medium conditioned by teratocarcinoma stem cells", Proc Natl Acad Sci USA 1981；78：7634-7638.

2）Okita K, et al.："Generation of germline-competent induced pluripotent stem cells", Nature 2007；448：313-317.

3）Abbas AK, 他（著），松島網治, 他（訳）：「アバス - リックマン - ピレ 基礎免疫学—免疫システムの機能とその異常」，原著第5版，エルゼビア・ジャパン，2016.

4）Nussbaum RL, 他（著），福嶋義光（監訳）：「トンプソン＆トンプソン遺伝医学」，第2版，メディカル・サイエンス・インターナショナル，2017.

5）宮地勇人, 他（監）：「標準臨床検査学 遺伝子検査学」，医学書院，2013.

6）一般社団法人 日本遺伝子分析科学同学院 遺伝子分析科学認定士制度委員会：「遺伝子検査技術—遺伝子分析科学認定士テキスト」，改訂第2版，宇宙堂八木書店，2016.

2.12 ファーマコゲノミクス

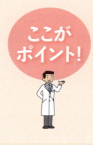

ここがポイント！
- 治療薬の選択や副作用予測，適用量の判断のために，薬剤代謝に関わる酵素をコードする遺伝子の遺伝的多型やがん細胞におけるがん関連遺伝子の変異の有無が解析される。
- 薬剤代謝にかかわる遺伝的多型解析は生殖細胞系列を対象とした遺伝学的検査であり，分子標的薬適用の判断のために行なわれる遺伝子解析の対象の多くは体細胞遺伝子変異である。
- 分子標的薬適用の判断のための検査は，コンパニオン診断ともよばれ，近年がん治療において欠かせない重要な検査となっている。

2.12.1 ファーマコゲノミクス

1. ファーマコゲノミクス検査

ファーマコゲノミクス（PGx，ゲノム薬理学）は，薬物代謝や効能，毒性（副作用）などの薬物応答の個人差とゲノムのアレル多様性（DNAおよびRNAの特性の変異）との関係を研究する学問領域である。PGx検査は，薬物応答と関連するDNAおよびRNAの特性の変異に関する検査と定義され，治療薬の選択，副作用予測や投与量の調節などを判断し診療に活用することを目的とする。

薬物効果は，生体での薬物血中濃度とターゲット組織での薬物の作用発現によって決まる。血中濃度は，吸収，輸送，代謝，排泄といった体内動態が関与し，この学問領域を薬物動態学（PK）という。ターゲット組織での薬剤作用発現は，受容体結合能や受容体結合後の細胞内情報伝達系や化学的な相互作用により，薬物が生体機能を修飾し薬理作用を発現する時間的変化として定量的に研究する学問領域を薬力学（PD）という。

2. 薬物代謝酵素の遺伝子多型

PKの個人差は，薬物の吸収，輸送，代謝，排泄の個人差であり，これらに関わる薬物代謝酵素の遺伝的多型で説明できるものが数多く報告されている。薬物代謝酵素の代表的なものにシトクロムP450（CYP）があり，その遺伝子はスーパーファミリーを形成し，*CYP2A6*，*CYP2B6*，*CYP2C9*，*CYP2C19*，*CYP2D6*，*CYP2E1*，*CYP3A4*な

表2.12.1 多型を有する薬物代謝遺伝子とその影響を受ける薬物

遺伝子多型	薬物
CYP2B6	エファビレンツ（HIV治療薬），シクロホスファミド（抗がん剤），プロポフォール（麻酔薬）
CYP2C9	フェニトイン（抗てんかん薬），ワルファリン（抗凝固薬），グリピジド（糖尿病治療薬）
CYP2C19	オメプラゾール〔プロトンポンプ阻害薬（PPI）：*Helicobactor pylori*の除菌〕，ジアゼパム（催眠鎮痛薬），フェニトイン（抗てんかん薬），イミプラミン（抗うつ薬），プログアニル（マラリア治療薬）
MDR1	タクロリムス（免疫抑制剤），ジゴキシン（心不全治療薬）
NAT	イソニアジド（結核治療薬），サラゾスルファピリジン（潰瘍性大腸炎などの治療薬）など

どが臨床的に重要な薬物の代謝を担う。また，それらの遺伝的多型が数多くあり，人種差も大きい。CYP系代謝酵素が関わる薬物の用量決定や副作用予測に，その遺伝子多型解析が行われる。臨床で用いられる頻度が比較的高いCYP系薬物代謝酵素遺伝子とCYP系以外のものを併せて表2.12.1に示す。ビリルビン代謝に関わるUDPグルクロン酸転移酵素（UGT）の1つである*UGT1A1*は，肺がん，消化器がん，卵巣がんなどの治療に用いられるイリノテカンの活性代謝産物（SN-38）を処理する。*UGT1A1*の遺伝的多型とイリノテカンの副作用との関係が知られており，その副作用予測のPGx検査として*UGT1A1*遺伝子多型検査が用いられる。代表的な*UGT1A1*遺伝子多型には，プロモーター領域のTAの繰り返し数の多型である*UGT1A1*28*（メジャータイプ*UGT1A1*1*はTAの繰返し数が6回，

用語 ファーマコゲノミクス（pharmacogenomics；PGx），薬物動態学（pharmacokinetics；PK），薬力学（pharmacodynamics；PD），シトクロムP450（cytochrome P450：CYP），ウリジンニリン酸（uridine diphosphate；UDP），UDPグルクロン酸転移酵素（uridine diphosphate-glucuronosyltransferase；UGT），プロトンポンプ阻害薬（proton pump inhibitor；PPI），*N*-アセチル基転移酵素（*N*-acetyltransferase；NAT）

2.12 | ファーマコゲノミクス

表 2.12.2　わが国で承認されているコンパニオン診断薬

対象疾患	コンパニオン診断薬	薬物名（商品名）	保険点数
成人 T 細胞白血病	CCR4 蛋白質の検出（FCM・IHC）	モガムリズマブ（ポテリジオ）	10,000 点
悪性黒色腫	がん組織の BRAF 遺伝子変異	ベムラフェニブ（ゼルボラフ） ダブラフェニブメシル（タフィンラー） トラメチニブ（メキニスト）	6,520 点
非小細胞肺がん	がん組織，細胞中の ALK 融合蛋白質の検出（IHC）	アレクチニブ（アレセンサ）	2,700 点
	がん組織，細胞中の ALK 融合遺伝子の検出（FISH 法）	アレクチニブ（アレセンサ）	6,520 点
	がん組織，細胞診検体の ROS1 融合遺伝子 mRNA の検出	クリゾチニブ（ザーコリ）	2,500 点
	がん組織，細胞中の PD-L1 蛋白発現率の測定（IHC）	ペムブロリズマブ（キイトルーダ）	2,700 点
	がん組織，血漿の EGFR 遺伝子変異（T790M）検出	オシメルチニブ（タグリッソ）	2,100 点
	がん組織，細胞の EGFR 遺伝子変異検出	ゲフィチニブ（イレッサ） エルロチニブ（タルセバ）	2,500 点 /2,100 点
大腸がん	がん組織の RAS 遺伝子変異の検出	セツキシマブ（アービタックス） パニツムマブ（ベクティビックス）	2,500 点 /2,100 点
乳がん	生殖細胞系列の BRCA1，BRCA2 遺伝子変異の検出	オラパリブ（リムパーザ）	10,100 点＋10,100 点
胃がん，乳がん	がん組織の HER2 蛋白 / 遺伝子の過剰発現の測定	トラスツズマブ（ハーセプチン）	2,700 点

UGT1A1*28 は繰返し数が 7 回）とエキソン 1 領域のアミノ酸置換を伴う多型である *UGT1A1*6*（c.211G＞A）があり，*UGT1A1*28* あるいは *UGT1A1*6* のいずれかのホモ接合体か，両多型いずれもがヘテロ接合体の場合に副作用発現率が高いことが報告されている。PK に関する PGx 検査は生殖細胞系列遺伝子検査に含まれるが，「医療における遺伝学的 検査・診断に関するガイドライン」[4] では，単一遺伝子疾患の遺伝情報とは異なり，診療の場においては，通常の診療情報と同様に扱うことができるとされる。

● 3. 治療反応性遺伝子

PD に関する PGx 検査には治療反応性遺伝子に対する検査が含まれ，分子標的薬の治療反応性の予測と治療薬の選択のために用いられるものがある。分子標的薬は，がん細胞に特徴的な分子をターゲットとして，異常な機能亢進の抑制や機能低下を補う作用をもたらす薬剤である。分子標的薬によっては作用する受容体やシグナル伝達に関する蛋白質をコードする遺伝子の変異の有無により，その効果が大きく異なることが報告されている。たとえば，非小細胞肺がん治療に用いられる上皮成長因子受容体（EGFR）チロシンキナーゼ阻害薬であるゲフィチニブは *EGFR* 遺伝子に感受性変異と耐性変異があり，投与前には *EGFR* 遺伝子変異検索により治療効果を予測することが確立している。また，大腸がん治療に用いられるセツキシマブは抗 EGFR 抗体薬であり，*KRAS* および *NRAS* 遺伝子に変異があると効果が見込めないため，投与前にその変異の有無が検査される。慢性骨髄性白血病（CML）は染色体転座による *BCR-ABL1* 融合遺伝子の発現が原因となり，チロシンキナーゼが恒常的に活性化され腫瘍細胞が異常増殖する。代表的な CML 治療薬であるイマチニブはチロシンキナーゼ阻害薬であり，その効果のモニタリングのために血中 *BCR-ABL1* mRNA の定量測定が行われる。

治療方針決定のために，分子標的薬のターゲット組織での特性と患者の遺伝子プロファイルを調べるための検査薬をコンパニオン診断（CDx または CoDx）薬という。CDx 薬により，薬物が奏功する可能性の高い患者を選別できれば，効果が期待できない患者に無駄な治療を施さなくてすむため，副作用や医療費の軽減につながる。CDx 薬はその性質から分子標的薬の創薬初期の段階から同時に開発され，また，治験対象者の層別化に用いられることにより，少人数，低リスク，低コスト，開発期間の短縮化が期待できる。**表 2.12.2** にわが国で承認されている CDx 薬を示す。

治療反応性遺伝子の検査は，上述のように，腫瘍細胞を対象とする体細胞遺伝子検査が多くあるが，たとえば，C 型慢性肝炎治療に行われるインターフェロン（IFN）治療効果予測のために *IL28B* 遺伝子多型検査が行われ，これは生殖細胞系列遺伝子検査となる。サイトカイン受容体（IL28R）に IFN-γ が結合し，インターフェロン誘導遺伝子の発現が亢進して抗 HCV 効果を得るが，*IL28B* 遺伝子多型により，インターフェロン誘導遺伝子発現レベルが異なり，治療反応性が異なる。

［佐藤謙一］

✎ 用語　CC ケモカイン受容体 4（C-C chemokine receptor type 4；CCR4），フローサイトメトリー（flow cytometry；FCM），免疫組織化学（immunohistochemistry；IHC），蛍光 *in situ* ハイブリダイゼーション（fluorescence *in situ* hybridization；FISH），上皮成長因子受容体（epidermal growth factor receptor；EGFR），慢性骨髄性白血病（chronic myelogenous leukemia；CML），コンパニオン診断（companion diagnostics；CDx または CoDx），インターフェロン（interferon；IFN），C 型肝炎ウイルス（hepatitis C virus；HCV）

■2章　遺伝子の基礎

📖 参考文献

1）Nussbaum RL, 他（著），福嶋義光（監訳）:「トンプソン＆トンプソン遺伝医学」，第2版，メディカル・サイエンス・インターナショナル，2017.
2）宮地勇人, 他（編）:「標準臨床検査学 遺伝子検査学」，医学書院，2013.
3）一般社団法人 日本遺伝子分析科学同学院 遺伝子分析科学認定士制度委員会:「遺伝子検査技術─遺伝子分析科学認定士テキスト」，改訂第2版，宇宙堂八木書店，2016.
4）日本医学会:「医療における遺伝学的 検査・診断に関するガイドライン」 http://jams.med.or.jp/guideline/genetic-diagnosis.pdf 3-4）薬理遺伝学検査

3章 染色体の基礎

章目次

3.1：染色体の構造 ························ 68
   3.1.1　線状染色体
   3.1.2　クロマチン

3.2：染色体の構成 ························ 70
   3.2.1　46本の染色体
   3.2.2　父方由来と母方由来

3.3：細胞周期と遺伝子染色体 ········ 72
   3.3.1　細胞周期
   3.3.2　細胞周期チェックポイント

3.4：細胞分裂 ··························· 74
   3.4.1　体細胞分裂
   3.4.2　減数分裂

3.5：配偶子から受精・着床 ············ 76
   3.5.1　始原生殖細胞
   3.5.2　精子
   3.5.3　卵
   3.5.4　受精・着床

SUMMARY

　染色体は遺伝情報の担体であるばかりでなく，遺伝子の発現，複製，分離，修復などのDNAが関わるあらゆる機能に積極的な役割を果たしている。その基本構造はヌクレオソームであり，クロマチンドメインとよばれる小さな塊を形成している。染色体検査で見られる染色体は複製され小さくまとまった2本の染色分体が寄り添ってセントロメアで接着した形をしており，父方由来と母方由来の23本ずつの46本からなる。細胞は細胞周期を正確に回り，1つの細胞の遺伝情報が正確に複製され，2つの娘細胞へ均等に分配される。細胞分裂には体細胞分裂と生殖細胞分裂の2種類があり，体細胞分裂では母細胞とまったく同じ2個の娘細胞が形成され，ゲノム情報は変化しない。生殖細胞分裂は生殖細胞だけで起こる特殊な細胞分裂で，2度の分裂からなり，染色体数は半減し，母細胞とは異なるゲノム情報をもつ娘細胞が形成される。同じ始原生殖細胞からつくられる精子と卵はまったく異なるつくられ方をする。

3.1 染色体の構造

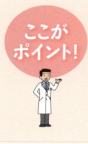

ここがポイント！
- DNAは核内に46本の線状染色体として存在する。
- 染色体の基本構造は蛋白質のヒストンに巻き付いたヌクレオソームである。
- クロマチンにはユークロマチンとヘテロクロマチンがある。
- クロマチンはDNAが関わるあらゆる機能に積極的な役割を果たしている。

3.1.1 線状染色体

1. 46本の線状染色体

ヒトの細胞の核内には46本の長い線状染色体がある。長い線状染色体はDNAと蛋白質の複合体であり、ゆるやかな形状で核内に収まっている。

2. ヌクレオソームの構造

線状染色体の基本構造はヌクレオソームである。ヌクレオソームはDNAが蛋白質のヒストン八量体の周りを1.75回巻き付いた構造をとる。ヒストン八量体はコアヒストンともよばれ、4種類のヒストン（H2A, H2B, H3, H4）がそれぞれ2個ずつ会合して形成されている。一方で各ヌクレオソーム間のDNA（リンカーDNA）には、H1に代表されるリンカーヒストンが結合している（図3.1.1）。

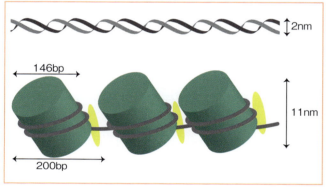

図3.1.1 染色体の基本構造
ヌクレオソームの直径は約11nmで、DNAが約200bpごとに形成され、そのうち約146bpがヒストン八量体に巻き付き、各ヌクレオソーム間は50bpほどである。緑の円柱がコアヒストン、黄色の楕円がリンカーヒストン、グレーの線がDNAを表している。

3.1.2 クロマチン

1. クロマチンの構造

クロマチンとは核内に存在するDNAと蛋白質からなる複合体である。ヌクレオソームが不規則に折りたたまれて、クロマチンドメインとよばれる数Mbpサイズの小さな塊を形成する核内の動きが観察されている。クロマチン構造は従来考えられていたような一定不変の線維構造体ではなく、生命活動に応じて動的に構造が変化し、DNAが関わるあらゆる機能に積極的な役割を果たしている。

2. 間期のクロマチン

間期のクロマチンは核内マトリクスに固く付着しており、高度に区画化されて互いに混ざり合うことがないドメイン構造（染色体テリトリー）をとっている（図3.1.2）。

用語 デオキシリボ核酸（deoxyribonucleic acid；DNA）

3. 分裂期のクロマチン

分裂期のクロマチンは巨大な蛋白質であるコンデンシンとトポイソメラーゼⅡからなるスキャホールドに結合してループ状にまとめられ，およそ10,000分の1にまで凝縮される。この状態になった構造物が顕微鏡で見える染色体である。

4. クロマチンの形状と機能

(1) ユークロマチン

ユークロマチンには遺伝子がより多く含まれていて，転写が頻繁な領域である。クロマチン構造がゆるく，中期でのみ凝縮される。

(2) ヘテロクロマチン

ヘテロクロマチンは構成的ヘテロクロマチンと，条件によっては遺伝子の発現が見られる条件的ヘテロクロマチンの2種類に分類できる。これらのヘテロクロマチンは遺伝子の発現制御のみならず，染色体分配，老化，ゲノムの安定性保持に関わっている。

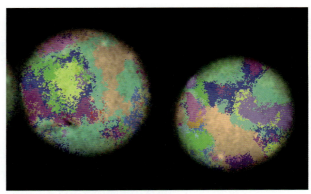

図 3.1.2　M-FISH法で見た間期の核
各染色体は擬似カラーで色分けされ，間期における染色体テリトリーがうかがえる。

①構成的ヘテロクロマチン

セントロメアやテロメアなどであり，その領域のDNAは反復配列に富み，通常の遺伝子はほとんど存在しない。

②条件的ヘテロクロマチン

通常遺伝子に富み転写活性が見られるような染色体領域が細胞分化に伴い凝縮した領域で，不活性化X染色体がよく知られている。

［曽根美智子］

用語　マルチカラー蛍光 in situ ハイブリダイゼーション（multicolor fluorescence in situ hybridization；M-FISH）

3.2 染色体の構成

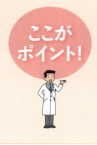

ここがポイント！
- 染色体は細胞分裂期だけに現れる棒状の構造物である。
- 2本の染色分体がセントロメアで接着した形態をとる。
- 染色体の両端にはテロメア領域がある。
- 中部着糸型，次中部着糸型，端部着糸型の3つの型に分類される。
- ヒト体細胞の染色体数は46で二倍体である。
- 配偶子（精子と卵）の染色体数は半数の23で一倍体である。

3.2.1　46本の染色体

● 1. 染色体の形態

(1) 2本の染色分体が寄り添っている

　染色体は細胞分裂期だけに現れる棒状の構造物である。DNA複製の結果生じた2本の染色分体が，寄り添ってセントロメアで接着した形態となる。

(2) セントロメア

　染色体は細胞分裂期に両極から伸びた紡錘糸にとらえられて娘細胞へと分配される。このとき紡錘糸が結合するための特殊構造はキネトコア（動原体）とよばれる。この動原体が形成される場所がセントロメアであり，その領域のDNAと複数の蛋白質から構成される。

(3) テロメア

　染色体の両末端部にある領域で，特徴的な反復配列をもつDNAとさまざまな蛋白質から構成され，染色体末端を保護する役目をもつ。テロメアよりセントロメアに向かって100〜300kbpの長さをもつサブテロメア領域がある。

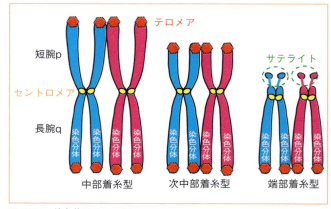

図 3.2.1　染色体の3つの型
それぞれの染色体は父親由来と母親由来の相同染色体からなり，3つの型に分類される。

● 2. 染色体の3つの型

　染色体はセントロメアで付着した上下2つの部分に分かれ，短い方を短腕，長い方を長腕という。染色体は短腕と長腕がほぼ等しい中部着糸型，短腕が長腕よりかなり短い次中部着糸型，短腕が極端に短くサテライトをもつ端部着糸型の3つの型に分類できる。Y染色体は端部着糸型であるがサテライトをもたない（図3.2.1）。

用語　二倍体（diploid），一倍体（haploid）

3.2.2　父方由来と母方由来

● 1. 染色体数

ヒト体細胞の染色体数は46で二倍体である。配偶子（精子と卵）の染色体数はその半数の23の一倍体であり、種としての基本的数値であるnで表す（$n = 23$）。この中に含まれる遺伝子の総量を1ゲノムとする。

● 2. 父方由来と母方由来

46本の染色体は父方由来の23本と母方由来の23本からなる。大きさの順に1番から22番までの父方と母方の相同染色体が一対ずつあり、常染色体とよぶ。23番目は性染色体で母方からはX、父方からはXまたはYを由来する（図3.2.2）。

● 3. 目にする染色体はDNA量が2倍

染色体検査で見かける染色体は複製を終えてDNA量が通常の細胞の2倍になっており、複製されてコンパクトにまとまった染色分体がセントロメアで結合しているX状の形態をしている。

[曽根美智子]

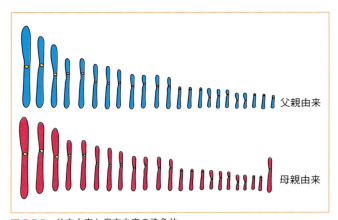

図3.2.2　父方由来と母方由来の染色体
46本の染色体は父方由来と母方由来の23本ずつからなる。左から22本は常染色体、最後の1本は性染色体で母親からはX、父親からはXかYのいずれかになる。

■ 3章　染色体の基礎

3.3　細胞周期と遺伝子染色体

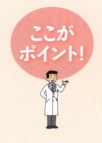

ここがポイント！

- 細胞分裂で1つの細胞の遺伝情報が正確に複製され，2つの娘細胞に均等に分配される。
- 細胞は増殖の際にG_1期，S期，G_2期，M期という4つの時期を順番に正確に回る。
- 細胞が正しく細胞周期を進行させているかどうかをチェックする制御機能がある。

3.3.1　細胞周期

多くの細胞は細胞周期を離れたG_0期にあり，決まった役割を担っている。しかしながら，限られた細胞は一定の頻度で細胞周期に入り，G_1期，S期，G_2期，M期という4つの時期を順番に回り，一細胞周期で正確に一度だけ複製反応が起こり，2つの娘細胞に均等に分配される。細胞周期を回転させ制御しているのは，サイクリンとサイクリン依存性キナーゼ（CDK）で，複合体を形成してはたらいている。ヒトの細胞周期の長さは約24時間である（図3.3.1）。

● 1. G_1 期

G_1期はDNA合成準備期で6～12時間である。複製開始点を認識し，複合体を形成してDNA複製の準備を整える重要な時期である。

● 2. S 期

S期は6～8時間で，DNA複製が一度だけ起こるように規定されている。

● 3. G_2 期

G_2期には盛んに蛋白質合成が行われ，3～4時間かけてクロマチンが凝縮し分裂の準備をする。G_1期，S期，G_2期は間期である。

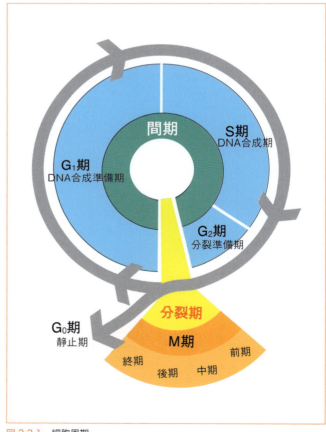

図 3.3.1　細胞周期
細胞はG_1期，S期，G_2期，M期の4つの時期を順番に正確に回り，一細胞周期に正確に一度だけ複製反応が起こり，正確に分配される。

用語　G期（gap phase），S期（synthesis phase），M期（mitotic phase），サイクリン依存性キナーゼ（cyclin dependent kinase；CDK）

● 4. M 期

細胞分裂期のM期は短く1時間程度である。倍加した染色体は2つの娘細胞に均等に分配される。M期の前期には各々の染色体のキネトコアに紡錘糸が結合し，中期には2つの中心体に引かれるように中央に集合する。後期には紡錘糸が2本の染色分体をそれぞれ両側の中心体へ引っ張っていく。終期には細胞質が等分し細胞分裂は終了する。

3.3.2　細胞周期チェックポイント

細胞周期の制御に異常が生じると，細胞1個あたりのDNA量が変化したり，異常な分裂でがん細胞化したりする可能性がある。そのための制御機能を細胞自体が備えており，細胞が正しく細胞周期を進行させているかどうかをチェックし，異常や不具合がある場合には細胞周期の進行を停止するなどしている。4つのチェックポイントがよく知られている。

● 1. G_1/S 期チェックポイント

G_1/S期チェックポイントはG_1期DNAに損傷がないこと，DNA複製のためのヌクレオチドなどが十分あるか，増殖が許されているかをチェックし，これらの条件が満たされなければG_1期で停止させる。

● 2. S 期チェックポイント

S期チェックポイントはS期のDNA複製の速さを制御し，DNA複製に不具合な場合は複製を遅らせる。

● 3. G_2/M 期チェックポイント

G_2期チェックポイントはDNAに損傷があるかチェックし，損傷がある場合はG_2期にとどめる。

● 4. M 期チェックポイント

M期チェックポイントは，すべての染色体で一対の染色分体が正しくかつ同時に紡錘糸に結合しているかをチェックし，この条件が満たされないときは染色体の分離を抑制する。

［曽根美智子］

3.4 細胞分裂

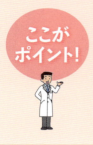

ここがポイント!
- 体細胞分裂でも生殖細胞分裂でも分裂開始前の間期にDNAを合成し，DNA量が倍になっていく。
- 体細胞分裂では母細胞と同じ2個の娘細胞が形成される。
- 減数分裂は配偶子が形成される過程だけで行われる分裂である。
- 減数分裂は2回の連続した分裂により，DNA量はもとの半分，核相はnになる。
- 第一減数分裂では二価染色体を形成し，組み換えた後に相同染色体が分配され，母細胞とは異なる娘細胞が形成される。

3.4.1 体細胞分裂

体細胞分裂では1個の母細胞から2個の娘細胞に分裂するが，このとき染色体数は変わらず46本である。DNAが正確に複製されて均等に分配され，細胞質も均等に分配されて母細胞とまったく同じ2個の娘細胞が形成される。ゲノム情報は変化しない（図3.4.1）。

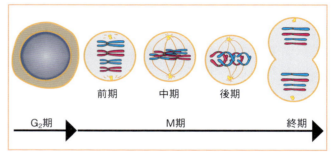

図 3.4.1　体細胞分裂
体細胞分裂ではG_2期に複製されたDNAが均等に分配され，細胞質も均等に分配されて母細胞とまったく同じ2個の娘細胞が形成される。ゲノム情報は変化しない。

3.4.2 減数分裂

減数分裂は生殖細胞だけで起こる特殊な細胞分裂で，連続する2回の分裂からなる。2回の分裂で生殖母細胞中の染色体数は半減するだけでなく，母細胞とは異なるゲノム情報をもつ娘細胞がつくられる。

● 1. 第一減数分裂

第一減数分裂ではDNAの複製が完了すると，父方由来と母方由来の相同染色体が対合して二価染色体を形成し，相同染色体が別々の方向に分離する。相同染色体は同じ位置に同じ遺伝子をもつが，その近くで切れて1本鎖となり，それぞれ由来の異なる染色分体と立体的に交差（ホリディ構造）する。2つのホリディ構造は必ず異なるDNA鎖を切断するため，父由来と母由来の染色体は途中から入れ替わって組換えを起こす。交差した場所はキアズマで結合されており，キアズマは相同染色体が別々の方向に分かれて分裂する第一減数分裂を成り立たせるために欠かせない構造である。

● 2. 第二減数分裂

第二減数分裂では新たにDNAを複製することなく第一減数分裂に引き続いて起こる。各々の染色分体が分かれて4個の配偶子を形成して第二減数分裂は完了する。

こうして相同染色体対がどの娘細胞に分配されるかは23対についてそれぞれ独立に決まるため，組換えを無視しても2^{23}で800万通り以上になる。受精した接合子では$2^{23} \times 2^{23}$で70兆通り以上となり，ここに第一減数分裂で生じた組換えが加わることで天文学的数字となり，子孫に多様性を生み出すしくみがつくられている（図3.4.2）。

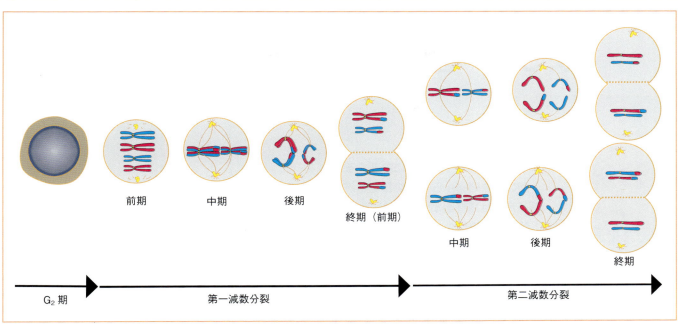

図 3.4.2　減数分裂
減数分裂は生殖細胞だけで起こる特殊な細胞分裂で，連続する2回の分裂からなる．第一減数分裂では二価染色体を形成し，染色体の乗換えにより遺伝子の組換えが起こる．2回の分裂で娘細胞の染色体数は半減するとともに，母細胞とは異なるゲノム情報をもつ．

［曽根美智子］

参考文献

1) Nozaki T, et al.："Dynamic organization of chromatin domains revealed by super-resolution live-cell imaging", Mol Cell 2017；67：282-293.
2) 国立遺伝学研究所：「染色体と核」, https://www.nig.ac.jp/museum/genetic/08.html（2018年5月20日アクセス）

3.5 配偶子から受精・着床

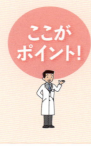

ここがポイント！
- 精子と卵は始原生殖細胞に由来する。
- 1個の精原細胞から4個の精細胞がつくられる。
- 精子形成は思春期から始まり，生涯新しい精子がつくられる。
- 1個の卵原細胞からは1個の卵と3個の極体がつくられる。
- 女性が生殖可能な40年ほどの間に放出される卵母細胞は400〜500個である。

3.5.1 始原生殖細胞

雌性配偶子の卵と，雄性配偶子の精子が受精したものが受精卵である。全能性をもつ受精卵は体細胞分裂を繰り返し，体の各部分の体細胞になるとともに，胚発生の早い時期に始原生殖細胞となる。始原生殖細胞は一つずつ，将来の卵巣もしくは精巣となる生殖巣へと移動して，卵または精子への分化をたどる。

3.5.2 精子

男性では胎児期に精巣に移動した始原生殖細胞は精原細胞へと分化して出生を迎える。思春期になると性ホルモンの刺激により精原細胞は一次精母細胞（核相は$2n$）に移行する。続いて二次精母細胞（n）を経て4個の精細胞（n）となり，変態して精子となる。精子形成の全過程は約80日であり，思春期から始まり生涯新しい精子がつくられる（図3.5.1）。

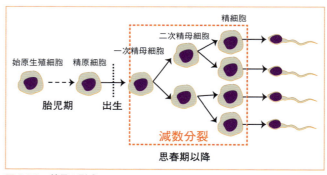

図3.5.1 精子の形成
1個の精原細胞から一次精母細胞（$2n$），二次精母細胞（n）を経て4個の精細胞（n）となり，変態して精子となる。

3.5.3 卵

女性では胎児期に卵巣へ移動した始原生殖細胞は盛んに分裂して卵原細胞となり，一次卵母細胞（$2n$）の第一減数分裂前期の状態で停止し，1層の卵胞上皮細胞に包まれた原始卵胞を形成して出生を迎える。出生時に存在した200万個もの原始卵胞はほとんどみな退化し，女性が生殖可能な40年ほどの間に放出される卵母細胞は400〜500個ほどである。思春期になると性ホルモンの刺激により，成熟して大きくなった成熟卵胞が卵巣の表面で破裂して排卵される。排卵時に一次卵母細胞は二次卵母細胞（n）と第一極体（n）に分裂し，続いて第二減数分裂中期の状態で再び停止する。1〜2日以内に精子と受精すれば第二極体を放出して減数分裂を完了する（図3.5.2）。

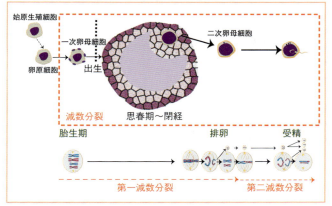

図 3.5.2 卵の形成
卵の形成期間は極めて長く，最終的に 1 個の卵（n）と 3 個の極体（n）になる。

3.5.4 受精・着床

卵の卵黄膜の外側にはゼリー層があり，精子がゼリー層に到着すると，精子の先体に先体反応が起こってゼリー層を溶かし，精子は貫通して卵と融合し受精する。1つの精子が卵に受精すると，卵黄膜が硬化して受精膜となり，ほかの精子の侵入を防ぐとともに卵を保護する。受精して卵の中に入った精子は，頭部が精核となって卵核と合体し，核相が$2n$となり，受精が完了する。受精卵は2分割，4分割，8分割，16分割，桑実胚と，卵割といわれる細胞分裂を繰り返しながら卵管を移動して子宮に向かい，胚盤胞となり子宮内壁に着床し，妊娠が開始する。

［曽根美智子］

4章 臨床遺伝学

章目次

4.1：メンデル遺伝 ………………………… 80

4.2：非メンデル遺伝 ………………………… 85

4.3：染色体異常の発生機序 …………… 87

   4.3.1　染色体異常の分類

   4.3.2　染色体異常症

   4.3.3　隣接遺伝子症候群

   4.3.4　片親性ダイソミー

   4.3.5　染色体不安定症候群

   4.3.6　正常変異

   4.3.7　リプロダクションと染色体異常

SUMMARY

　遺伝学は，植物学者のMendelが遺伝法則を発見したことから始まる。メンデル遺伝は最も基本的な遺伝法則である。単一遺伝子疾患の遺伝形式はメンデル遺伝法則に則っており，メンデル遺伝病ともよばれる。単一遺伝子疾患は，変異遺伝子によって常染色体優性（顕性）遺伝，常染色体劣性（潜性）遺伝，X連鎖性優性（顕性）遺伝，X連鎖性劣性（潜性）遺伝，Y連鎖性遺伝に分類され，それぞれ罹患する確率と条件が異なる。メンデル遺伝の法則にとらわれない遺伝形式を非メンデル遺伝という。非メンデル遺伝の疾患には，複数の遺伝子や環境要因が関わる多因子遺伝病と，ミトコンドリア遺伝子の変異によって発症するミトコンドリア遺伝病があり，どちらも発症する条件が遺伝形式のみに依存しない。ミトコンドリア遺伝子はすべて母系遺伝をとるが，発症には正常遺伝子と変異遺伝子の割合が影響し，その割合は臓器ごとに異なるため疾患そのものは直接遺伝しない。

4.1 メンデル遺伝

ここがポイント！
- 遺伝法則の理解は，遺伝性疾患を考えるうえで必要不可欠である。
- メンデル遺伝は最も基本的な遺伝法則である。
- 単一遺伝子疾患は単一の遺伝子変異によって発症し，その遺伝形式はメンデル遺伝法則に則っている。
- 優性遺伝病は，1つの変異アレルの遺伝（ヘテロ接合体）で発症するが，重症度に差異が見られることがある。
- 劣性遺伝病は，変異アレルがホモ接合体でのみ発症し，ヘテロ接合体は保因者となる。

● 1. メンデルの法則

チェコスロバキアの植物学者Gregor Johann Mendelは，エンドウを研究しているときに，かけ合わせ方によって遺伝に法則性があることを発見した。エンドウの形（丸，しわ）と色（黄，緑）に着目して，3つの遺伝法則，(1) 優性の法則，(2) 分離の法則，(3) 独立の法則が明らかとなった。

(1) 優性の法則（顕性の法則）

丸いエンドウとしわのエンドウをかけ合わせると，誕生する豆はすべて丸い豆になる。このときの丸い豆のように形質を発現する遺伝子を優性（顕性），しわの豆のように発現が抑えられる遺伝子を劣性（潜性）という（図4.1.1）。

> **参考情報**
> *1　優性を顕性，劣性を潜性とよぶこともある。誤解を招く表現であることを考慮して日本遺伝学会により用語改訂が提案された。まだ議論がなされているため，後述の用語（優性遺伝など）は従来のまま記載する。

(2) 分離の法則

上述した優性の法則を例にとる。丸い豆の遺伝子（AA）をもつ親としわの遺伝子（aa）をもつ親との交配により生じた子は，すべてAaで丸の形Aのみが発現するが，次世代でAaの雄とAaの雌との交配で生じた子はAA（丸），Aa（丸），aa（しわ）の遺伝子を1：2：1の割合でもち，丸の形としわの形は3：1の割合で発現する。丸の遺伝子Aとしわの遺伝子aはそれぞれ分離して遺伝しており，第1世代で現れなかった特徴が第2世代で現れる。この法則を分離の法則という（図4.1.1）。

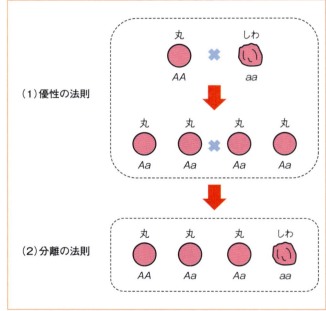

図4.1.1　エンドウの交配による優性の法則・分離の法則

(3) 独立の法則

丸としわ（Aとa）の遺伝子型と黄色と緑色（Bとb）の遺伝子型があるとき，丸い黄色のエンドウ（$AABB$）としわで緑色のエンドウ（$aabb$）をかけ合わせると，丸い黄色のエンドウ（$AaBb$）が現れる。$AaBb$の雄と雌でかけ合わせた次世代では，丸い黄色が9，丸い緑が3，しわで黄色が3，しわで緑が1の割合で現れる。形に着目すると，丸としわは3：1であり，色に着目すると黄色と緑が3：1となる。このように，違う遺伝子型がそれぞれ独立して子孫に遺伝することを独立の法則という（図4.1.2）。

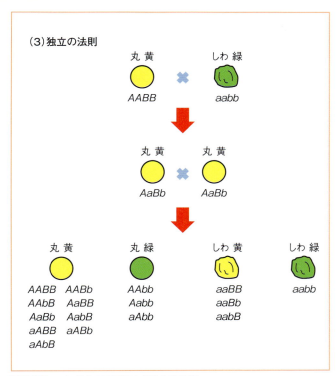

図 4.1.2　エンドウの交配による独立の法則

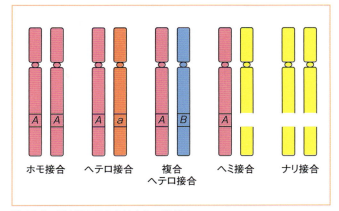

図 4.1.3　対立遺伝子と各接合体の模式図

2. 単一遺伝子疾患（メンデル遺伝病）

メンデル遺伝法則は1つの遺伝子座の遺伝による形質発現と伝達様式であるため，単一遺伝子遺伝とよばれる。その遺伝子の変異によって生じる疾患を単一遺伝子疾患といい，1つの遺伝子によって支配される遺伝形質をメンデル形質という。

染色体と同様に遺伝子も対になって存在し，一対のアレル（対立遺伝子）からなる。また，常染色体と性染色体と区別するのに応じて，常染色体遺伝子，X連鎖遺伝子およびY連鎖遺伝子と分類する。

ある集団において，大多数がもつ形質を発現する遺伝子を野生型遺伝子といい，野生型と異なる形質を発現するものを変異遺伝子という。

同じ形質のアレルを一対有する状態をホモ接合とよび，この個体・細胞をホモ接合体という。異なる形質の一対のアレルを有する状態をヘテロ接合とよび，その個体・細胞はヘテロ接合体という。複数の変異アレルを共有する場合は複合ヘテロ接合とよび，通常のヘテロ接合と区別される。男性における性染色体上の遺伝子や染色体の部分モノソミー（部分欠失）のように片方のアレルのみが存在し，他方がない状態をヘミ接合といい，アレルを双方とも失った状態をナリ接合という（図4.1.3）。

(1) 常染色体優性遺伝（顕性遺伝）

相同染色体の座位の一方が変異アレルA，他方が野生型aをもつヘテロ接合体の遺伝子型Aaが表す表現型が，aaホモ接合体の表現型と異なるとき，形質Aは形質aに対して優性であり，その遺伝子座が常染色体にあるとき常染色体優性という。このような形質の遺伝形式が常染色体優性遺伝である。ヒトの常染色体優性遺伝病ではAaヘテロ接合体が発病する。AAホモ接合体も発病するが，一般的にヒトでは重症となり遺伝的に致死であることが多い。たとえば，LDL受容体欠損症では，AA個体はAa個体よりはるかに重症で，多くは成人に達するまでに死亡する。一般集団中では常染色体優性遺伝病は稀であり，さらに患者同士の結婚も避ける傾向にあるため，AAをもつ個体が見られることは極めて稀である。

通常は片親が罹患し，Aaとaaの交配により垂直かつ直接的に伝達され，子の50％（Aa）が罹患し，残りの50％（aa）が非罹患である（図4.1.4）。この罹患者と非罹患者の比（分離比）0.5はメンデルのエンドウの実験による交配によって生じた戻し交配に相当する。

①浸透率と表現度

常染色体優性遺伝病の家系では，上記の原則が崩れる場合がある。遺伝形式を修飾する要因として最も重要なのは浸透率で，家系図に病的形質の世代飛び越しが見られる場合がある。変異遺伝子が伝達されたにも関わらず，その病的形質が見られない現象を不完全浸透という。浸透率は罹患者の総数÷優性変異遺伝子の保因者（ヘテロ接合体）で表される。浸透率が50％以下の場合は後述する多因子遺伝病と区別がつかなくなる。また，同一家系内でも罹患者の症状に重症度の違いが見られることがあり，これを表現度の差異という。浸透率は表現度の差異に依存するため，表現度が非常に低く，正常者と見分けがつかない場合，浸透率は0となる。

用語　アレル（allele），低密度リポ蛋白（low density lipoprotein；LDL）

■ 4章　臨床遺伝学

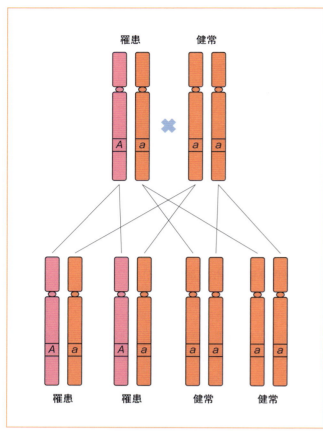

図 4.1.4　常染色体優性遺伝病の発現様式

②遺伝的表現促進

　優性遺伝病のなかには，世代が下がるにつれて発症年齢が早くなり，より重症化するものがある。この現象を遺伝的表現促進といい，ハンチントン病や筋緊張性ジストロフィーなどの家族で見られる。また，これらの疾患は遺伝子内外の三塩基反復配列（トリプレットリピート）の伸長が表現促進と関連することが明らかとなっており，相関を示す遺伝病をトリプレットリピート病という。

(2) 常染色体劣性遺伝（潜性遺伝）

　変異アレル a の形質が野生型アレル A の形質に対して劣性の性質をもち，ヘテロ接合体（Aa）では罹患せず，ホモ接合体（aa）のみが発症する疾患を常染色体劣性遺伝病という。ホモ接合体（aa）の各アレルは親から由来するため，両親はともにヘテロ接合体で保因者とよばれる。これを分子レベルで考えると，罹患者において遺伝子産物は欠如しているか活性がない状態となるが，保因者では正常の50％の遺伝子産物の活性をもつため，その活性量でも機能の維持ができ，発症しないと考えられる。この保因者同士の結婚では平均して4人に1人が罹患し，2人が保因者，1人が正常である。患者と正常者との結婚ではすべて保因者になる。数世代にわたって患者が生じることはない代わり

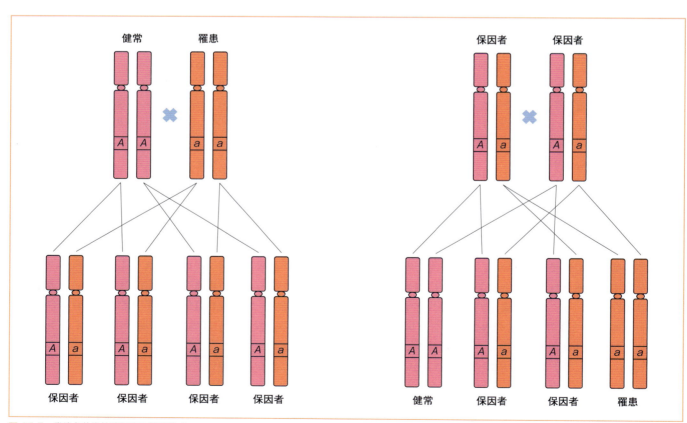

図 4.1.5　常染色体劣性遺伝病の発現様式

✎ **用語**　ハンチントン（Huntington）病

82

に同胞発生が多く，患者の両親は血族婚であることが多い．代表的な疾患としては，フェニルケトン尿症，ガラクトース血症などがある（図4.1.5）．

(3) X連鎖性優性遺伝（顕性遺伝）

変異遺伝子がX染色体上に局在し，優性遺伝形式により発症する疾患をX連鎖性優性遺伝病という．変異アレルのヘテロ接合体（女性）およびヘミ接合体（男性）が発病する．変異アレルのヘテロ接合女性の子供における分離比は0.5となる．変異アレルのヘミ接合男性の娘は全員発病するが，息子は発病しない（図4.1.6）．X染色体不活性化機構により，一般的に罹患女性の症状は男性より軽症となる．男性のヘミ接合体が致死となる色素性失調症のような疾患もあり，患者としては女性のみとなることがある．

(4) X連鎖性劣性遺伝（潜性遺伝）

おもにヘミ接合体男性が発症するが，稀にX染色体の不活性化によって双方に同じ変異遺伝子をもつ女性が発病することがある．

一般に変異アレルは女性保因者を通じて何世代も継代される．時に新生突然変異体も出現し，突然変異の多くは母方祖父の生殖細胞で起こる．X連鎖劣性の形質として同定

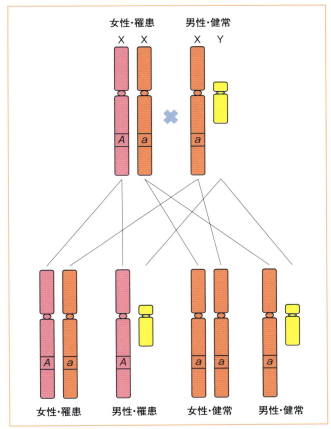

図4.1.6　X連鎖性劣性遺伝病の発現様式

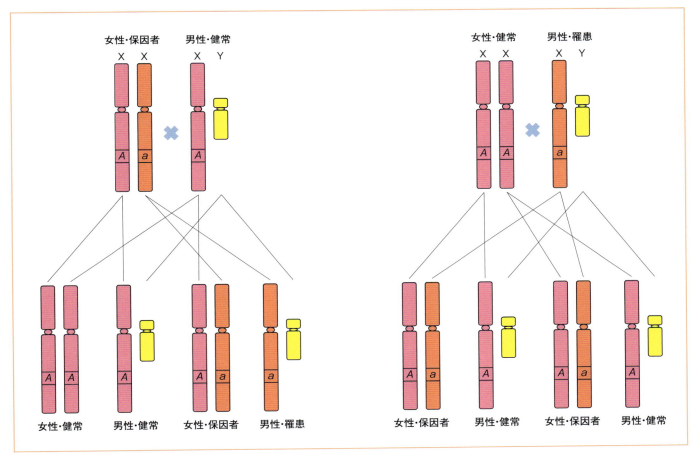

図4.1.7　X連鎖性劣性遺伝病の発現様式

4章 臨床遺伝学

された最初の遺伝病はすべて保因者，息子は全員非罹患である。保因者女性の息子の半数が罹患，半数が正常で，娘の半数は保因者で，半数は正常である（図4.1.7）。

代表的な疾患として血友病，デュシェンヌ型筋ジストロフィーなどがある。

(5) Y連鎖性遺伝

X染色体との相同領域を除くY染色体上の遺伝子はヘミ接合となるため，すべて形質を発現する。雄性，無精子症などがこれに含まれる。

［鈴木翔太］

用語 デュシェンヌ（Duchenne）型筋ジストロフィー

参考文献

1）奈良信雄：「遺伝と遺伝子」，臨床検査学講座　遺伝子・染色体検査学，1-12，医歯薬出版，2012.
2）長野　敬：「遺伝」，サイエンスビュー生物総合資料，90-111，実教出版，2011.

4.2 非メンデル遺伝

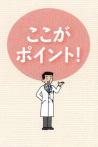

ここがポイント！
- 多因子遺伝病は，複数の遺伝子や環境因子が関わって発症する遺伝病である。
- 多因子遺伝病に関わる遺伝子変異の同定は，あらゆる要因を考慮する必要がある。
- ミトコンドリア遺伝子はすべて母系遺伝をとるが，疾患そのものは直接遺伝しない。
- ミトコンドリア遺伝病の発症には，正常遺伝子と変異遺伝子のヘテロプラスミーの割合が重要である。
- 同一の遺伝子変異でも，ヘテロプラスミーの割合は臓器によって異なるため，患者ごとに症状が異なる。

1. 多因子遺伝病

発病に複数の遺伝因子と食生活や生活習慣などの環境因子が関わっている遺伝病を多因子遺伝病といい，先天性奇形，精神病，成人病，がんなどが含まれる。変異をもつことが疾患の発症に大きく関わる1～数個の遺伝子を主効果遺伝子といい，また，その主効果遺伝子のはたらきに影響を与える遺伝子も多数存在する。糖尿病や高血圧は，血糖値や血圧により診断基準が決められており，計測値により形質が表現できる連続的分布を示す。この形質は量的形質（連続形質）とよばれ，身長や知能などと同様，1峰性の正規分布を示す。ある一定の値を超えると発症し，単純な多因子疾患モデルでは，同じ効果をもつ多数の相加的遺伝子の相加的効果が発症に関わるとされているが，実際は1～数個存在する主効果遺伝子との相乗効果により発症する場合が多いと考えられている。男女間の発生率に性差が見られることもあるが，性染色体が関与している場合は少なく，男女の生理的な相違による閾値の差に由来する。

このように，多因子遺伝病には遺伝子変異以外のあらゆる要因が関わるため，発症に影響を及ぼす遺伝子変異の同定は困難であるといえる。

2. ミトコンドリア遺伝病

ミトコンドリアは細胞質内に局在し，エネルギーを産生する細胞小器官である。ヒトでは細胞1個あたり100～数千個含まれ，呼吸活性の高い組織細胞ほど多い傾向にある。ミトコンドリアDNA（mtDNA）は16,569塩基対からなる環状の二本鎖DNAで，1個の細胞には数百～数千のmtDNAが含まれている。ミトコンドリア遺伝子はすべて母から子へ伝達される母系遺伝をとるが，疾患自体が直接的に遺伝するわけではない。母のミトコンドリアの一部がもつ変異遺伝子が生殖細胞を通じて，あるいは卵形成時の突然変異により子へと伝達される。

mtDNAは細胞分裂に共役して複製され，数を増して娘細胞に分配される。組織発生時に変異ミトコンドリアが偶然に骨格筋あるいは眼筋などに多く分配され，変異遺伝子の割合が一定の閾値を超えるとき発症すると考えられている。このように，正常遺伝子と変異遺伝子が混在することをヘテロプラスミーという。ヘテロプラスミーの割合は臓器によって異なり，同一の遺伝子変異をもっていても患者によって症状が異なることが，ミトコンドリア遺伝病の特徴である（図4.2.1）。

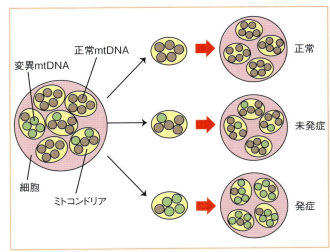

図4.2.1 ミトコンドリアDNAのヘテロプラスミー

用語 ミトコンドリアDNA（mitochondrial deoxyribonucleic acid；mtDNA）

▌4章　臨床遺伝学

(1) 慢性進行性外眼筋麻痺症候群

慢性進行性外眼筋麻痺症候群（CPEO）は，眼瞼下垂，外眼筋麻痺を主症状とし，多くの場合学童期から20歳台に発症する。患者の大部分にmtDNAの欠失が見られ，その長さは症例により異なる。患者の大部分は孤発例で，母体内での卵形成時あるいは発生のごく初期に起こり，欠失mtDNAの割合が経時的に増加したと考えられている。

(2) MELAS

MELASは，高乳酸血症を伴い，脳卒中様発作を繰り返す疾患である。ほとんどが5〜15歳に発症する。頭痛，嘔吐がほぼ全例に見られ，痙攣，意識障害を伴う。mtDNA上のロイシンtRNA遺伝子の点突然変異があり，塩基位置3,423のA→G変異によりミトコンドリアでの蛋白質合成が障害され，ミトコンドリアの機能が障害されるため発症する。

(3) MERRF

MERRF発症は小児から60歳までと幅広いが，半数以上は小児期に発症する。小脳失調，ミオクローヌスと痙攣が主症状で，易疲労性，筋力低下を伴うことが多い。発作を繰り返すにつれて知的対抗が進行する。MELASと同様に血清および髄液中の乳酸値が著しく上昇する。リシンtRNA遺伝子の塩基位置8,344のA→G変異をほとんどの患者で認める。

(4) レーベル遺伝性視神経萎縮症

レーベル遺伝性視神経萎縮症（LHON）は視神経の疾患で，20歳前後の失明が特徴である。不整脈を伴い，男性の発症が女性より数倍多い。NADH脱水素酵素サブユニット4の点突然変異（塩基位置11,778）により，アルギニンがヒスチジンに変化するミスセンス変異が一般的である。

［鈴木翔太］

📝 **用語**　慢性進行性外眼筋麻痺症候群（chronic progressive external ophthalmoplegia；CPEO），ミトコンドリア脳筋症・乳酸アシドーシス・脳卒中様発作症（mitochondorial myopathy encephalopathy lactic acidosis and stroke-like episodes；MELAS），リボ核酸（ribonucleic acid；RNA），転移リボ核酸（transfer ribonucleic acid；tRNA），赤色ぼろ線維・ミオクローヌスてんかん症候群（myoclonus epilepsy associated with ragged-red fibers；MERRF），レーベル遺伝性視神経萎縮症（Leber hereditaly optic neuropathy；LHON），還元型ニコチンアミドアデニンジヌクレオチド（nicotinamide adenine dinucleotide；NADH）

📖 **参考文献**

1）奈良信雄：「遺伝と遺伝子」，臨床検査学講座　遺伝子・染色体検査学，1-12，医歯薬出版，2012.

2）長野　敬：「遺伝」，サイエンスビュー生物総合資料，90-111，実教出版，2011.

4.3 染色体異常の発生機序

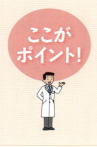

ここがポイント！

- 染色体の数や構造に変化が起こることを染色体異常といい，疾患と関連する場合がある。
- 染色体異常を検索するうえで，異常の発生機序を理解することは重要である。
- 染色体異常の種類や形態について理解を深めることは，染色体検査を行ううえで重要である。核型だけでは想像しにくいため，染色体異常は模式的に理解しておく。
- 代表的な染色体異常症，隣接遺伝子症候群では，関連する染色体領域や特徴も含めて理解する必要がある。

4.3.1 染色体異常の分類

● 1. 先天異常と後天異常

染色体異常は，発生の違いにより先天異常と後天異常の2つに分類できる。先天異常は，異常をもつ精子や卵の受精や，初期胚の異常などにより生じ，発生過程の早期に出現する。もとは生殖細胞系列の異常であるが，その変異を受け継いだ個体のあらゆる体細胞に異常が見られ，次世代に伝達される。後天異常（体細胞異常）は，がん細胞や放射線，ウイルスなどの影響により，一時的に特定の細胞や組織だけに生じる異常で，次世代に伝達されない。

● 2. 安定型と不安定型染色体異常

細胞分裂の際に消失することなく親から子へと受け継がれていく異常を安定型染色体異常（転座，逆位，部分欠失，重複など）といい，細胞分裂時に排除され時間とともに消失していく異常を不安定型染色体異常（染色体断片，環状染色体，二動原体染色体など）という。

● 3. 数的異常と構造異常

染色体異常は，異常構成により数的異常と構造異常に分けられる。数的異常は染色体数が増減する異常で，異数性と倍数性がある。構造異常は染色体に切断が生じ，1本または数本の染色体間で再結合する際に生じる異常であり，転座，欠失，挿入，逆位などがある[1,2]。

（1）数的異常

①異数性

染色体数は46本が基本であるが，一部が過剰または不足し，染色体数の変化を伴う状態を異数性という。2本あるべき相同染色体が1本のモノソミー，3本のトリソミーが代表とされる。異数性はおもに不分離や分裂後期遅滞により生じる。不分離とは精子や卵である配偶子形成の際，第一減数分裂時に対合した相同染色体が分配に失敗し，同じ娘細胞に移動することである。減数分裂時の不分離により生じた配偶子は22本もしくは24本の染色体を含み，22本の配偶子と正常な配偶子が受精するとモノソミー，24本の配偶子はトリソミーの接合子となる（図4.3.1）。分裂後期遅滞とは，染色体や染色分体が分裂後期に両極に遅れて移動した場合で，2つのうち1つの娘細胞に正しく取り込まれずモノソミーとなる。

②倍数性

染色体数は46本の二倍体が基本であるが，69本の三倍体または92本の四倍体と，23本ずつ増加した状態を倍数性という。三倍体の多くが1つの卵に2つの精子が受精する2精子受精であり，流産や部分胞状奇胎の原因となる（図4.3.1）。また，減数分裂時の不分離による二倍体の卵や精子の受精によっても生じる。四倍体の多くはDNA複製後の受精卵における第1卵割の細胞質分裂阻害によって生じる。

（2）構造異常

構造異常には親から子へと受け継がれていく場合と，突

用語 異数性（aneuploidy），モノソミー（monosomy），トリソミー（trisomy），倍数性（polyploidy）

4章　臨床遺伝学

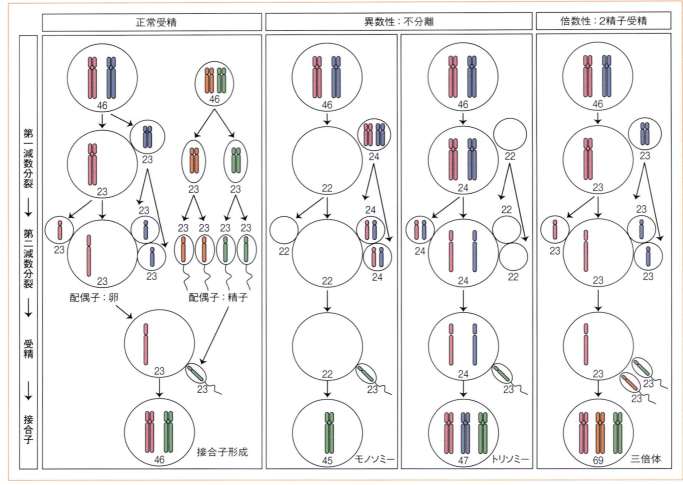

図 4.3.1　数的異常の発生機序

然生じる新生突然変異がある。構造異常の大部分は間期細胞核におけるDNAの損傷が原因である。修復機構によって正常に修復されるが，一部で未修復や修復の誤りが生じると構造異常となる。構造異常には染色体量に過不足のない染色体構成が完全にそろっている均衡型と部分的な欠失や重複のある不均衡型がある。

①相互転座

2本以上の染色体間でそれぞれ切断が生じ，切断片を交換して再結合した構造異常（図4.3.2）で，染色体量に過不足のない均衡型転座と一部染色体量に過不足を生じる不均衡型転座がある。均衡型転座は多くが無症状であり，保因者として子に同じ異常を受け継ぐ場合がある。相互転座保因者における配偶子の分離様式は，第一減数分裂時に四価染色体を形成し，交互分離，隣接I型分離，隣接II型分離による2：2分離または3：1分離などさまざまな分離様式をとる（図4.3.3）。分離様式によっては染色体の不均衡な配偶子が生じ，流産や染色体異常児出生の原因となる。過不足となる染色体量によって表現型に現れる症状の程度

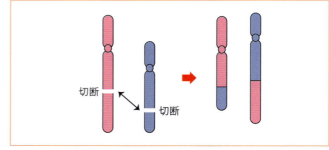

図 4.3.2　相互転座の模式図

は異なる。また，均衡型相互転座に見えても新生突然変異の場合，染色体分析では判別不可能なレベルの遺伝子量の過不足や変化が生じている可能性があり，表現型に症状が現れる場合がある。

②ロバートソン転座

端部着糸型染色体である13番，14番，15番，21番，22番染色体のうち2本がそれぞれ短腕を失い，長腕同士が再結合した構造異常（図4.3.4）で，染色体数は45本となる

用語　新生突然変異（de novo mutation），相互転座（Reciprocal translocation），ロバートソン転座（Robertsonian Translocation）

4.3 | 染色体異常の発生機序

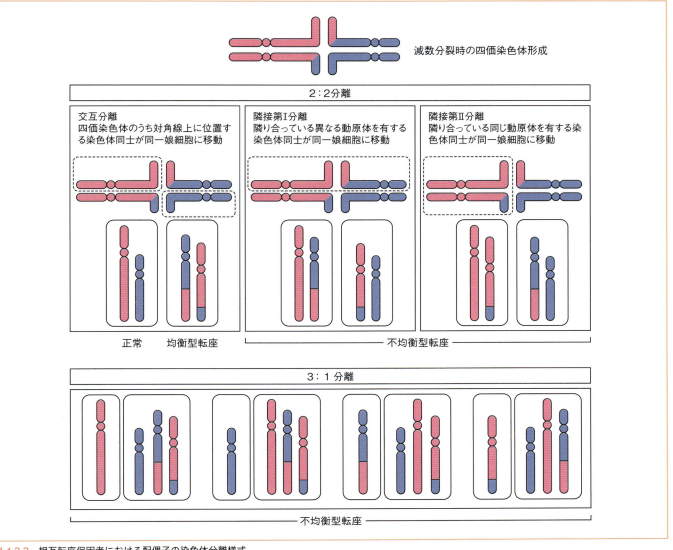

図 4.3.3　相互転座保因者における配偶子の染色体分離様式

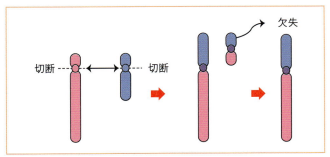

図 4.3.4　ロバートソン転座の模式図

が，欠失したセントロメア近傍や短腕には重要な遺伝子が存在しないため無症状となる．相互転座と同様に同じ異常を子が受け継ぎ，代々保因者となる場合がある．ロバートソン転座保因者における配偶子の分離様式は，第一減数分裂時に三価染色体を形成し，2：1分離により不均衡な配偶子が生じる場合がある（図4.3.5）．染色体の組合せの頻度は均一ではなく，13番と14番染色体間の転座が全体の3/4を占め，最も多い．

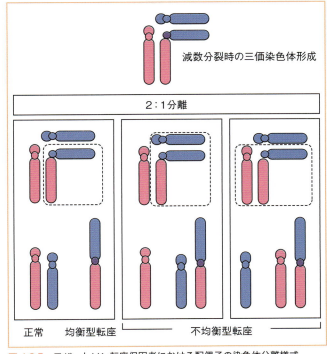

図 4.3.5　ロバートソン転座保因者における配偶子の染色体分離様式

89

4章 臨床遺伝学

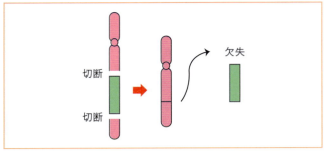

図 4.3.6 欠失の模式図

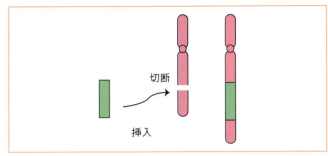

図 4.3.7 挿入の模式図

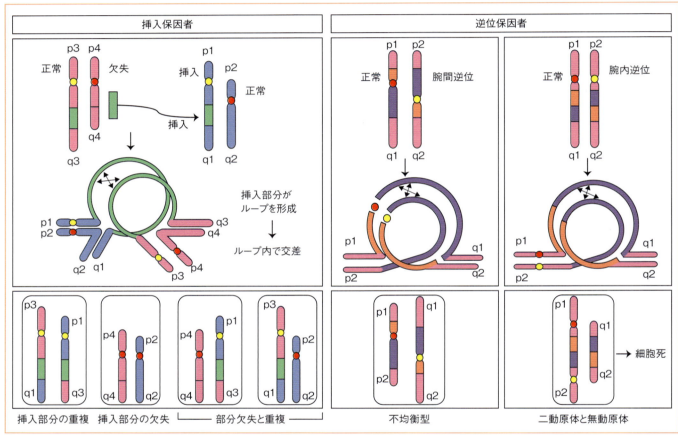

図 4.3.8 ループ形成内組換えにおける配偶子の染色体分離様式

③欠失

染色体が切断され一部を失った構造異常（図4.3.6）で，染色体の末端部を失った端部欠失と染色体中間部を失った中間部欠失がある。部分的に染色体量が減少しているため部分モノソミーとなる。

④挿入

切断された染色体断片がほかの染色体に入り込んだ構造異常（図4.3.7）で，断片が別の染色体に挿入することを染色体間挿入，同じ染色体の別の場所に挿入することを染色体内挿入という。染色体断片の向きが正常であれば正位，180°回転した逆向きであれば逆位の挿入となる。挿入保因者における配偶子の分離様式は，第一減数分裂で正常染色体と挿入染色体部分がループを形成し対合する。ループ内で交差が起こると組換え染色体が生じ，不均衡な配偶子を形成する（図4.3.8）。

⑤逆位

同一染色体の2カ所で切断が生じ，染色体断片が180°回転して逆向きで再結合した構造異常（図4.3.9）で，動原体を含んだ短腕長腕間での腕間逆位と動原体を含まない短腕内あるいは長腕内で生じる腕内逆位がある。染色体量の

用語 欠失（deletion），挿入（insertion），逆位（inversion）

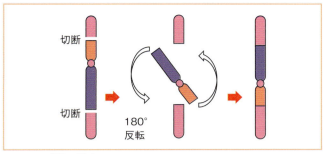

図4.3.9　逆位の模式図

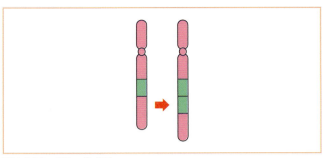

図4.3.10　重複の模式図

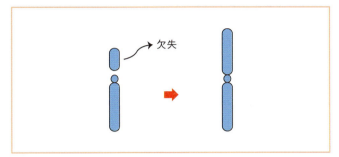

図4.3.11　同腕染色体の模式図

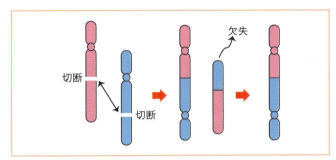

図4.3.12　二動原体染色体の模式図

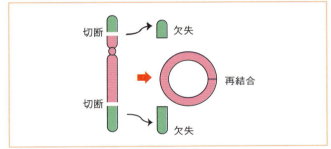

図4.3.13　環状染色体の模式図

増減がないためほとんどは無症状となる．逆位保因者における配偶子の分離様式は，第一減数分裂で正常染色体と逆位染色体部分がループを形成し対合する．ループ内で交差が起こると組換え染色体が生じ，腕間逆位では不均衡な配偶子が形成される．また腕内逆位では二動原体と動原体のない染色体が生じるが，細胞分裂時に消失するため胚発生には至らない（図4.3.8）．交差に引き続いたU字型の再結合が生じた場合，動原体を有する不均衡型の組換え染色体が生じる．

⑥重複

染色体の一部分が連続して繰り返す構造異常（図4.3.10）で，部分的に染色体量が増加しているため部分トリソミーとなる．繰り返しの染色体断片の向きが正常であれば正位，180°回転した逆向きであれば逆位の重複となる．減数分裂時の不等交差や姉妹染色体分体の不等交差によって生じる．

⑦同腕染色体

動原体を中心として短腕同士または長腕同士で形成する構造異常（図4.3.11）で，細胞分裂時に動原体近傍で切断が起こり，動原体をもつ短腕もしくは長腕のみが娘細胞に入り複製して生じる．動原体をもたない部分は消失するため，部分トリソミーと部分モノソミーとなる．

⑧二動原体染色体

2つの染色体の動原体を含む構造異常（図4.3.12）で，体細胞分裂や減数分裂時に2つの染色体に切断が生じ，2つの動原体を含む染色体断片同士の再結合や，腕内逆位のループ内交差により生じる．2つの動原体のうち1つの動原体にくびれがなく不活化している場合を偽二動原体染色体という．

⑨環状染色体

短腕と長腕で切断が起こり，動原体を含む染色体の切断点同士が再結合した構造異常（図4.3.13）で，末端部の染色体断片は消失するため，部分モノソミーとなる．姉妹染色体交差により大型リングや交差した2個のリングを生じ，細胞分裂時に消失し，モザイクやモノソミーとなる場合がある．

用語　重複（duplication），同腕染色体（isochromosome），二動原体染色体（dicentric chromosome），偽二動原体染色体（pseudodicentric chromosome），環状染色体（ring chromosome）

■ 4章　臨床遺伝学

● 4. 混数性異常

1つの個体に遺伝構成や染色体構成の異なる複数の細胞系列が存在し，保持している場合を混数性異常という。同一の接合子由来の場合をモザイク，異なる接合子由来の場合をキメラという。がん細胞と正常細胞のように後天異常はすべてモザイク型となる。先天異常の大部分は固体内すべて同じ異常の標準型となるが，一部で正常と異常の細胞が共存するモザイク型となる。これらは胚発生初期の体細胞分裂時の不分離や分裂後期遅滞により生じる。キメラは2個の受精卵が融合した場合や移植により生じる。骨髄移植では，ドナーの血液細胞がレシピエントに完全に生着するまでの細胞が混ざった時期を混合キメラ，完全に置き換わった状態を完全キメラという。

4.3.2　染色体異常症

染色体レベルでの数または構造の変化により，遺伝子量に変化を生じ，疾患として症状がある場合を染色体異常症という。一般に成長障害，発達障害，多発奇形を共通して伴い，関与した染色体や変化した染色体部分によって特徴的な臨床像を示す。染色体異常症のうち症候群として識別される場合を染色体異常症候群という。代表的な疾患を表4.3.1に示す[2~5]。

● 1. 常染色体異常

1番から22番染色体の常染色体に数的または構造異常が生じた場合を常染色体異常といい，精神発達遅滞や外表奇形など多くの共通な臨床像を示す。

(1) 常染色体トリソミー症候群

モザイクを除き，トリソミーとして産児で認められるのは21番，13番，18番染色体のみである。これは常染色体で最も遺伝子量が少ない染色体3つであり，遺伝子量の多い常染色体トリソミーは出生しない。トリソミーの原因は大部分が母親の減数分裂時の染色体不分離であり，高齢女性で起こりやすい。

(2) 部分モノソミーまたは部分トリソミー症候群

構造異常では2つの相同染色体のうち1つが部分モノソミーまたは部分トリソミーとなる。欠失または重複する場所によって症状が異なり，その領域が大きいほど症状は重くなる傾向がある。新生突然変異の染色体モノソミーでは父親の配偶子形成過程で起こりやすく，部分トリソミーでは均衡型の構造異常保因者である親に起因する場合が多い。

● 2. 性染色体異常

X染色体，Y染色体の性染色体に数的または構造異常が生じた場合を性染色体異常という。二次性徴の発達不良や不妊症などの症状を示し，常染色体に比べて臨床像は軽度であり，生存上問題にならない場合が多い。これはX染色体の不活化とY染色体にはSRY遺伝子（性決定遺伝子）

表4.3.1　染色体異常症候群

	疾患	染色体所見	頻度（人）	特徴
常染色体異常	21トリソミー症候群（ダウン症候群）	トリソミー型（95%）転座型（5%）	1/1,000	特異的な顔貌，低身長，単一手掌線，筋低緊張，知的障害，心疾患
	18トリソミー症候群（エドワーズ症候群）	トリソミー型（80%）転座型（20%）	1/7,000	胎児期発達不良，筋低緊張，心疾患，重度の知的障害，生命予後不良
	13トリソミー症候群（パトウ症候群）	トリソミー型（80%）転座型（15%）	1/12,000	小頭症，眼球異常，重度の知的障害，多指，心疾患，生命予後不良
	4p欠失症候群（ウォルフ・ヒルシュホーン症候群）	4p16.3領域の欠失（70%）	1/25,000	重度の精神発達の遅れ，成長障害，てんかん，筋低緊張
	5p欠失症候群（猫鳴き症候群）	5p15領域の欠失（85%）不均衡型転座（10~15%）	1/10,000	小頭症，小顎症，筋低緊張，知的障害
性染色体異常	クラインフェルター症候群	47,XXY	1/600/男性	無精子症，女性化乳房，高身長，軽度の知的障害
	47,XYY症候群	47,XYY	1/1,000/男性	多くは身体的異常なし
	XX精巣性分化疾患	46,XX	1/20,000/男性	正常男性～性別不明，無精子症，女性化乳房，X染色体上にSRY遺伝子をもつ
	ターナー症候群	45,X	1/4,000/女性	低身長，二次性徴欠如，原発性無月経
	Xトリソミー	47,XXX	1/1,000/女性	多くは身体的異常なし，一部に原発性無月経
	XY性腺形成不全症	46,XY	1/20,000/女性	性別は多様

🖉 **用語**　ダウン（Down）症候群，エドワーズ（Edwards）症候群，パトウ（Patau）症候群，ウォルフ・ヒルシュホーン（Wolf-Hirschhorn）症候群，猫鳴き（Cri-du-chat）症候群，クラインフェルター（Klinefelter）症候群，ターナー（Turner）症候群

を除いて重要な遺伝子が極めて少ないことに起因する。X染色体は約1,500個の遺伝子が存在するのに対し、Y染色体の機能している遺伝子は約50個程度しかないと考えられ、大半は遺伝子を含まない反復配列である。X染色体の不活化は、X染色体とY染色体の遺伝子量の不均衡を補正するため、2本のX染色体のうち1本を機能しないようにする機構である。Xq13.2に存在するX染色体不活化センター（XIC）により、胎生初期に父母由来のX染色体でランダムに生じ、細胞分裂を経ても安定して継続する。この現象をライオニダイゼーションという。XXXやXXYのように、X染色体が1本余分にあっても1本を除きすべてが不活性化されるため、大きな影響はない。しかし、X染色体の不活化は完全ではなく、一部の領域で転写活性が生じているため、完全に正常とはならない。

(1)性染色体異常症候群
①性染色体の数的異常

過剰なX染色体の原因の大部分は母親の減数分裂時の染色体不分離によって生じ、高齢女性で起こりやすい。X染色体欠失の原因は父親由来のX染色体が失われた場合が多い。

②性染色体の構造異常

X染色体の構造異常はさまざまである。X染色体単独の構造異常では異常なX染色体が常に不活性化している。常染色体との均衡型転座では正常なX染色体が不活性化していることが多く、不均衡型ではXIC領域を含む派生染色体のみ不活性化され存在し、正常なX染色体が活性化している。Y染色体の代表的な構造異常は長腕欠失である。Yq11.2を含んだ欠失で無精子症や低身長を伴う。

4.3.3　隣接遺伝子症候群

特定の疾患遺伝子とその隣接した複数の遺伝子がともに欠失や重複した場合、複数の遺伝子に変化を生じる。異常領域によって現れる症状や重症度は違い、個体によって臨床的表現型は大きく異なる。しかし基礎にある遺伝的異常は類似しており、特徴的な臨床像で疾患識別される場合を隣接遺伝子症候群という。代表的な疾患を表4.3.2に示す[4]。

表4.3.2　隣接遺伝子症候群

疾患	染色体所見	頻度（人）	特徴
アンジェルマン症候群	母由来 15q11.2-q13 欠失（70%） 父側片親性ダイソミー（5%） 刷り込み変異（5%） *UBE3A* 遺伝子変異（10%）	1/10,000〜20,000	痙攣、てんかん、重度の知的障害、突発的な笑い発作、失調歩行
プラダー・ウィリー症候群	父由来 15q11.2-q13 欠失（70%） 母側片親性ダイソミー（25〜28%） メチル化異常（2〜5%）	1/10,000〜20,000	筋低緊張、過食・肥満、性腺発育不全、知的障害、性格障害
ウィリアムズ症候群	7q11.23 欠失 （*ELN* 遺伝子を含む欠失）	1/10,000〜20,000	大動脈弁狭窄、知的障害、妖精様顔貌、高カルシウム血症
22q11.2 欠失症候群 （ディ・ジョージ症候群）	22q11.2 欠失	1/4,000〜6,000	心血管疾患、特徴的顔貌、胸腺低形成、口蓋裂、低カルシウム血症、知的障害
スミス・マギニス症候群	17p11.2 欠失 （*RAI1* 遺伝子を含む欠失）	1/25,000	特異的顔貌、知的障害、睡眠障害、心疾患、自虐行為

✎ **用語**　X染色体不活化センター（X-inactivation center；XIC）、ウィリアムズ（Williams）症候群、ディ・ジョージ（DiGeorge）症候群、スミス・マギニス（Smith-Magenis）症候群

4.3.4 片親性ダイソミー

　染色体が正しく両親から由来せず，2本の相同染色体が同じ親由来である場合を片親性ダイソミー（UPD）という。片親由来の特定遺伝子においてCpG配列のシトシンがメチル化され，遺伝子が選択的に不活化し機能を失う。この現象をゲノムインプリンティングといい，ゲノムインプリンティングを受けた染色体がUPDになると遺伝子発現がないため，種々の臨床症状を生じる。UPDには2本の染色体が片親の1本の染色体の重複によるイソダイソミーと片親の両方の相同染色体によるヘテロダイソミーがある。UPDは配偶子形成の際，モノソミーの配偶子が倍加し，染色体が2本となったモノソミーレスキュー，トリソミーとなった染色体の1本が卵割初期に消失したトリソミーレスキュー，ダイソミーの配偶子とヌリソミーの配偶子が受精した場合に生じる配偶子補填により発生する（図4.3.14）。ゲノムインプリンティングでは父由来または母由来の性別差により発現が異なるため，同じ染色体の欠失でも，由来によって表現型が異なる。代表的疾患としてプラダー・ウィリー症候群は母方ダイソミーにより発症し，アンジェルマン症候群は父方ダイソミーにより発症する。

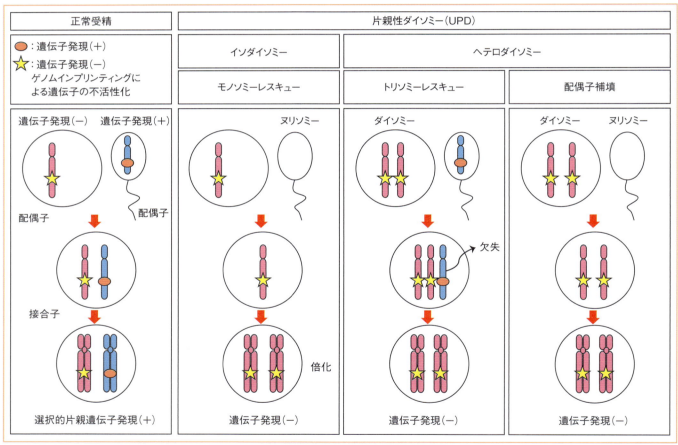

図4.3.14　片親性ダイソミー発生機序

用語　片親性ダイソミー（uniparental disomy；UPD），プラダー・ウィリー（Prader-Willi）症候群，アンジェルマン（Angelman）症候群

4.3.5　染色体不安定症候群

通常の培養条件下で作成した染色体標本に染色体の切断やギャップ，再構成が高頻度に出現する異常を染色体不安定症候群という。代表的な疾患としてファンコニ貧血，ブルーム症候群，末梢血管拡張性運動失調症がある。いずれ

も常染色体劣性遺伝であり，DNAの複製や修復に関わる酵素の変異による。ホモ接合体では先天異常をきたすが，ヘテロ接合体でもさまざまながんの発症リスクが増加する。

4.3.6　正常変異

親から子に受け継がれ，保因者の表現型や生殖，不分離に影響しない染色体の構造異常を正常変異という。大部分は親からのヘテロクロマチンの変異によるが，一部ユークロマチンの変異もある。ヘテロクロマチンの変異はセントロメア近傍領域にあり，1番，9番，16番染色体で大きさの変異が見られる。位置の変異では9番染色体の腕間逆位が代表的であり，100人に1～2人の割合で認められる[6]。また，アクセントリック染色体の変異（短腕欠失，二重・

三重付随体，巨大付随体）やY染色体の長さの変異などさまざまである。ユークロマチンの変異は，変異領域が狭く重要な遺伝子を含まない場合やメチル化によって不活性化した領域の場合に，表現型に影響しないため正常変異となる。正常変異は染色体の形態が異なるため染色体異常となるが，正常として扱い，検査時や結果説明の際には配慮が必要となる。

4.3.7　リプロダクションと染色体異常

(1) 不妊と染色体異常

不妊とは生殖年齢の男女が妊娠を希望し，ある一定期間，避妊することなく通常の性交を継続的に行っているにも関わらず，妊娠の成立をみない場合をいい，一定期間については1年というのが一般的である。不妊の原因となる染色体異常は女性ではターナー症候群が代表的であり，原発性無月経を伴う。低身長や二次性徴欠如で診断されることが多い。男性ではクラインフェルター症候群が代表的であり，無精子症の10～15％に認められ，不妊症が原因で診断されることが多い[7]。Y染色体微小欠失は，Y染色体のYq11.2上に存在するAZF領域の欠失である。AZF領域は造精機能を担っており，AZFa，AZFb，AZFcの3領域から構成される。AZFcには，造精機能関連遺伝子であるDAZ遺伝子が含まれる。

(2) 流産と染色体異常

妊娠22週までの時期に何かしらの原因で胎児の発育が止まり死んでしまうことを流産という。妊娠12週未満に起こることが多く，50～70％に染色体異常を伴う[7]。染色体異常のうち，大部分は新生突然変異による数的異常であ

り，母体年齢が高くなるほど増加傾向にある。構造異常は2％程度に見られ，その半数が親の均衡型転座に起因する[7]。流産を繰り返す場合，夫婦どちらかに均衡型転座などの染色体構造異常を認める場合がある。

(3) 胞状奇胎

自然流産には絨毛の栄養膜細胞が異常に増殖し，水囊胞状になる胞状奇胎がしばしば認められる。発生により部分胞状奇胎と全胞状奇胎に分けられ，部分胞状奇胎は正常な卵に2つの精子が受精することにより生じ，父親由来の遺伝子の過剰による絨毛の異常増殖と，母親由来の遺伝子による胎児形成により，絨毛の囊胞状変化と胎児成分が混在した状態となる。全胞状奇胎は精子核のみで構成される雄性発生であり，核が消失した卵に精子が受精し，倍加したホモ奇胎と，稀ではあるが，核が消失した卵に2つの精子が受精したヘテロ奇胎がある。母親由来の遺伝子がないため胎児は育たず，父親由来の遺伝子過剰となる。10～20％で侵入奇胎を発症し，一部で悪性の絨毛がんに移行する。部分胞状奇胎でも認められるが大半が全胞状奇胎からなり，ヘテロ奇胎の方が移行しやすいとされる[7,8]。

[髙原里枝]

✏️ **用語**　ファンコニ（Fanconi）貧血，ブルーム（Bloom）症候群，AZF（azoospermia factor）

■4章　臨床遺伝学

📖 参考文献

1）McGowan-Jordan J, et al.（ed）："Numerical Chromosome Abnormalities"，"Structural Chromosome Rearrangements"，ISCN 2016：An International System for Human Cytogenomic Nomenclature（2016），54-80, S Karger Ag, 2016.

2）Nussbaum RL，他（著），福嶋義光（監訳）:「臨床細胞遺伝的解析とゲノム解析の原理」，トンプソン＆トンプソン遺伝医学，第2版，71-91，メディカル・サイエンス・インターナショナル，2017.

3）奈良信雄，他：「染色体異常と疾患」，最新臨床検査学講座　遺伝子・染色体検査学，153-167，医歯薬出版，2015.

4）梶井　正，他（監）:「先天奇形症候群アトラス」，新 先天奇形症候群アトラス，改定第2版，18-40，南江堂，2015.

5）Robinson A, et al.："Prenatal diagnosis of sex chromosome abnormalities"，Genetic disorders of the fetus：Diagnosis Prevention and Treatment, ed4, 249-285, Milunsky A, Johns Hopkins University Press, 1998.

6）Yamada K："Population studies of inv（9）chromosomes in 4,300 Japanese：Incidence, sex difference and clinical significance"，Jpn J Hum Genet 1992；37：293-301.

7）日本人類遺伝学会：「染色体異常を見つけたら」，日本人類遺伝学会　臨床細胞遺伝学認定士制度，2004　http://www.cytogen.jp/index/index.html（2018年5月1日アクセス）

8）関　敏夫　他：「ヘテロ奇胎の続発変化」，日本産婦人科学会雑誌 1982；34：2221-2228.

5章 造血器腫瘍

章目次

5.1：WHO分類 ……………………………… 98
  5.1.1 骨髄系腫瘍
  5.1.2 リンパ系腫瘍

5.2：分子標的薬 …………………………… 105
  5.2.1 CML治療薬
  5.2.2 APL治療薬
  5.2.3 AML治療薬
  5.2.4 B細胞性リンパ腫の治療薬

5.3：リンパ球の分化と遺伝子再構成 …… 107
  5.3.1 B細胞
  5.3.2 T細胞
  5.3.3 リンパ節
  5.3.4 遺伝子再構成検査

SUMMARY

　近年の分子生物学の進歩は，造血器腫瘍の病因・病態の解明に大きな成果をもたらし，造血器腫瘍発症に関連する染色体・遺伝子の構造・機能解析が次々と明らかになっている。

　WHO分類においては，造血器腫瘍に同定される染色体・遺伝子異常にもとづく病型分類という方向性はより明確になっており，今後も基本的にはこの方針が維持されると思われる。

　造血器腫瘍の診断と治療に関わる臨床検査は飛躍的に進歩しており，形態学的検査，細胞学的検査と同様に，染色体・遺伝子検査の果たす役割は重要である。

5章 造血器腫瘍

5.1 WHO分類

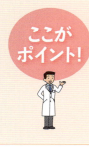

ここがポイント！
- WHO分類2017は，第4版の発行以降に明らかになった最新の知見，とくに染色体・遺伝子異常の新知見を取り込んだ第4版の改訂版である。
- 多くの疾患で，診断基準の変更や新規病型の設定に遺伝子変異が取り入れられている。
- 一部に，遺伝子名称の変更や，染色体転座の切断点がより詳細な記載となっている。

造血器腫瘍の分類は，骨髄系腫瘍およびリンパ系腫瘍のWHO分類が標準的分類法として多用されている。WHO分類は2001年に第3版，2008年に第4版が発行され，2017年には第4版の改訂版が発刊された。WHO分類は臨床的特徴と形態学的，免疫学的，細胞遺伝学的および分子遺伝学的所見から行われる総合的な分類法である。とくに，染色体・遺伝子異常は，診断，治療方針の決定および予後の推測に極めて重要な役割を担っている。「WHO分類改訂第4版（2017）」の新知見を交え，代表的な染色体・遺伝子異常についてカテゴリー別に解説する。

5.1.1 骨髄系腫瘍

1. 骨髄増殖性腫瘍（MPN）

MPNは，造血幹細胞レベルで遺伝子異常が起こり，1系統以上の骨髄系細胞（顆粒球系，赤血球系，巨核球系）のクローン性増殖を特徴とする疾患群である（表5.1.1）。

(1) 慢性骨髄性白血病，BCR-ABL1＋

*BCR-ABL1*融合遺伝子は，9番染色体長腕と22番染色体長腕の相互転座により，9番染色体の9q34.1に座位する*ABL1*遺伝子が22番染色体の22q11.2に座位する*BCR*遺伝子と結合することにより，*BCR-ABL1*融合遺伝子が形成される。この融合遺伝子を伴った異常な22番染色体はフィラデルフィア染色体（Ph染色体）とよばれる。この染色体異常によって形成されるチロシンキナーゼが活性化したBCR-ABL1融合蛋白が慢性骨髄性白血病（CML）の病因である。Ph染色体は，CMLの約95％で検出されるが，masked Ph，cryptic転座の場合は，Ph染色体が認められない場合があり，蛍光 *in situ* ハイブリダイゼーション（FISH）法などで*BCR-ABL1*融合遺伝子の証明が必要となる。CMLの移行期や急性期では高頻度に付加的染色体異常が認められる。おもな付加的異常として＋8，＋Ph，i(17q)などがある。

*BCR-ABL1*融合遺伝子は，成人の急性リンパ性白血病（ALL）で約20～30％，小児ALLで約5％，急性骨髄性白血病（AML）にも認められる。

*BCR*遺伝子は，切断点の違いにより3種類に分けられ，CMLではおおむね*Major（M）-BCR*と*ABL1*が融合しp210$^{BCR-ABL1}$蛋白を産生する。稀に，μ-*BCR*と*ABL1*が融合し，p230$^{BCR-ABL1}$蛋白を産生する亜型が認められる。Ph陽性ALLの多くは*minor（m）-BCR*と*ABL1*が融合し

表5.1.1 骨髄増殖性腫瘍の分類（WHO分類2017）

骨髄増殖性腫瘍（MPN）
慢性骨髄性白血病（CML），*BCR-ABL1*＋
慢性好中球性白血病（CNL）
真性赤血球増加症（PV）
原発性骨髄線維症（PMF） 　PMF，前線維化期／早期 　PMF，線維化期
本態性血小板血症（ET）
慢性好酸球性白血病，非特定（CEL，NOS）
分類不能型MPN（MPN-U）

(Swerdlow SH, *et al.*: WHO classification of Tumours of Haematopoietic and Tissues, revised 4th edition，2017より)

用語 世界保健機関（World Health Organization；WHO），骨髄増殖性腫瘍（myeloproliferative neoplasms；MPN），フィラデルフィア染色体（Philadelphia chromosome；Ph染色体），慢性骨髄性白血病（chronic myeloid leukemia；CML），蛍光 *in situ* ハイブリダイゼーション（fluorescence *in situ* hybridization；FISH）法，急性リンパ性白血病（acute lymphocytic leukemia；ALL），急性骨髄性白血病（acute myeloid leukemia；AML）

表5.1.2 好酸球増多および *PDGFRA*，*PDGFRB* もしくは *FGFR1* の再構成または *PCM1-JAK2* を伴った骨髄系/リンパ系腫瘍の分類（WHO分類 2017）

好酸球増多および *PDGFRA*，*PDGFRB* もしくは *FGFR1* の再構成または *PCM1-JAK2* を伴った骨髄系/リンパ系腫瘍の分類
PDGFRA の再構成を伴った骨髄系/リンパ系腫瘍
PDGFRB の再構成を伴った骨髄系/リンパ系腫瘍
FGFR1 の再構成を伴った骨髄系/リンパ系腫瘍
暫定病型：*PCM1-JAK2* を伴った骨髄系/リンパ系腫瘍

(Swerdlow SH, *et al*.: WHO classification of Tumours of Haematopoietic and Tissues, revised 4th edition, 2017 より)

表5.1.3 骨髄異形成/骨髄増殖性腫瘍（MDS/MPN）の分類（WHO分類 2017）

骨髄異形成/骨髄増殖性腫瘍（MDS/MPN）
慢性骨髄単球性白血病（CMML）
非定型慢性骨髄性白血病（aCML），*BCR-ABL1*⁻
若年性骨髄単球性白血病（JMML）
環状鉄芽球と血小板増加を伴った MDS/MPN（MDS/MPN-RS-T）
MDS/MPN，分類不能型

(Swerdlow SH, *et al*.: WHO classification of Tumours of Haematopoietic and Tissues, revised 4th edition, 2017 より)

$p190^{BCR-ABL1}$ 蛋白を産生する。

(2) Ph陰性骨髄増殖性腫瘍

MPNの分子病態は，2005年に真性多血症（PV），本態性血小板血症（ET），原発性骨髄線維症（PMF）に共通して *JAK2 V617F* 変異が報告された。その後，*JAK2 exon12* 変異や *MPL* 変異，*CALR* 変異が報告され，PV，ET，PMFはJAK-STATシグナル伝達経路が恒常的に活性化されることに起因することが明らかになった。

PVは，ほぼ全例に *JAK2 V617F* 変異（95％）または *JAK2 exon12* 変異（5％）が認められる。ETでは，*JAK2* 変異（60〜65％），*MPL* 変異（5％），*CALR* 変異（20〜25％），PMFは，*JAK2* 変異（60〜65％），*MPL* 変異（10％），*CALR* 変異（20〜25％）が認められ，ET，PMFにおいても80％以上の症例で遺伝子変異が認められている。これらの遺伝子変異により，クローン性の証明や診断，予後との関連性が明らかになった。

MPNの染色体異常は，＋8，＋9，del（13q），del（20q），trisomy（1q）などが認められるが，ほかの病型にも見られるため疾患特異性に乏しい。

● 2. 好酸球増多および *PDGFRA*，*PDGFRB* もしくは *FGFR1* の再構成または *PCM1-JAK2* を伴った骨髄系/リンパ系腫瘍

一般的に末梢血中の好酸球数が $1.5×10^3/\mu L$ 以上を持続的に呈する場合に，好酸球増多症と定義されるが，好酸球増多症に特定の遺伝子異常を伴う場合は，本病型に分類される（表5.1.2）。通常は好酸球増多症を伴う慢性骨髄増殖性腫瘍として発症し，時にリンパ系腫瘍を合併することがある。

PDGFRA，*PDGFRB* または *FGFR1* が関与する融合遺伝子および染色体異常は多数報告されている。それぞれの遺伝子において，*FIP1L1-PDGFRA* 融合遺伝子：del（4）（q12q12），*ETV6-PDGFRB* 融合遺伝子：t（5;12）（q33;

p13），*ZNF198-EGFR1* 融合遺伝子：t（8;13）（p11;q12）が代表例である。染色体検査において del（4）（q12q12）は異常として検出できない。

PDGFRA が関与する造血器腫瘍では，慢性好酸球性白血病（CEL）の病態を呈することが多く，*PDGFRB* が関与する造血器腫瘍では，好酸球増多を伴う慢性骨髄単球性白血病（CMML with eosinophilia）様の病態を呈することが知られている。*FGFR1* が関与する場合の臨床像は多彩である。

PCM1-JAK2 融合遺伝子：t（8;9）（p22;p24.1）が関与する造血器腫瘍では，好酸球増多に，左方移動した赤芽球が優位で，リンパ球集簇を認める骨髄所見が見られ，しばしばPMFに似る線維化も示す。

● 3. 骨髄異形成/骨髄増殖性腫瘍（MDS/MPN）

MDS/MPNは，骨髄異形成症候群（MDS）と骨髄増殖性腫瘍（MPN）の臨床および検査所見，そして形態学的所見を併せもったクローン性骨髄性腫瘍である（表5.1.3）。MDS/MPNに認められる染色体異常として，＋8，del（20q），−7/del（7q），del（12p），−Yなどが検出されるが病型に特徴的な異常は見られない。

遺伝子異常は，慢性骨髄単球性白血病（CMML）では，*SRSF2*，*TET2*，*ASXL1* の遺伝子変異が80％以上の症例でいずれかの変異が認められ，*SRSF2* 変異と *TET2* 変異の共存（40％）はCMMLに特徴的である。

若年性骨髄単球性白血病（JMML）は，乳幼児期に起こる稀な小児白血病の一種で，約90％の患者でRAS経路に関連した遺伝子である *PTPN11*，*NF1*，*NRAS*，*KRAS*，*CBL* の遺伝子変異がいずれかに認められる。染色体検査においては約3割の症例でモノソミー7を認める。

環状鉄芽球と血小板増多を伴ったMDS/MPN（MDS/MPN-RS-T）では，*SF3B1* 変異が80％以上に認められ，約60％に *JAK2 V617F* 変異が，*CALR* と *MPL* 変異が数％

✎ **用語** 真性多血症（polycythemia vera；PV），本態性血小板血症（essential thrombocythemia；ET），原発性骨髄線維症（primary myelofibrosis；PMF），シグナル伝達兼転写活性化因子（signal transducers and activators of transcription；STAT），慢性好酸球性白血病（chronic eosinophilic leukemia；CEL），好酸球増多を伴う慢性骨髄単球性白血病（chronic myelomonocytic leukemia；CMML with eosinophilia），骨髄異形成/骨髄増殖性腫瘍（myelodysplastic/myeloproliferative disease；MDS/MPN），骨髄異形成症候群（myelodysplastic syndrome；MDS），慢性骨髄単球性白血病（chronic myelomonocytic leukemia；CMML），若年性骨髄単球性白血病（juvenile myelomonocytic leukemia；JMML），環状鉄芽球と血小板増多を伴ったMDS/MPN（MDS/MPN with ring sideroblasts and thrombocytosis；MDS/MPN-RS-T）

■5章 造血器腫瘍

表5.1.4 骨髄異形成症候群（MDS）の分類（WHO分類2017）

骨髄異形成症候群（MDS）
単一血球系統の異形成を伴うMDS
環状鉄芽球を伴うMDS（MDS-RS）
単一血球系統の異形成を伴うMDS-RS
多血球系統の異形成を伴うMDS-RS
多血球系統の異形成を伴うMDS
芽球増加を伴うMDS（MDS-EB）
単独5番染色体長腕欠失を伴うMDS
MDS，分類不能型（MDS-U）
暫定病型：小児不応性血球減少

(Swerdlow SH, *et al.*：WHO classification of Tumours of Haematopoietic and Tissues, revised 4th edition，2017 より)

表5.1.5 MDSの特徴的な染色体異常（WHO分類2017）

不均衡型異常	+8*
	−7 or del(7q)
	−5 or t(5q)
	del(20q)*
	−Y*
	i(17q) or t(17p)
	−13 or del(13q)
	del(11q)
	del(12p) or t(12p)
	del(9q)
	idic(X)(q13)
均衡型異常	t(11;16)(q23.3;p13.3)
	t(3;21)(q26.2;q22.1)
	t(1;3)(p36.3;q21.2)
	t(2;11)(p21;q23.3)
	inv(3)(q21.3q26.2)/ t(3;3)(q21.3;q26.2)
	t(6;9)(p23;q34.1)

*：+8，−Y，del(20q) の場合は，異形成の確認が必要となる。
(Swerdlow SH, *et al.*：WHO Classification of Tumours of Haematopoietic and Lymphoid Tissues, revised 4th edition. Table 6.03, p104 より)

に認められ，遺伝子変異においてもMDS/MPNに位置する疾患として支持された。

● 4. 骨髄異形成症候群（MDS）

MDSは，未分化造血細胞に発生した遺伝子異常によるクローン性疾患で，異常クローンの腫瘍性増殖や無効造血によって難治性の血球減少が認められる症候群である（表5.1.4）。

WHO分類2017ではMDSに特徴的な染色体異常が記載されており，これらの異常が認められる場合は，＋8，−Y，del(20q) を除き，造血細胞の異形成の所見が明らかでなくてもMDSの可能性を示す根拠になる。MDSの特徴的な染色体異常を表5.1.5に示す。＋8，−Y，del(20q) の場合は，異形成の確認が必要となる。

(1) 環状鉄芽球を伴うMDS（MDS-RS）

MDS-RSは，芽球の増加は伴わず，環状鉄芽球は赤芽球の15％以上を占める病型である。ただし，*SF3B1* 変異が確認された症例については環状鉄芽球が5％以上でMDS-RSと診断可能となり，*SF3B1* 変異が陰性あるいは未検査の場合は，環状鉄芽球が15％以上で診断することになっている。

(2) 単独5番染色体長腕欠失を伴うMDS（5q欠失症候群）

単独5番染色体長腕欠失を伴うMDSは女性に多く，大球正貧血を認め，骨髄の赤芽球は低形成で異形成を伴う。血小板は正常ないし増加，骨髄では低分葉巨核球の形態を示す。5q欠失の共通欠失領域は5q32-q33である。

5q欠失症候群は，これまでdel(5q) 単独異常として定義されていたが，付加染色体異常が1つまでは5q欠失症候群として取り扱うことに変更された。ただし，−7とdel(7q) は除かれる。予後は良好であるが，*TP53* 変異症

表5.1.6 反復性遺伝子異常を伴う急性骨髄性白血病（AML）の分類（WHO分類2017）

反復性遺伝子異常を伴うAML
t(8;21)(q22;q22.1)；*RUNX1-RUNX1T1* を伴うAML
inv(16)(p13.1q22) または t(16;16)(p13.1;q22)；*CBFB-MYH11* を伴うAML
PML-RARA を伴うAML
t(9;11)(p21.3;q23.3)；*MLLT3-KMT2A* を伴うAML
t(6;9)(p23;q34.1)；*DEK-NUP214* を伴うAML
inv(3)(q21.3q26.2) または t(3;3)(q21.3;q26.2)；；*GATA2, MECOM* を伴うAML
t(1;22)(p13.3;q13.3)；*RBM15-MKL1* を伴うAML（巨核芽球性）
暫定病型：*BCR-ABL1* を伴うAML
NPM1 変異を伴うAML
CEBPA 両アレル変異を伴うAML
暫定病型：*RUNX1* 変異を伴うAML

(Swerdlow SH, *et al.*：WHO classification of Tumours of Haematopoietic and Tissues, revised 4th edition，2017 より)

例では治療薬レナリドミドへの反応性が悪く予後不良例が認められる。

● 5. 反復性遺伝子異常を伴うAML

反復性遺伝子異常を伴うAMLは，予後の推測に意義をもつ特定の染色体・遺伝子異常を疾患単位として取り入れた病型である（表5.1.6）。t(8;21)(q22;q22.1)，inv(16)(p13.lq22) またはt(16;16)(p13.1;q22)，*PML-RARA* を有するAMLにおいては，染色体・遺伝子異常の存在のみでAMLの診断がなされ芽球割合は考慮されていない。

(1) t(8;21)(q22;q22.1)；*RUNX1-RUNX1T1* を伴うAML

多くはFAB分類のM2に属し，芽球は大小不同があり

✐ **用語**　環状鉄芽球を伴う骨髄異形成症候群（MDS with ring sideroblasts；MDS-RS），単独5番染色体長腕欠失を伴うMDS（MDS with isolated del(5q)）（5q欠失症候群），反復性遺伝子異常を伴う急性骨髄性白血病（AML with recurrent genetic abnormalities），FAB分類（French-American-British classification）

核型不整を呈する。長短，太いなどのアウエル小体を認めることが多い。成熟好中球の細胞質に好塩基性の縁取りが見られ，脱顆粒や偽ペルゲル・ヒュエット核異常など形態異常を認める。さらに好酸球増多をしばしば認める。芽球のミエロペルオキシダーゼ（MPO）陽性率が高い。

t（8；21）転座により，21番染色体上の転写因子CBF-αをコードする*RUNX1（AML1）*遺伝子と8番染色体上の*RUNX1T1（ETO）*遺伝子の再構成が起こり，*RUNX1（AML1）-RUNX1T1（ETO）*融合遺伝子が形成される。*RUNX1*は造血細胞の分化に関与する転写因子で，*RUNX1（AML1）-RUNX1T1（ETO）*融合遺伝子が形成されると*RUNX1*の機能が阻害され，AML発症の原因となる。性染色体欠失やdel（9q）などの付加的染色体異常を伴うことが多い。

(2) inv（16）（p13.1q22）またはt（16；16）（p13.1；q22）；CBFB-MYH11 を伴う AML

芽球の増加に加え，粗大異常好酸性顆粒を有する好酸球（5%以上）が増加する特徴を有する。FAB分類ではAML M4Eoに相当する。白血病細胞による腫瘤形成が見られることがあり，再発時に髄外腫瘤が唯一の所見となることがある。

inv（16）またはt（16；16）によって，16q22に座位する*CBFB*遺伝子と16p13.1に座位する*MYH11*遺伝子の再構成が起こり，*CBFB-MYH11*融合遺伝子が形成される。*CBFB*は*RUNX1*と二量体を形成して骨髄系細胞の分化に関与しており，その複合体形成が*CBFB-MYH11*形成によって損なわれ，AML発症の原因となる。付加的染色体異常として＋8，＋22が多い。

(3) PML-RARA を伴う APL

急性前骨髄球性白血病（APL）は，豊富なアズール顆粒を有する異常な前骨髄球が増殖する。アウエル小体やファゴット細胞（アウエル小体の束）がほとんどの症例で認められるが，一部にはアズール顆粒に乏しい亜型が存在する。FAB分類ではAML M3に相当する。線溶亢進を伴う播種性血管内凝固症候群（DIC）を伴いやすい。

15番染色体上の*PML*遺伝子（15q24）と17番染色体上の*RARA*遺伝子（17q21）の再構成により*PML-RARA*融合遺伝子を形成し，その融合遺伝子から合成される蛋白が白血球の分化を阻害することでAPL発症の原因となる。masked t（15；17），cryptic t（15；17）の場合もある。APLにおける*RARA*遺伝子のパートナーとしては*PML*以外にt（11；17）（q23；q21）：*ZBTB16-RARA*やt（5；17）（q35；q21）：*NPM1-RARA*，t（11；17）（q13；q21）：*NUMA1-RARA*などがある。t（11；17）転座を伴うAPLでは全トランス型レチノイン酸（ATRA）が耐性で通常のAPLとは異なった形態学的特徴がある。

(4) t（9；11）（p21.3；q23.3）；MLLT3-KMT2A を伴う AML

t（9；11）（p21.3；q23.3）の多くは急性単球性白血病，または急性骨髄単球性白血病の形態を示す。FAB分類ではAML M4，M5に多い。

t（9；11）（p21.3；q23.3）は，*KMT2A（MLL）*遺伝子転座の中で最も多く認められ，*MLLT3*遺伝子と融合遺伝子*MLLT3-KMT2A（MLL）*を形成する。＋8などの付加的異常が認められる。一般的に*KMT2A（MLL）*転座は予後不良群が多いが，t（9；11）（p21.3；q23.3）を伴うAMLは予後中間群に属する。

(5) t（6；9）（p23；q34.1）；DEK-NUP214 を伴う AML

t（6；9）（p23；q34.1）は，分化型骨髄性白血病や骨髄単球性白血病に多く，好塩基球の増加があり，顆粒球系や赤芽球系に異形成を伴う。

t（6；9）（p23；q34.1）は，*DEK-NUP214*融合遺伝子により，細胞質内蛋白の核内移行を障害する。約70%の症例で*FLT3-ITD*遺伝子変異を合併し，一般的に予後は不良とされる。

(6) inv（3）（q21.3q26.2）or t（3；3）（q21.3；q26.2）；GATA2, MECOM を伴う AML

血小板数は正常または増加を伴い，多血球系に異形成を認め，とくに巨核球の形態異常が著明である。予後は不良である。

inv（3）（q21.3q26.2）あるいはt（3；3）（q21.3；q26.2）では，*GATA2*エンハンサーによって*MECOM*発現が高まり同時に*GATA2*ハプロ不全は起こるが*RPN1-EVI1*融合遺伝子は形成されないことが明らかになり，WHO分類2008で記載されていた，*RPN1-EVI1*融合遺伝子は削除されている。

−7，del（5q），複雑核型などの付加的染色体異常が高頻度に認められ，CML急性転化時もこの染色体異常が認められる。

(7) t（1；22）（p13.3；q13.3）；RBM15-MKL1 を伴う AML（巨核芽球性）

t（1；22）（p13.3；q13.3）は稀な染色体異常であるが，ダウン症候群を伴わない新生児（とくに女児）に巨核芽球性白

✎ **用語** アウエル（Auer）小体，偽ペルゲル・ヒュエット（pseudo Pelger-Huet）核異常，ミエロペルオキシダーゼ（myeloperoxidase；MPO），急性前骨髄球性白血病（acute promyelocytic leukemia；APL），ファゴット（Fagott）細胞，播種性血管内凝固症候群（disseminated intravascular coagulation；DIC），全トランス型レチノイン酸（all-trans retinoic acid；ATRA），ダウン（Down）症候群

■ 5章　造血器腫瘍

血病として多くが発症する。小型の巨核球を通常認めるが、顆粒球系および赤血球系細胞の異形成は伴わない。骨髄は正形成から過形成を示し、通常線維化を伴う。表面抗原解析では、芽球はCD45の発現をしばしば認めない。

(8) NPM1変異を伴うAML

ヌクレオホスミン（NPM）は核小体に存在するリン酸化蛋白であり、細胞増殖や細胞分裂の制御機構など多彩な機能を有している。核内物質である NPM1 が変異を起こすことにより核外（細胞質内）に輸送される。これは、NPM1 遺伝子エクソン12におけるフレームシフト型遺伝子変異にもとづくことが明らかになった。NPM1 遺伝子変異は、染色体正常核型の成人AMLにおいて約50%に変異が認められる。また、FLT3 遺伝子変異と強く相関し、予後を規定する因子の1つとして注目されている。

(9) CEBPA両アレル変異を伴うAML

CEBPA は好中球の分化・増殖に関わる重要な転写因子で、CEBPA 遺伝子に変異が起こると好中球分化機能が阻害され、結果的にAML発症の原因となる。

CEBPA 遺伝子変異は、染色体正常核型AMLにおいて15～18%に変異が認められる。NPM1 とは異なりほかの遺伝子変異と相関は見られていない。正常核型で CEBPA 変異を伴うAMLは予後良好である。

5.1.2　リンパ系腫瘍

● 1. リンパ芽球性白血病 / リンパ腫（ALL/LBL）

WHO分類によるALL分類を表5.1.7に示す。

(1) t(9;22)(q34.1;q11.2)；BCR-ABL1 を伴うBリンパ芽球性白血病/リンパ腫

t(9;22)(q34.1;q11.2) により BCR-ABL1 融合遺伝子が認められる Ph陽性B-ALL。BCR-ABL1融合遺伝子から BCR-ABL1蛋白が産生される。小児ALLの多くはp190[BCR-ABL1]蛋白を産生する一方、成人のB-ALLでは半数にCMLと同様のp210[BCR-ABL1]蛋白を産生する。Ph陽性B-ALLは全ALLの中で最も予後不良であるが、チロシンキナーゼ阻害薬（TKI）の登場により治療成績の改善が見られる。

(2) t(v;11q23.3)；KMT2A 再構成を伴うBリンパ芽球性白血病/リンパ腫

11番染色体q23.3上の KMT2A（MLL）遺伝子と多数の異なる融合パートナーのうちの1つとの間に相互転座を有するB-ALL。転座相手として4q21上の AF4遺伝子が最も多く、ほかに19p13上の ENL と9p22上の AF9 などがある。KMT2A（MLL）-AF4融合遺伝子が認められる ALL は乳児白血病での頻度が高く、予後不良である。

(3) t(12;21)(p13.2;q22.1)；ETV6-RUNX1 を伴うBリンパ芽球性白血病/リンパ腫

t(12;21)(p13.2;q22.1) により、ETV6(TEL)-RUNX1 (AML1) 融合遺伝子が認められるB-ALL。小児プレB-ALLに多く、予後良好である。染色体検査では、転座部位が酷似しているため検出できない異常である。FISH法などの方法で ETV6(TEL)-RUNX1(AML1) 融合遺伝子を検出する必要がある。

(4) 高二倍体性Bリンパ芽球性白血病/リンパ腫

染色体数が50～66本未満の染色体を伴う高二倍体性B-ALL。高二倍体性B-ALLは染色体数の数的増加のみで、通常は転座などの構造異常は認められない。小児に多く、予後良好である。

表5.1.7　リンパ芽球性白血病 / リンパ腫（ALL/LBL）の分類（WHO分類2017）

Bリンパ芽球性白血病 / リンパ腫
Bリンパ芽球性白血病 / リンパ腫，非特定
反復性遺伝子異常を伴うBリンパ芽球性白血病 / リンパ腫
t(9;22)(q34.1;q11.2)：BCR-ABL1 を伴うBリンパ芽球性白血病 / リンパ腫
t(v;11q23.3)：KMT2A 再構成を伴うBリンパ芽球性白血病 / リンパ腫
t(12;21)(p13.2;q22.1)：ETV6-RUNX1 を伴うBリンパ芽球性白血病 / リンパ腫
高二倍体性Bリンパ芽球性白血病 / リンパ腫
低二倍体性Bリンパ芽球性白血病 / リンパ腫
t(5;14)(q31.1;q32.3)：IL3-IGH を伴うBリンパ芽球性白血病 / リンパ腫
t(1;19)(q23;p13.3)：TCF3-PBX1 を伴うBリンパ芽球性白血病 / リンパ腫
暫定病型：BCR-ABL1 類似Bリンパ芽球性白血病 / リンパ腫
暫定病型：iAMP21 を伴うBリンパ芽球性白血病 / リンパ腫
Tリンパ芽球性白血病 / リンパ腫
暫定病型：早期T前駆細胞性白血病 / リンパ腫
暫定病型：ナチュラルキラー（NK）細胞リンパ芽球性白血病 / リンパ腫

(Swerdlow SH, et al.：WHO Classification of Tumours of Haematopoietic and Lymphoid Tissues, revised 4th edition. Table 6.03，p104 より)

✎ 用語　CD（cluster of differentiation），急性リンパ芽球性白血病 / リンパ腫（acute lymphoblastic leukemia/lymphoma；ALL/LBL），B-急性リンパ芽球性白血病（B acute lymphoblastic leukemia；B-ALL），チロシンキナーゼ阻害薬（tyrosine kinase inhibitor；TKI）

(5) 低二倍体性Bリンパ芽球性白血病/リンパ腫

染色体数が46本未満の染色体を伴う低二倍体性B-ALL。一般的に染色体数と予後が相関する傾向があり，とくに一倍体性では予後不良である。

(6) t(5;14)(q31.1;q32.3)；*IL3-IGH* を伴うBリンパ芽球性白血病/リンパ腫

5q31.1上の *IL3* 遺伝子と14q32.3上の免疫グロブリン重鎖（*IGH*）遺伝子の相互転座を伴うB-ALL。稀なALLで，全ALLの1%未満程度である。反応性の好酸球増多が認められる特徴を有する。

(7) t(1;19)(q23;p13.3)；*TCF3-PBX1* を伴うBリンパ芽球性白血病/リンパ腫

t(1;19)(q23;p13.3) 転座により，*TCF3(E2A)-PBX1* 融合遺伝子が認められるB-ALL。*TCF3(E2A)* の転座相手として稀に *HLF* 遺伝子の関与する t(17;19) が認められるため，*TCF3(E2A)* 再構成のみでは転座相手を判断できない。成人よりも小児に多く認められ，小児では予後良好，成人では予後不良とされる。

● 2. 成熟B細胞性腫瘍

1980年代初頭に複数の研究グループによりリンパ腫瘍の染色体転座の解析から *c-MYC* 遺伝子が同定されたのを発端に，次々とB細胞リンパ腫の染色体転座およびその関連遺伝子が明らかにされた。B細胞リンパ腫における染色体転座の多くは，急性白血病の染色体転座に見られるような融合遺伝子が形成されるタイプではなく，ターゲット遺伝子の構造自体は保たれ，転座によりプロモーター置換が生じて脱制御がもたらされるものがほとんどである。

(1) 濾胞性リンパ腫（FL）

FLは胚中心を構成するB細胞が腫瘍化したものであり，通常は明瞭な腫瘍性胚中心様構造が1個以上存在する。

FLの70〜95%に t(14;18)(q32.3;q21.3) が認められる。アポトーシス抑制遺伝子の *BCL2*(18q21.3) と *IGH*(14q32.3) の相互転座により抗アポトーシス化が促進され，腫瘍形成に関与している。付加的染色体異常として +der(18)t(14;18) が多い。

(2) びまん性大細胞型B細胞性リンパ腫（DLBCL）

びまん性大細胞型B細胞性リンパ腫（DLBCL，非特殊型）は，大型B細胞の腫瘍性増殖性疾患のうち，びまん性増殖の像を呈する。

3q27転座（*BCL6*）は，DLBCLの約30%に認められ，転座相手は複数見られるが，*IGH* 遺伝子との転座が多い。*BCL6* 遺伝子産物は胚中心B細胞の分化抑制にはたらく転写調節因子であり，転座により *BCL6* 発現が脱制御されるとB細胞系の分化停止・濾胞内蓄積をきたし，ほかの付加的遺伝子異常が加わり腫瘍化に至ると考えられている。3q27転座は，FLの約15%にも認められる。

(3) マントル細胞リンパ腫（MCL）

MCLは胚中心のマントル帯を構成するB細胞が腫瘍化したリンパ腫。全身リンパ節腫脹を主とする節性リンパ腫で，経過中に節外部位，骨髄，消化管，肝臓，脾臓に浸潤する頻度が高くなる。予後は不良である。

MCLの70〜75%に t(11;14)(q13;q32) が認められる。11q13の *CCND1* 遺伝子は細胞周期に関連があり，転座により *IGH* 遺伝子と再構成すると異常発現が起こり，腫瘍形成に関与している。

(4) 粘膜関連リンパ組織型節外性辺縁帯リンパ腫（MALTリンパ腫）

粘膜関連リンパ組織（MALT）の節外性濾胞辺縁帯リンパ腫はさまざまな臓器に発症するリンパ腫。t(11;18)(q21;q21) 転座がMALTリンパ腫の約30%に見られる。11番染色体の *API2* 遺伝子と18番染色体の *MALT1* 遺伝子の融合蛋白質 API2-MALT1 により，腫瘍細胞が抗アポトーシス化される。t(11;18) 転座がある場合は，*Helicobacter pylori* の除菌に抵抗性といわれている。

(5) バーキットリンパ腫（BL）

BLは，組織学的には比較的小型で異形成の少ない腫瘍細胞が増生，"starry sky"（アポトーシスに至った腫瘍細胞をマクロファージが貪食するために浸潤した像）像が特徴的である。

MYC 遺伝子（8q24）と *IGH* 遺伝子（14q32）との転座，t(8;14)(q24;q32) が認められる。*MYC* との転座相手の約80%は *IGH*(14q32) であるが，ほかに免疫グロブリン軽鎖の *IGK*(2p12) と *IGL* 遺伝子（22q11）との再構成も認められる。*TCF3* とその制御因子である *ID3* の変異が多くの例で認められることがWHO分類2017に記載されている。

🖉 **用語** 成熟B細胞性腫瘍（mature B cell neoplasms），濾胞性リンパ腫（follicular lymphoma；FL），びまん性大細胞型B細胞性リンパ腫（diffuse large B-cell lymphoma, not otherwise specified；DLBCL, NOS），マントル細胞リンパ腫（mantle cell lymphoma；MCL），粘膜関連リンパ組織（mucosa-associated lymphoid tissue；MALT），節外性濾胞辺縁帯リンパ腫（extranodal marginal zone lymphoma of MALT），バーキットリンパ腫（Burkitt lymphoma；BL），成熟T細胞腫瘍（mature T neoplasms）

■5章　造血器腫瘍

● 3. 成熟 T 細胞腫瘍

(1)ALK陽性未分化大細胞型リンパ腫（ALCL, ALK＋）

　ALK陽性未分化大細胞型リンパ腫（ALCL, ALK＋）は，T細胞性リンパ腫で，ALK遺伝子（2q23）の転座による再構成でチロシンキナーゼが活性化する。転座相手の約70％はNPM（5q35）遺伝子である。腫瘍細胞はCD30/Ki-1が陽性である。ALCLにおいて，ALK陽性例は予後がよく，ALK陰性例は予後が悪い。

(2)成人T細胞性白血病/リンパ腫（ATLL）

　ATLLは，ヒトT細胞向性ウイルスI型（HTLV-I）を原因ウイルスとして発症する。国内では九州に多い。特異的な染色体異常は認められず，診断にはサザンブロット法やinverse PCR法によりHTLV-Iのモノクローナルバンドを証明する必要がある。

［高橋裕之］

📝**用語**　未分化リンパ腫キナーゼ（anaplastic lymphoma kinase；ALK），ALK陽性未分化大細胞型リンパ腫（anaplastic large-cell lymphoma；ALCL, ALK+），成人T細胞性白血病/リンパ腫（adult T-cell leukemia/lymphoma；ATLL），ヒトT細胞向性ウイルスI型（human T lymphotropic virus type I；HTLV-I），ポリメラーゼ連鎖反応（polymerase chain reaction；PCR）

5.2 分子標的薬

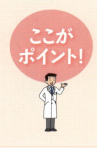

ここがポイント！
- 分子標的薬は，腫瘍細胞に発現する分子や遺伝子異常の情報をもとに作製された治療薬である。
- ターゲットとする分子や遺伝子異常を有する腫瘍細胞のみに効果が発揮される。
- 分子標的薬単独，または化学療法との併用により治療成績が向上している。

分子標的薬とは，腫瘍細胞に特異的に発現する特徴を分子や遺伝子レベルでとらえてターゲットとし，腫瘍細胞の異常な分裂や増殖を抑えることを目的とした治療薬である。腫瘍細胞の特定の分子だけを狙い撃ちにするため，正常な細胞へのダメージが少なく，従来の抗がん剤と比べると体への負担が軽減されている。しかし，分子標的薬においても副作用がまったくないわけではなく，一般的な抗がん剤とは違った副作用が見られる場合がある。

5.2.1 CML治療薬

CMLでは，t(9;22)(q34.1;q11.2)により*BCR-ABL1*融合遺伝子が形成される。この融合遺伝子によってチロシンキナーゼが活性化されたBCR-ABL1融合蛋白が形成される。チロシンキナーゼ阻害薬（TKI）は，チロシンキナーゼ活性を選択的に阻害することで腫瘍細胞の増殖を抑制する。

CMLの治療で用いられている分子標的治療薬には，第1世代と第2世代の薬が開発されており，第2世代の薬は第1世代の薬を改良したもので，BCR-ABL1融合蛋白への結合力や選択性が改善されている。

CMLのTKIとして，イマチニブ，ダサチニブ，ニロチニブ，ボスチニブなどが実用化されている。CML治療薬は，Ph陽性ALL，*KIT*陽性消化管間質腫瘍（GIST），*FIP1L1-PDGFRA*融合遺伝子陽性の慢性好酸球性白血病/特発性好酸球増加症候群（CEL/HES）などにも使用されている。

5.2.2 APL治療薬

APLの治療は，*PML-RARA*融合遺伝子に作用する，ATRAと亜ヒ酸（ATO）の有効性が確立されている。APLは発病初期に線溶亢進型のDICが見られ致命的な臓器出血を合併しやすいが，DICをコントロールすると，完全寛解率および無病生存割合は，ほかのAMLと比較して高い治癒率が得られている。タミバロテンは，再発APLの治療薬として有効とされる。

用語 イマチニブ（imatinib），ダサチニブ（dasatinib），ニロチニブ（nilotinib），ボスチニブ（bosutinib），消化管間質腫瘍（gastrointestinal stromal tumor；GIST），慢性好酸球性白血病/特発性好酸球増加症候群（chronic eosinophilic leukemia/hyper eosinophilic syndrome；CEL/HES），亜ヒ酸（arsenic trioxide；ATO），タミバロテン（tamibarotene）

■ 5章　造血器腫瘍

5. 2. 3　AML 治療薬

　CD33抗原は67kDaの糖蛋白質で，骨髄球系の細胞表面マーカーの1つである。正常では顆粒球，単球，一部の赤芽球や巨核球に発現している。AMLの90%以上の症例で発現を認め，造血幹細胞やほかの臓器に発現していない。

　ゲムツズマブオゾガマイシン（GO）は，CD33に対するヒト化モノクローナル抗体にカリケアマイシン誘導体を結合させた，CD33陽性AMLの治療薬である。

5. 2. 4　B 細胞性リンパ腫の治療薬

● 1. ヒト型抗 CD20 モノクローナル抗体：リツキシマブ

　ヒトBリンパ球表面に存在する分化抗原CD20（リン蛋白質）に結合するモノクローナル抗体で，CD20 抗原の認識部位（可変部領域）がマウス由来，それ以外の部分（定常部領域）がヒト由来（IgG1κ）のマウス-ヒトキメラ型抗体である。

　CD20抗原はB細胞のみに発現する膜蛋白質であるため，CD20をもつB細胞やB細胞性リンパ腫細胞に結合し，抗体依存性細胞傷害（ADCC）活性と補体依存性細胞傷害（CDC）活性を誘導し細胞を傷害する。

● 2. 放射免疫療法

　放射免疫療法（RIT）は，モノクローナル抗体に放射性同位元素を抱合した抗体による治療である。リツキシマブのみを用いた治療よりも高い反応性が見られ，再発性または難治性に対しても有用な結果が得られている。放射免疫治療薬にマウス抗CD20モノクローナル抗体に^{90}Yを抱合したイブリツモマブ チウキセタン，^{131}Iを抱合したトシツモマブがある。

［高橋裕之］

✐用語　ゲムツズマブオゾガマイシン（gemtuzumab ozogamicin；GO），リツキシマブ（rituximab），免疫グロブリン（immunoglobulin；Ig），抗体依存性細胞傷害（antibody-dependent cell-mediated cytotoxicity；ADCC），補体依存性細胞傷害（complement-dependent cytotoxicity；CDC），放射免疫療法（radio immunotherapy；RIT），イブリツモマブ チウキセタン（ibritumomab tiuxetan），トシツモマブ（tositumomab）

5.3 リンパ球の分化と遺伝子再構成

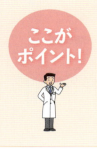

ここがポイント!
- リンパ球は，遺伝子再構成を行うことで多様な免疫反応に応答している。
- リンパ性腫瘍においても遺伝子再構成が生じるが，単一な再構成パターンが認められることにより腫瘍性の有無を判断することができる。

　リンパ球はほかの造血細胞と同様に造血幹細胞から分化した細胞で，分化する過程で2種類に分けられ，骨髄で発生し胸腺で成熟するT細胞と，骨髄で発生し骨髄で分化成熟するB細胞がある。それぞれ，細胞表面に抗原特異的なレセプターをもち，遺伝子再構成が生じることで，それぞれ特異的な機能をもつ細胞に分化する。

5.3.1　B細胞

1. B細胞の遺伝子再構成

　成熟B細胞はその表面に免疫グロブリン（Ig）を発現する。免疫グロブリンには重鎖（H鎖）と軽鎖（L鎖）から構成され，Igを生成するためには*IG*遺伝子の再構成が必要であり，再構成はプロBから未成熟B細胞までの段階で完了する。H鎖は可変領域のvariable（V），diversity（D），joining（J）で各領域にある遺伝子群から1つずつ選び出して組み合わせる。一方，L鎖の可変領域はV，J 2つの各領域の遺伝子で再構成を行う。再構成はH鎖遺伝子からL鎖遺伝子の順に起こり，L鎖の再構成はまず*IGK*遺伝子を選択するが，これが成立しない場合に*IGL*遺伝子が選択され，この過程で再構成されなかった細胞はアポトーシスによって除去される。

2. B細胞の分化

　B細胞は，骨髄で造血幹細胞からプロB細胞→プレプレB細胞→プレB細胞→未成熟B細胞と分化し，骨髄を出た未成熟B細胞は血流を介して末梢組織（リンパ節，脾臓，扁桃，粘液関連リンパ組織）へと移動し成熟B細胞へと分化し，最終的には形質細胞となり抗体を産生する。B細胞の分化段階と対応するリンパ腫を図5.3.1に示す。

　プロB細胞で，*IG*遺伝子再構成が始まる。H鎖のD領域とJ領域（DH→JH）の結合が起こり，さらにVHにDHJHが結合して再構成が完了する。次のプレプレB細胞では，Igμ鎖と代替軽鎖（SL）が結合し，プレB細胞レセプター（プレBCR）として細胞表面に発現する。プレB細胞では，プレBCRが細胞表面から消失し，Igμ鎖がIgκ鎖またはIgλ鎖と結合してIgMが表出し，未成熟B細胞へと分化していく。さらに，IgDがつくられてIgM・IgD両方を表出し成熟B細胞となる。成熟B細胞は骨髄を離れて末梢組織へ移動し抗原刺激を受けると，末梢リンパ組織で抗体産生細胞である形質細胞あるいは免疫記憶をもつ記憶B細胞になる。

用語　H鎖（heavy chain），L鎖（light chain），代替軽鎖（surrogate L chain；SL），B細胞受容体（B cell receptor；BCR），記憶B細胞（memory B cell）

5章 造血器腫瘍

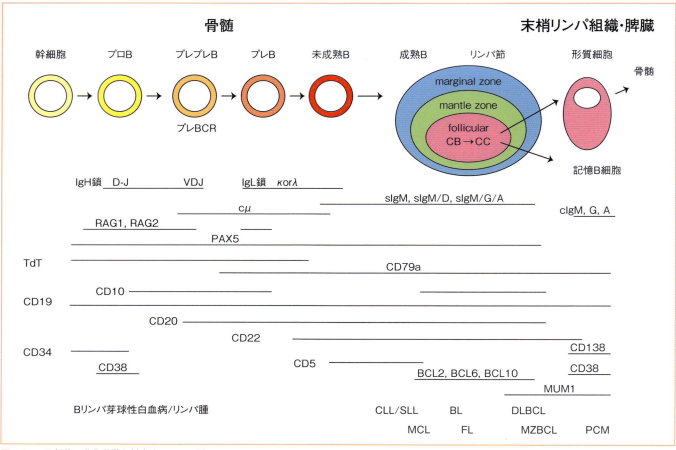

図 5.3.1　B細胞の分化段階と対応するリンパ腫

(日本臨床衛生検査技師会（編）:「染色体遺伝子検査の基礎と臨床応用」, 73, 図1, 日本臨床衛生検査技師会, 2010 より)

5.3.2　T細胞

1. T細胞の機能

T細胞は表面にT細胞レセプター(TCR)とよばれる抗原レセプターを発現する。TCRは，B細胞の抗原レセプターであるIgと同様に，V(D)J組換えにより抗原認識多様性を生み出している。TCRは抗原分子にそのまま結合するのではなく，抗原提示細胞上の主要組織適合性抗原複合体(MHC)に提示された消化ペプチド抗原に結合する。

T細胞は機能的に，Th1, Th2, キラーT細胞といった3種類に分けられる。Th1とTh2の多くは細胞表面にCD4を発現し，キラーT細胞の多くは細胞表面にCD8を発現する。CD4陽性T細胞は，クラスII MHC分子と結合性をもち，クラスII MHC分子に提示された抗原ペプチドに反応性を示す。一方，CD8陽性T細胞は，クラスI MHC分子に対する結合性をもち，クラスI MHC分子に提示された抗原ペプチドに反応性を示す。

CD4陽性T細胞のTh1は，インターフェロンγ(IFN-γ)を産生し，マクロファージの活性化をもたらし，炎症反応の惹起に関与する。Th2は，インターロイキン4(IL-4)を産生してB細胞を活性化し，アレルギー反応など，B細胞による抗体産生応答に関与している。キラーT細胞は，ウイルス感染細胞などの標的細胞を認識することでパーフォリンやグランザイムといったアポトーシス誘引因子を放出する。

2. T細胞の分化と遺伝子再構成

T細胞の分化には胸腺が重要な役割を果たしている。その胸腺は胸骨下にある一対の2つの葉からなる器官で，外側は外胚葉由来の皮質と内側は内胚葉由来の髄質に分けら

📝 **用語**　CB (centroblast), CC (centrocyte), 表面免疫グロブリン (surface immunoglobulin；sIg), 細胞質免疫グロブリン (cytoplasmic immunoglobulin；cIg), 慢性リンパ性白血病 (chronic lymphocytic leukemia；CLL), 小リンパ球性リンパ腫 (small lymphocytic lymphoma；SLL), 辺縁性B細胞リンパ腫 (marginal zone B cell lymphoma；MZBCL), 形質細胞性骨髄腫 (plasma cell myeloma；PCM), T細胞レセプター (T cell receptor；TCR), 主要組織適合性抗原複合体 (major histocompatibility complex；MHC), ヘルパーT細胞 (helper T cell；Th cell), インターフェロン (interferon；IFN), インターロイキン (interleukin；IL), 葉 (lobe)

5.3 | リンパ球の分化と遺伝子再構成

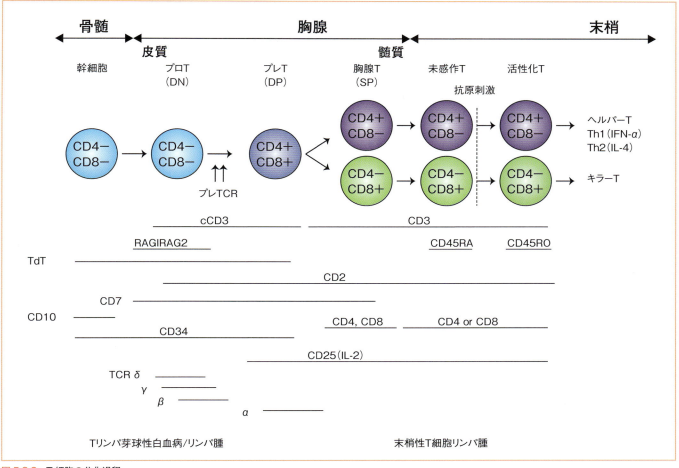

図5.3.2　T細胞の分化過程

（日本臨床衛生検査技師会（編）：「染色体遺伝子検査の基礎と臨床応用」，74，図2，日本臨床衛生検査技師会，2010より）

れる．骨髄から入ったT細胞前駆細胞は皮質から髄質へと胸腺内を遊走して移動するとともに分化が進み，髄質でCD4陽性T細胞あるいはCD8陽性T細胞へと成熟する．T細胞の分化過程を図5.3.2に示す．

TCRはα鎖・β鎖もしくはγ鎖・δ鎖がジスルフィド結合によるヘテロダイマーから構成され，細胞表面にTCR複合体（α，β，γ，ε，δ，ζ）と非共有結合によって複合体として存在する．T細胞はαβ型TCR，または，γδ型TCRの発現により，αβ型T細胞とγδ型T細胞とに分けられる．このαβ型やγδ型の分岐に関しては，*TCRγ*遺伝子座と*TCRα*遺伝子座に存在するサイレンサー領域の制御や膜蛋白質であるNotchによる制御が示唆されている．

胸腺皮質のプロT細胞の段階で*TCRβ*および*TCRγ*遺伝子のV（D）Jの組換えが起こると，プレTCRとよばれるTCRβ鎖複合体が細胞表面に発現する．プレTCRは，CD4やCD8の発現誘導およびTCRα鎖の遺伝子再構成と発現を促し，プレT細胞の段階でCD4とCD8の両方を発現するdouble positive細胞となる．TCRの再構成が完了すると，CD4あるいはCD8のどちらか一方を発現するsingle positive細胞となり，機能を有するT細胞に成熟する．

5.3.3　リンパ節

リンパ節は生体内の各場所にあり，種々の経路から侵入した外来性，内因性の異物に対して生体防御を行う．組織学的に皮質，傍皮質，髄質からなる．皮質はB細胞に富む領域で，一次および二次濾胞が構成される．一次濾胞は主にリンパ球と濾胞樹状細胞（FDC）からなる．抗原刺激を受けると一次濾胞はB細胞の分化・増殖の場となる二次

用語　DN（double negative），DP（double positive），SP（single positive），TdT（terminal deoxynucleotidyl transferase），皮質（cortex），傍皮質（paracortex），髄質（medulla），濾胞樹状細胞（Follicular dendritic cell：FDC）

濾胞へと肥大する。二次濾胞は明るく見える胚中心とこれをとりまく暗殻から構成される。(図5.3.3)。

胚中心にはさまざまなB細胞が存在し，アポトーシス細胞を貪食したマクロファージであるTBMφなどもみられる。その直下は主にT細胞に富む傍皮質となり，遠隔組織から移入してきた樹状細胞もこの層に含まれる。この樹状細胞はCD4陽性T細胞に抗原提示するのに必要なクラスⅡMHCが高発現している。リンパ節の一番内側の層は髄質と呼ばれ，B細胞が最も分化した抗体を産生する形質細胞が多く含まれる。

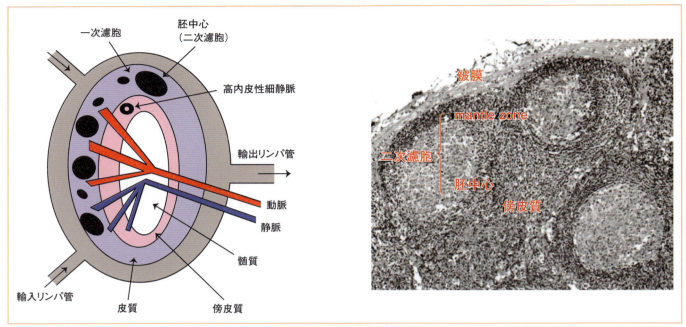

図 5.3.3　リンパ節構造の模式図と組織

5.3.4　遺伝子再構成検査

1. サザンブロッティング

リンパ球は，分化の途中でTCR遺伝子，またはIG遺伝子の再構成を行うことで，抗原認識の多様性を獲得している。リンパ性腫瘍は，リンパ球のモノクローナルな増殖であることから，TCRおよびIGの再構成パターンは1種類となる。よって，DNAをさまざまな制限酵素で切断，アガロースゲルで電気泳動し，ニトロセルロースなどの膜へ転写後，TCRまたはIG領域のプローブでハイブリダイズすれば，悪性リンパ腫では単一のバンドが観察される。この原理により，サザンブロッティングで良性・悪性を判断することが可能となる。サザンブロッティングは，多量のDNAが必要であり，微小な検体では検査が困難な場合や，腫瘍細胞の割合が低い検体では偽陰性となる場合がある。

2. ポリメラーゼ連鎖反応（PCR）

PCRは，サザンブロッティングと同様に，クローナリティーの有無が判定できる。検体が少量の場合やパラフィン包埋組織でも検査可能である。V，(D)，Jの遺伝子が再構成した際に，腫瘍細胞は固有の単一なゲノムDNAをつくり出している。そこで，V遺伝子断片からJ遺伝子断片を増幅するマルチプレックスPCRを行い，さまざまな長さの増幅産物が検出される正常細胞に対し，腫瘍細胞は1種類の増幅産物が特異的に検出されるため，クローナリティーの有無を判定することができる。PCRは，サザンブロッティングに比べ，体細胞突然変異を獲得しやすい腫瘍において，偽陰性の割合が高い傾向がある。

［高橋裕之］

用語　暗殻（mantle zone），TBMφ（tingible body macrophage），サザンブロッティング（Southern blotting）

最後に，本章の内容は，以下の参考文献を参考にした。

参考文献

1) Arber DA, *et al.*："The 2016 revision to the World Health Organization classification of myeloid neoplasms and acute leukemia". Blood, 2016；127；2391-2405.
2) Swerdlow SH, *et al.*："The 2016 revision of the World Health Organization classification of lymphoid neoplasms"，Blood，2016；127；2375-2390.
3) 押味和夫（監），木崎昌弘，他（編著）：「WHO分類第4版による白血病・リンパ系腫瘍の病態学」，中外医学社，2009.
4) 朝長万左男（編）：「染色体異常の基礎と臨床」，医薬ジャーナル社，2006.
5) 須知泰山，他：「新・悪性リンパ腫アトラス」，文光堂，2000.
6) Swerdlow SH, *et al.*：WHO Classification of Tumours of Haematopoietic and Lymphoid Tissues, revised 4th edition. IARC，2017.

6章 先天異常

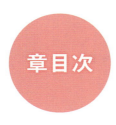

6.1：染色体異常症候群 …………… 114

SUMMARY

　染色体異常症候群には，常染色体あるいは性染色体の数的異常である異数性異常を呈する染色体異常症やある染色体領域の欠失や重複によって隣接した複数の遺伝子発現異常が起こることが原因とされる隣接遺伝子症候群，そしてDNA修復機構に欠陥が生じ，染色体の断裂や不安定性をもたらし，一定の臨床像を呈する染色体不安定症候群などが含まれる。これらの疾患の診断には分染法による染色体検査からシーケンス法による遺伝子検査まで幅広く染色体・遺伝子検査技術が必要となる。また，診断技術のみでなく，疾患の背景・原因も理解しながら，臨床医と結果について解釈できることが，染色体異常症候群の検査においては重要である。

　本章では，染色体異常症候群に含まれる主な疾患について概説する。検査法のみならず，疾患の臨床記載あるいは異常解明の歴史的な背景も含めて概説し，各疾患のOMIM（Online Mendelian Inheritance in Man）番号や責任遺伝子についても記載する。

6.1 染色体異常症候群

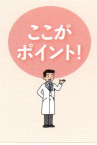

ここがポイント！
- 先天異常は染色体・遺伝子検査によって診断が可能となる。
- 各疾患で認められる染色体異常や遺伝子異常について理解する。
- 遺伝子の欠失，機能欠失が生じる機構を染色体レベルでの変化と併せて理解する。

　染色体異常症候群の中で，数的な異常である異数性異常は臨床的にも重要な異常である。その異数性異常が生じる機構の1つが，染色体の不分離によるものであり，21トリソミー（ダウン症候群）では，第一減数分裂時の不分離が原因と考えられている。しかし，その分子機構についてはすべてが明らかになってはいない。

　染色体異常症候群をはじめ多くの遺伝性疾患にはOMIM番号が付されている。OMIMは，1966年にMcKusickが編纂・発表したMIMをもとに1985年にオンラインバージョンとなった。1987年からインターネットを介して利用できるようになっている (https://www.omim.org/)。ヒトの遺伝子と遺伝子によって規定される表現型や関連する情報が掲載されている。本項においては，記述した疾患についてOMIM番号を付記した。

　各疾患のおもな症状や発生頻度（何出生に1人か）は，OMIMや小児慢性特定疾病情報センター (https://www.shouman.jp/)，疾患別一覧の「13.染色体又は遺伝子に変化を伴う症候群の疾患一覧」および難病情報センター (http://www.nanbyou.or.jp) にもとづいて記載した。

● 1. 常染色体異常症 (表6.1.1，図6.1.1)

(1) 21トリソミー（ダウン症候群）（OMIM # 190685）

【概要】 1866年にDownによって臨床記載され，1959年にLejeuneによって染色体トリソミーであることが明らかになった。

【発生頻度】 約800出生に1人。

【染色体異常のパターン】
- （完全型）21トリソミー（約95％）。
- ロバートソン型転座（約4％）。
- 21q21q転座（数％）。
- モザイク型21トリソミー（2％）。
- 21番染色体長腕トリソミー（非常に稀）。

【おもな症状】 筋緊張低下，後頭部扁平，眼瞼裂斜上，短い鼻，後頸部皮膚のたるみ，単一掌屈曲線，5指短小および内弯，発育の遅れなど。

【おもな検査法】 分染法，FISH法。

(2) 18トリソミー症候群（エドワーズ症候群）

【概要】 1960年にEdwardsによって臨床記載され，染色体

表6.1.1　代表的な染色体異常症候群

	疾患名	染色体・遺伝子異常	OMIM #	臨床記載・異常解明
常染色体異常	ダウン症候群	21トリソミー	190685	Down（1866年），Lejeune（1959年）
	エドワーズ症候群	18トリソミー		Edwards（1960年）
	パトウ症候群	13トリソミー		Bartholin（1657年），Patau（1960年）
	5p欠失症候群（猫鳴き症候群）	5p欠失（*CTNND2*欠失）	123450	Lejeune（1963年），Medinaら（2000年）
	4p欠失症候群（ウォルフ・ヒルシュホーン症候群）	4p欠失	194190	Hirschhornら（1961年），Hirschhornら（1965年），Wolfら（1965年）
性染色体異常	ターナー症候群	X（Xp）欠失		Turner（1938年），Ford（1959年）
	クラインフェルター症候群	X過剰		Klinefelterら（1942年），Jacobs・Strong（1959年）

用語 ダウン（Down）症候群，OMIM（Online Mendelian Inheritance in Man），MIM（Mendelian Inheritance in Man），ロバートソン（Robartson）型転座，蛍光 *in situ* ハイブリダイゼーション（fluorescence *in situ* hybridization ; FISH）法，エドワーズ（Edwards）症候群

6.1 | 染色体異常症候群

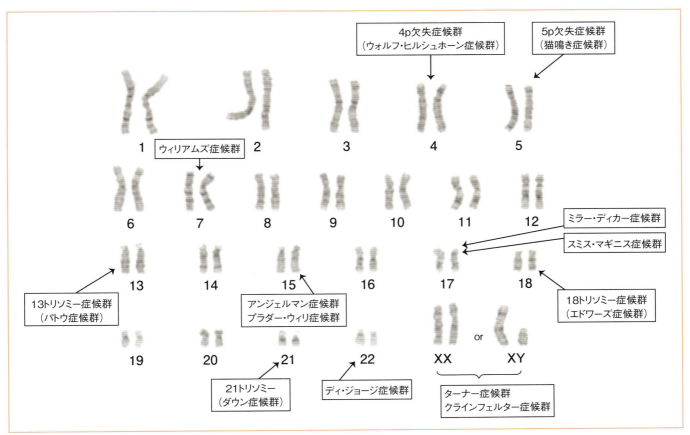

図 6.1.1　おもな疾患と異常が生じる染色体

トリソミーであることが明らかになった。
【発生頻度】約7,500出生に1人。
【染色体異常のパターン】
・（完全型）18トリソミー（94％）。
・モザイク型18トリソミー。
・18長腕トリソミー。
【おもな症状】胎児期からの成長障害，身体的特徴（手指の重なり，短い胸骨，揺り椅子状の足），先天性心疾患，食道閉鎖など。
【おもな検査法】分染法，FISH法。

(3) 13トリソミー症候群（パトウ症候群）
【概要】1657年にBartholinによって臨床記載され，1960年にPatauによって染色体トリソミーであることが明らかになった。
【発生頻度】15,000～25,000出生に1人。
【染色体異常パターン】
・（完全型）13トリソミー。
・ロバートソン型13トリソミー。
・モザイク型18トリソミー。
【おもな症状】小頭症，頭皮欠損，頭蓋骨部分欠損，小眼球症，口唇口蓋裂，単一手掌線，多指趾症など。
【おもな検査法】分染法，FISH法。

● 2. 常染色体欠失症候群 （表6.1.1，図6.1.1）

(1) 5p欠失症候群（猫鳴き症候群）（OMIM # 123450）
【概要】1963年にLejeuneによって，5番染色体短腕部分欠失例が報告された。CTNND2遺伝子（Medinaら，2000年）を含む5p15領域の欠失が原因である。
【発生頻度】20,000～50,000出生に1人。
【おもな症状】成長障害，新生児期から乳児期に認める甲高い猫の鳴き声のような啼泣，小頭，眼間開離，筋緊張低下，精神発達遅滞など。
【おもな検査法】FISH法。

(2) 4p欠失症候群（ウォルフ・ヒルシュホーン症候群）（OMIM # 194190）
【概要】1961年にHirschhornらによって臨床記載され，1965年にHirschhornとWolfらのそれぞれの報告で，4p欠失が明らかになった。責任領域は4p16.3である。
【発生頻度】20,000～50,000出生に1人。

用語　パトウ（Patau）症候群，5p欠失症候群（5p deletion syndrome），猫鳴き症候群（cri-du-chat syndrome），4p欠失症候群（4p deletion syndrome），ウォルフ・ヒルシュホーン（Wolf-Hirschhorn）症候群

▌6章　先天異常

表6.1.2　代表的な隣接遺伝子症候群

症候群	染色体異常	責任遺伝子	OMIM #	臨床記載・異常解明
アンジェルマン症候群	母性15q11-q13欠失	*UBE3A*	105830	Angelman（1965年），Magenisら（1987年）
プラダー・ウィリー症候群	父性15q11-q13欠失	*SNRPN*，*NDN*など	176270	Prader, Labhart, Willi（1956年）
ウィリアムズ症候群	7q11.23欠失		194050	Williamsら（1961年），Beurenら（1962年）
スミス・マギニス症候群	17p11.2欠失	*RAI1*	182290	Smith, Magenis（1986年），Seranskiら（2001年），Slagerら（2003年）
ミラー・ディカー症候群	17p13.3欠失		247200	Miller（1963年），Dicker（1969年）
デイ・ジョージ症候群	22q11.2欠失	*TBX1*	188400	DiGeorge（1968年）

【おもな症状】特徴的な顔貌，成長障害，重度精神発達遅滞，筋緊張低下，難治性てんかん，摂食障害など。
【おもな検査法】FISH法。

● 3. 性染色体異常 （表6.1.1，図6.1.1）

(1) ターナー症候群
【概要】1938年にTurnerによって臨床記載され，1959年にFordによって性染色体欠失であることが明らかになった。
【発生頻度】出生女児4,000人に1人。
【染色体異常のパターン】
・45,X（50％）。
・X染色体長腕同腕染色体型　46,X,i（Xq）（15％）。
・モザイク型　45,X/46,XX（15％）。
・モザイク型　45,X/46,X,i（Xq）（5％）。
【おもな症状】低身長，腺異形成，奇形徴候（外反肘や翼状頸など），リンパ浮腫，大動脈縮窄，無月経など。
【おもな検査法】分染法，FISH法。

(2) クラインフェルター症候群
【概要】1942年にKlinefelterらによって臨床記載され，1959年にJacobsとStrongによって47,XXYが報告された。
【発生頻度】出生男児1,000人に1人。
【染色体異常のパターン】
・47,XXY。
・モザイク型　47,XXY/46,XY。
・48,XXYY。
・48,XXXY。
・49,XXXXY。
【おもな症状】高身長，女性化乳房，軽度の精神遅滞など。
【おもな検査法】分染法，FISH法。

● 4. 隣接遺伝子症候群 （表6.1.2，図6.1.1）

　欠失や重複によって隣接した複数の遺伝子発現異常により引き起こされる疾患の総称である。

(1) アンジェルマン症候群 （OMIM # 105830）
【概要】1965年にAngelmanによって臨床記載され，1987年にMagenisらによって15番染色体長腕微細欠失が報告された。
　15q11-q13に座位する*UBE3A*（ligase E3A）遺伝子の（機能）欠失が原因である。遺伝子（機能）欠失の機構は，①15q11-q13の母性染色体微細欠失，②15番染色体父性片親性ダイソミー，③刷り込み変異（ゲノムインプリンティング異常），④*UBE3A*遺伝子の変異がある。
【発生頻度】約15,000出生に1人。
【おもな症状】重度精神発達遅滞，てんかん，失調性運動障害，容易に引き起こされる笑いなどの行動異常，低色素症，特徴的な顔貌（尖った下顎，大きな口）など。
【おもな検査法】FISH法，マイクロアレイ解析，メチル化PCR法，遺伝子配列検査。

(2) プラダー・ウィリー症候群（プラダー・ラブハート・ウィリー症候群）（OMIM # 176270）
【概要】1956年にPrader，LabhartとWilliらによって臨床記載された（1887年にDownが臨床例を記載していた）。15q11-q13に座位する*SNRPN*遺伝子や*NDN*遺伝子など複数の遺伝子の（機能）欠失が原因である。
　遺伝子（機能）欠失の機構は，①15q11-q13の父性染色体微細欠失，②15番染色体母性片親性ダイソミー，③刷込み変異（ゲノムインプリンティング異常）がある。
【おもな症状】新生児期は，筋緊張低下，色素低下，外性器低形成，幼児期には肥満，低身長，思春期頃には，二次性徴発来不全，肥満，低身長，頑固な性格，思春期以降には肥満，糖尿病，性格障害・行動異常など。
【おもな検査法】FISH法，マイクロアレイ解析，メチル化PCR法，遺伝子配列検査。

(3) ウィリアムズ症候群 （ウィリアムズ・ボイレン症候群）（OMIM # 194050）
【概要】1961年にWilliamsら，1962年にBeurenらによって臨床記載された。7q11.23微細欠失が原因である。
【おもな症状】子宮内発育遅延を伴う成長障害，精神発達

✎**用語**　ターナー（Turner）症候群，クラインフェルター（Klinefelter）症候群，アンジェルマン（Angelman）症候群，ポリメラーゼ連鎖反応（polymerase chain reaction；PCR），プラダー・ウィリー（Prader-Willi）症候群〔プラダー・ラブハート・ウィリー（Prader-Labhart-Willi）症候群〕

6.1｜染色体異常症候群

表6.1.3 代表的な染色体不安定性症候群

症候群	責任遺伝子	OMIM #	臨床記載・異常解明
ファンコニ貧血（相補群）	本文参照		Fanconi（1927年）
ブルーム症候群	*RECQL3*（15q26）	210900	Bloom（1954年），Ellis ら（1995年）
ICF症候群　ICF1	*DNMT3B*（20q11.2）	242860	Hulten（1978年），Xu らや Okano ら（1999年）
ICF症候群　ICF2	*ZBTB24*（6q21）	614069	De Greef ら（2001年）
PCS症候群/MVA1症候群	*BUB1B*（15q15）	176430/257300	Rudd ら（1983年），Scheres ら（1986年），Unteregger ら（1987年），Hanks ら（2004年）

遅滞，妖精様顔貌，乳児期高カルシウム血症など。

【おもな検査法】FISH法，マイクロアレイ解析。

(4) スミス・マギニス症候群（OMIM # 182290）

【概要】1986年にSmithとMagenisによって17p11.2欠失の症例が報告された。17p11.2に座位する*RAI1*遺伝子の欠失（Seranskiら，2001年），変異（Slagerら，2003年）が原因である。

【発生頻度】25,000出生に1人。

【おもな症状】筋緊張低下，顔面正中低形成，知的障害，多動，重度の睡眠障害など。

【おもな検査】分染法，FISH法，遺伝子配列解析。

(5) ミラー・ディカー症候群（OMIM # 247200）

【概要】1963年にMillerが，1969年にDiekerが臨床記載された。17p13.3の欠失が原因である。

【おもな症状】滑脳症，顔貌異常，精神発達遅滞など。

【おもな検査法】FISH法。

(6) ディ・ジョージ症候群（OMIM # 188400）

【概要】臨床症状からCATCH22（Cardiac Abnormality/abnormal facies，T cell deficit due to thymic hypoplasia，Cleft palate，Hypocalcemia）症候群ともよばれる。1968年にDiGeorgeによって臨床記載された。22q11.2欠失〔*TBX1*遺伝子の変異（Yagiら，2003年）〕が原因である。

【おもな症状】胸腺低形成による細胞性免疫不全，先天性心血管系異常，副甲状腺低形成による低カルシウム血症，口蓋顔貌異常など。

【おもな検査法】FISH法，遺伝子配列解析。

● 5. 染色体不安定性症候群（表6.1.3）

DNA修復機構に欠陥が生じ，染色体の断裂や不安定性をもたらし，一定の臨床像を呈する疾患の総称である。異常に関わる遺伝子が明らかになっており，ファンコニ貧血のように関連遺伝子が多岐にわたるものもある（図6.1.2）。

(1) ファンコニ貧血（OMIM # 227650）

【概要】1927年にFanconiによって臨床記載された。染色体断裂が原因である。現在までに，DNAの修復にはたらく22種類のファンコニ貧血責任遺伝子が報告されている（図6.1.2）。

①*FANCA*（16q24.3），②*FANCB*（Xp22），③*FANCC*（9q22），④*FANCD1*（*BRCA2*）（13q12），⑤*FANCD2*（3p25），⑥*FANCE*（6p21），⑦*FANCF*（11p15），⑧*FANCG*（9p13），⑨*FANCI*（15q26），⑩*FANCJ*（*BRIP1*）（17q22），⑪*FANCL*（2p16），⑫*FANCM*（14q21.2），⑬*FANCN*（*PALB2*）（16p12），⑭*FANCO*（*RAD51C*）（17q22），⑮*FANCP*（*SLX4*）（16p13），⑯*FANCQ*（*ERCC4*）（16p13），⑰*FANCR*（*RAD51*）（15q15），⑱*FANCS*（*BRCA1*）（17q21），⑲*FANCT*（*UBE2T*）（1q31），⑳*FANCU*（*XRCC2*）（7q36），㉑*FANCV*（*MAD2L2*）（1p36），㉒*FANCW*（*RFWD3*）（16q23.1）。

【おもな症状】血球減少による症状と合併奇形，色黒の肌・カフェオレ斑，網状色素沈着，母指奇形など。

【おもな検査法】染色体脆弱試験，遺伝子配列解析。

(2) ブルーム症候群（OMIM # 210900）

【概要】1954年にBloomによって臨床的な報告がされた。15q26に座位する*BLM*遺伝子の変異が原因（Ellisら，1995年）であり，DNAヘリカーゼの異常により姉妹染色体分体交換の頻度が著増する。

【おもな症状】小柄な体型，特徴的な鳥様顔貌，日光過敏性紅斑など。

【おもな検査法】姉妹染色分体分染法，遺伝子配列解析。

(3) ICF症候群（OMIM # 242860, # 614069）

【概要】Immunodeficiency，Centromeric instability，Facial anomaliesの頭文字から付けられている。分岐染色体（1番，9番，16番染色体ヘテロクロマチン領域の伸長）が認められる。1978年にHultenによって臨床記載された。1999年にXuらやOkanoらにより20q11.2に座位する*DNMT3B*遺伝子変異が報告され（この変異を有する場合：ICF1，OMIM # 242860），2011年にDe Greefらにより6q21に座位する*ZBTB24*遺伝子変異が報告された（この

✐ **用語** ウィリアムズ（Williams）症候群〔ウィリアムズ・ボイレン（Williams-Beuren）症候群〕，スミス・マギニス（Smith-Magenis）症候群，ミラー・ディカー（Miller-Dieker）症候群，ディ・ジョージ（DiGeorge）症候群，ファンコニ（Fanconi）貧血，ブルーム（Bloom）症候群

6章　先天異常

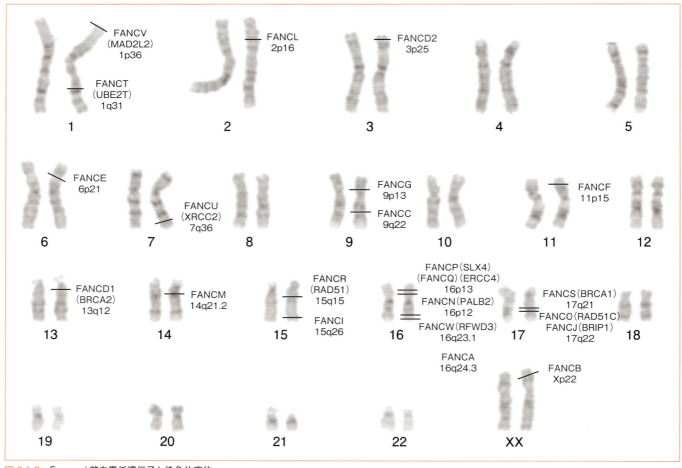

図 6.1.2　Fanconi 貧血責任遺伝子と染色体座位

変異を有する場合：ICF2，OMIM # 614069）。
【おもな症状】特徴的顔貌，眉間解離，低位耳介，巨舌，易感染性など。
【おもな検査法】分染法，遺伝子配列解析。

(4) PCS症候群（OMIM # 176430），MVA1症候群（OMIM # 257300）
【概要】染色分体早期解離（PCS）を起こす（Rudd ら，1983 年，Scheres ら，1986 年，Unteregger ら，1987 年）。2004 年に Hanks らによって 15q15 に座位する *BUB1B* 遺伝子変異が報告された。
【おもな症状】小頭症，精神発育遅滞，ダンディー・ウォーカー奇形・白内障，難治性けいれんなど。
【おもな検査法】分染法（32℃，20分間の低張処理後のPCS頻度），遺伝子配列解析。

［松田和之］

用語　多彩異数性モザイク（mosaic variegated aneuploidy；MVA），染色分体早期解離（premature chromatid separation；PCS），ダンディー・ウォーカー（Dandy-Walker）奇形

参考文献

1) OMIM - Online Mendelian Inheritance in Man　https://www.omim.org/
2) Nussbaum RL, 他（著），福嶋義光（監訳）：「トンプソン＆トンプソン遺伝医学 第2版」，メディカル・サイエンス・インターナショナル，2017．
3) 日本人類遺伝学会 臨床細胞遺伝学認定士制度：「染色体異常をみつけたら」　http://www.cytogen.jp/index/index.html
4) 小児慢性特定疾病情報センター　https://www.shouman.jp/
5) 難病情報センター　http://www.nanbyou.or.jp/

7章 分子病理学的診断と標的治療

章目次

7.1：病型分類と遺伝子染色体変異 ···· 120
  - 7.1.1　骨軟部腫瘍における染色体・遺伝子異常
  - 7.1.2　検査法

7.2：治療薬選択に関わる遺伝子検査 ··· 124
  - 7.2.1　分子標的薬
  - 7.2.2　臓器別遺伝子検査の現状

7.3：家族性腫瘍 ···························· 131
  - 7.3.1　おもな家族性腫瘍と原因遺伝子
  - 7.3.2　原因遺伝子と疾患カテゴリー
  - 7.3.3　代表的な家族性腫瘍

SUMMARY

　近年，分子生物学の研究が進み，腫瘍の発生，分化，進展に関与する分子，シグナル経路が解明された。それによりこれまで形態学的な分類から行われてきた病理診断が，疾患特異的な遺伝子変異によって病型分類をするように変化している。その代表的なものが骨軟部腫瘍と血液疾患である。また，それに付随して腫瘍に関連する分子を標的とする分子標的治療薬の開発が進み，治療薬の効果予測としての遺伝子検査の重要性が増している。中でも肺がん，大腸がんなどでは治療法の選択において，遺伝子検査が他の画像検査等と一緒に必須の検査となっている。

　家族性腫瘍は腫瘍が家族内に集積して発生する状態をいう。原因遺伝子の大部分はがん抑制遺伝子で，機能が失活してがん化の原因となるが，DNA修復遺伝子も失活が原因でがん化を引き起こす。代表的な家族性腫瘍としては家族性大腸腺腫症，リンチ症候群，遺伝性乳がん・卵巣がんなどがあり原因遺伝子に対する遺伝子検査が行われている。

■ 7章　分子病理学的診断と標的治療

7.1 病型分類と遺伝子染色体変異

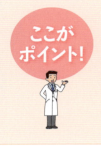

- 形態的な病型分類から疾患特異的な遺伝子，染色体変異による病型分類がされるようになった。
- 腫瘍特異的な遺伝子異常の検出は，診断困難な症例や非定型例での診断に有用な情報となり得る。
- 遺伝子異常の検出方法には免疫組織化学法，FISH法，RT-PCR法などがある。
- 組織標本上で形態と比較しながら観察できる in situ ハイブリダイゼーション法が広く利用されている。

　病理診断では従来，形態学的な病型分類がなされてきたが，分子生物学の進歩により，疾患に特異的な遺伝子変異，染色体変異が同定された。その結果，病型分類が変わった疾患も見られ，その代表的なものが造血器腫瘍と骨軟部腫瘍，脳腫瘍である。とくに骨軟部腫瘍，脳腫瘍は，発生頻度が低いにも関わらず，組織学的多様性に富み，異なる腫瘍でありながら類似した形態を示すものや，同じ疾患であっても症例や亜型によって異なった形態を示す場合もある。しかし，腫瘍の組織型に特異的な染色体・遺伝子変異が存在する疾患が明らかとなり，「WHO分類改訂第4版（2017）」でも遺伝子型との項目が設けられて，それぞれの疾患についての知見が記載されている。それらの染色体・遺伝子変異検出が補助診断として非常に有用な場合があり，予後の推定，治療応答性の判定，さらには個別化医療に今後つながる可能性も高い。本項では骨軟部腫瘍における代表的な遺伝子変異とその検出法について概説する。

7.1.1　骨軟部腫瘍における染色体・遺伝子異常

　未熟な小型円形細胞の増殖からなる腫瘍の一群は，リンパ腫や小細胞がんなどの多彩な腫瘍との鑑別が必要となる。その中のユーイング肉腫は小児や若年成人の骨や軟部組織に発生する悪性度の高い小円形細胞腫瘍である。一方，未熟神経外胚葉性腫瘍（PNET）は神経細胞への分化を示す未熟な細胞からなり，脊椎もしくはその周囲に発生する腫瘍である。これら2つは従来，別の病型として扱われていた。しかし，共通した融合遺伝子 *EWSR1-FLI1* が同定されたことにより，2002年の新WHO分類では同一腫瘍の神経外胚葉への分化の違いと定義され，ユーイング肉腫/PNETとして1項目にまとめられている。また，*EWSR1* 遺伝子の転座と関連する腫瘍はいくつかの亜型を示し，*EWSR1-FLI1* のユーイング肉腫/PNET以外にも *EWSR1-ATF1* の明細胞肉腫，*EWSR1-WT1* の線維形成性小円形細胞腫瘍（DSRCT）などでも検出され，組織発生学的にこれらの腫瘍群は同一ファミリー（ユーイング肉腫ファミリー）と考えられるようになった。

　近年遺伝子解析技術が進歩し，次世代シーケンス法とよばれる手法を用い，複数の検体の遺伝子を短時間に網羅的に解析することにより新しい知見が次々と報告されている。骨軟部腫瘍においても，これまで炎症性疾患と考えられてきた結節性筋膜炎，動脈瘤性骨嚢胞においては *UP6* 融合遺伝子が検出され，腫瘍性疾患と考えるに至ったほか，孤立性線維性腫瘍（SFT）での *NAB2-STAT6* 融合遺伝子や未分化小円形細胞肉腫での *BCOR-CCNB3* 融合遺伝子などの知見が得られている。後者は先に述べた小型円形細胞腫瘍，ユーイング肉腫に類似したユーイング様肉腫の鑑別に有用な情報となる。表7.1.1に軟部腫瘍におけるおもな染色体転座と融合遺伝子を示した[1,2]。

　腫瘍に特異的な遺伝子異常の検出は，診断困難な症例や非定型的な例での診断に有用な情報となり得る。たとえば骨軟部腫瘍の中で，比較的発生頻度の高い腫瘍として脂肪性腫瘍がある。中でも異型脂肪腫様腫瘍・高分化型脂肪肉腫（ALT/WDL）は，脂肪腫を含むほかの脂肪性腫瘍と

用語　世界保健機関（World Health Organization；WHO），ユーイング肉腫（Ewing sarcoma），未熟神経外胚葉性腫瘍（primitive neuroectodermal tumor；PNET），明細胞肉腫（clear cell sarcoma），線維形成性小円形細胞腫瘍（desmoplastic small round cell tumor；DSRCT），孤立性線維性腫瘍（solitary fibrous tumor；SFT）

表 7.1.1 軟部腫瘍におけるおもな組織型特異的融合遺伝子

組織型（発生部位）	融合遺伝子
ユーイング肉腫 / PNET（骨軟部）	*EWSR1-FLI1* *EWSR1-ERG* *EWSR1-ETV1* *EWSR1-ETV4* *EWSR1-FEV* *FUS-ERG*
線維形成性小円形細胞腫瘍（軟部）	*EWSR1-WT1*
明細胞肉腫（軟部）	*EWSR1-ATF1*
胞巣状横紋筋肉腫（軟部）	*PAX3-FOXO1A* *PAX7-FOXO1A* *PAX3-NCOA1*
類血管腫型線維組織球腫	*FUS-ATF1* *EWSR1-ATF1*
胞巣状軟部肉腫（軟部）	*ASPSCR1-TFE3*
未分化小円形細胞肉腫	*BCOR-CCNB3*
粘液型・円形細胞型脂肪肉腫（軟部）	*FUS-DDIT3* *EWSR1-DDIT3*
滑膜肉腫（軟部）	*SS18-SSX1* *SS18-SSX2* *SS18-SSX4* *SS18L1-SSX1*
先天性（乳児性）線維肉腫（軟部）	*ETV6-NTRK3*
隆起性皮膚線維肉腫（軟部）	*COL1A1-PDGFB*
低悪性線維粘液性肉腫（軟部）	*FUS-CREB3L2*
脂肪腫（軟部）	*HMIC-LPP*
炎症性筋線維芽細胞性腫瘍（軟部）	*ATIC-ALK* *RANBP2-ALK* *TMP3-ALK* *TMP4-ALK* *CARS-ALK* *CLTC-ALK* *SEC31L1-ALK*
類血管濾胞型線維組織球腫	*FUS-ATF1*
孤立性線維性腫瘍	*NAB2-STAT6*

の鑑別がHE染色による形態のみではしばしば困難であり，炎症や粘液腫様変化，脂肪壊死などの変化が加わることによりさらに鑑別が困難となる。しかし，ATL/WDLではほとんどの症例で12番染色体長腕q13-15領域の増幅を伴うことが明らかとなっており，その領域に存在するMDM2増幅，CDK4増幅を検出することで診断を確認することが可能となっている。また，ATL/WDL類縁疾患として脱分化型脂肪肉腫（DDL）があるが，異型脂肪腫様腫瘍・高分化型脂肪肉腫からの進展がほとんどであり，MDM2，CDK4増幅などの遺伝子異常はATL/WDLから引き継がれることが知られている。この腫瘍における脱分化領域では，脂肪成分を欠くため，線維肉腫や未分化多型肉腫などの高異型度の肉腫との鑑別が必要となるが，その際にもMDM2，CDK4の増幅の有無は重要な所見となる[3]。

7.1.2 検査法

骨軟部腫瘍の発生起源は多種多彩であるため，通常のHE染色による病理組織標本だけで確定診断できないことが少なくないが，組織型によって治療方針や予後が異なるため臨床的にも病理診断が極めて重要となる。免疫組織化学（IHC）法では腫瘍細胞の分化方向を決めるほかに，遺伝子異常を蛋白質として検出することも可能となっている。前述のMDM2増幅は蛋白質の過剰発現を示し，免疫組織学的に検出可能である。また，STAT6免疫染色は融合遺伝子形成の結果としてのSTAT6過剰発現を検出し，マーカーとしての有用性が示されている。しかし，これら蛋白質の同定は遺伝子変異そのものを検出しているわけではなく，ほかの病型においても発現異常を示すことがあるため，遺伝子変異の検出は特異性の点で優れている。

融合遺伝子の検出法には腫瘍の凍結標本からRNAを抽出し，RT-PCR法で検出する方法とパラフィン標本や凍結切片での間期核を対象としたFISH法により染色体の転座を検出する方法が行われている。

RT-PCR法では融合遺伝子を形成する可能性のあるそれぞれの遺伝子内にプライマーを設定し，RNAより合成したcDNAを鋳型としてPCRを行うと，融合遺伝子が存在する場合のみ遺伝子増幅が認められる（図7.1.1）。

RT-PCR法は正常細胞に埋もれたごく少数の腫瘍細胞を検出することができるが，RNAを検体とするため凍結組織が必要とされる。ホルマリン固定組織からRNAを抽出することも可能であるが，断片化されているため誤った判定をする可能性がある。また，融合遺伝子を形成する2つの遺伝子のうち，1つが共通でその相手が複数存在することが多く（もしくは転座先の遺伝子が1つとは限らないため），すべての転座パターンに相当するプライマーを用意し，それらも含めた検索が必要となる。また，切断点も多

用語 異型脂肪腫様腫瘍・高分化型脂肪肉腫（atypical lipomatous tumor/well-differentiated liposarcoma；ALT/WDL），ヘマトキシリン・エオジン（hematoxylin-eosin；HE）染色，脱分化型脂肪肉腫（dedifferentiated liposarcoma；DDL），免疫組織化学（immunohistochemistry；IHC），リボ核酸（ribonucleic acid；RNA），逆転写ポリメラーゼ連鎖反応（reverse transcription polymerase chain reaction；RT-PCR），蛍光 *in situ* ハイブリダイゼーション（fluorescence *in situ* hybridization；FISH），相補的デオキシリボ核酸（complementary deoxyribonucleic acid；cDNA），ポリメラーゼ連鎖反応（polymerase chain reaction；PCR）

7章 分子病理学的診断と標的治療

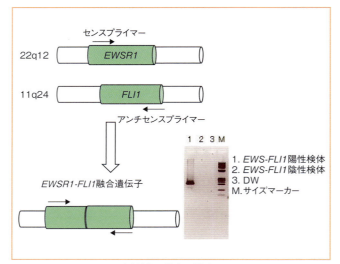

図 7.1.1　EWSR1-FLI1 融合遺伝子検出の模式図
融合遺伝子を形成する2つの遺伝子にそれぞれ相補的なプライマーを設定する。正常な場合、この2つの遺伝子は別の染色体上にあるためPCRを行っても増幅されない。しかし融合遺伝子が形成されると2つの遺伝子が融合するためPCRによって増幅が認められる（下段）。

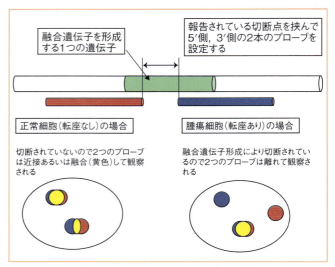

図 7.1.2　FISH 法による break apart プローブの原理模式図
融合遺伝子を形成する1つの遺伝子に注目し、切断点を挟んで5′側、3′側それぞれに特異的なプローブを設定する。正常細胞ではこの2つのプローブは1本の染色体上の近接した位置にハイブリダイズされるので融合シグナルとして観察される（下段左）。転座により切断されていると2つのプローブは別の染色体上にハイブリダイズされるので離れたシグナルが観察される（下段右）。

種報告されていることから、プライマーの設定位置に注意を要する。したがってRT-PCR法で検出されれば確実ではあるが、検出されなかった場合、融合遺伝子の存在を否定できない点を注意すべきである。

　FISH法はホルマリン固定パラフィン組織切片で融合遺伝子の有無を検出する方法である。検出可能なプローブが各種市販されており、臨床応用されている（FISH法の原理、手法についてはp.234　11.5参照）。

　FISH法による融合遺伝子の検出方法には2種類あり、融合遺伝子を形成するそれぞれの遺伝子上にプローブを設定し、転座がある場合にはその2つのシグナルが融合することを観察するfusionプローブと、一方の遺伝子に注目してその遺伝子が切断されているかどうかを検出するbreak apartプローブがある。break apartプローブの検出の模式図を図7.1.2に示した。break apart法では融合相手が多種類ある場合でも融合遺伝子の存在を示唆する結果が得られるため、臨床的に有用な方法で多用されている。

　FISH法においてホルマリン固定組織切片を用いる場合の注意点は、組織の固定状態が判定に大きく影響することである。FISH法のシグナルは、過固定、脱灰標本では減弱し、検出することは難しい場合も多い。また、判定の際に考慮すべき点として組織切片では細胞の核が3〜4μmの厚さに切断されるため、核全体の状態を反映するわけではないことである（図7.1.3）。

　つまり、転座（融合遺伝子形成によるもとの遺伝子の切断）があってもすべての細胞核で異常シグナルが観察されるわけではない。このためFISH法による明確な転座の判

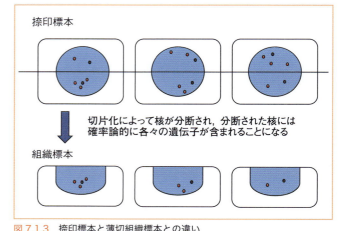

図 7.1.3　捺印標本と薄切組織標本との違い
細胞診標本や血液スメアなどではスライド上に細胞全体が存在するが、組織標本の場合、通常は細胞が切断されている。そのため、細胞全体の遺伝子の状態を観察することはできない。

定基準はないものの、腫瘍細胞を観察し、1つの細胞核中に融合シグナルと分離シグナルの両方が認められる細胞の割合が少なくとも10％以上の場合、転座ありと判定するのが妥当とされている。また転座がなくても、わずかに離れて見えることがあることにも留意し、2つのシグナルが十分に離れている場合にのみ分離シグナルと判定する。

　なお、FISH法と同じ融合遺伝子検出あるいは遺伝子増幅の検出法として、CISH法、SISH法、DISH法がある。FISH法が遺伝子を蛍光シグナルとして検出するのに対し、CISH法は色素産生物質、SISH法は銀粒子によって検出する。また、DISH法はCISH法とSISH法を組み合わせた方法である。いずれも通常の光学顕微鏡下で観察できる

用語　蒸留水（distilled water；DW）

7.1 病型分類と遺伝子染色体変異

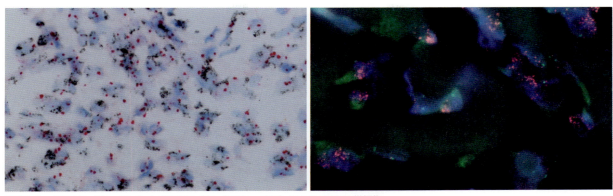

図 7.1.4　DISH 法（左，40×）と FISH 法（右，100×　油浸）による MDM2 増幅像
DISH：MDM2 Dual ISH プローブキット（ロシュ・ダイアグノスティクス株式会社），FISH：POSEIDON Repeat-Free FISH DNA Probe（クレアテック）。

ため，遺伝子の状況と腫瘍組織の形態学的特徴の同時観察と標本の永久保存が可能である（図7.1.4）。

［柴田典子］

用語　CISH（chromogenic *in situ* hybridization），SISH（silver *in situ* hybridization），DISH（dual color *in situ* hybridization）

参考文献

1) 野島孝之，他：特集「融合遺伝子と骨軟部腫瘍」，病理と臨床 2003；21：572-636．
2) 長谷川匡：「軟部腫瘍の遺伝子診断」，臨床病理 2010；58：371-381．
3) 久岡正典：「骨軟部腫瘍」，臨床病理 2017；65：1028-1037．

■7章 分子病理学的診断と標的治療

7.2 治療薬選択に関わる遺伝子検査

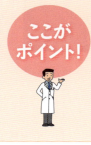

ここがポイント！

- がんの発生や進行に関与するドライバー遺伝子が解明され，それに対する分子標的薬が開発された。
- 分子標的薬に対するコンパニオン診断としての遺伝子検査の重要性が高まっている。
- 腫瘍細胞の遺伝子異常を検出するため，検体の選択に注意する必要がある。
- とくに病理組織標本の固定条件など標本の管理は非常に重要となる。

7.2.1 分子標的薬

　最近の分子生物学の進歩によりがん細胞の増殖，進行に関わる分子経路の異常が同定され，がん遺伝子，がん抑制遺伝子といわれていた直接的に重要な役割を果たす遺伝子が解明されてきた。これらのがんの発生や進行に直接関与する遺伝子をドライバー遺伝子とよぶ。一方でがんの発生過程で遺伝子変異が起こりやすい状態（いわゆるゲノム不安定性）となっており，がんとは直接無関係な遺伝子にも変異が起こっている（これらの遺伝子はドライバー遺伝子に対してパッセンジャー遺伝子とよばれる）。ドライバー遺伝子はさまざまな分子治療の標的として注目され，その作用を抑制することを期待し作製された治療薬が分子標的治療薬である。

　従来から用いられている殺細胞性抗がん剤はDNA合成や機能を阻害する作用をもち，おもに細胞周期の速い細胞をターゲットとして作用する。その結果，腫瘍細胞以外の正常細胞にも作用するため使用量が抑えられ，また骨髄抑制などの重篤な副作用が問題となってきた。一方，分子標的治療薬は腫瘍細胞の発生・進展に関与する分子を標的とするため特異性が高く，そのような問題が回避できると期待され，多数の薬剤が開発，臨床応用されている。

　しかし，分子標的治療薬でも副作用がないわけではない。たとえば，分子標的治療薬がターゲットとする分子が，がん細胞以外の細胞にも発現し，かつその分子がその細胞において特定の役割を担っていた場合，その細胞の機能を抑制してしまうことによって副作用が生じる可能性がある。また，分子標的治療薬が想定外の分子に作用し，未知の反応を示す可能性がある。したがって，分子標的治療薬の有効性を予測し，適切な症例を選択することが重要になってきており，そのための遺伝子検査が重要となっている。このような検査による診断をコンパニオン診断とよび，多数の検査薬が薬事承認されている。

　いずれの検査も腫瘍細胞での遺伝子変異，増幅を確認する必要があるため，検査材料としては診断確定時の生検検体，過去の手術材料，症状があれば体腔液などの病理・細胞診検査検体を使用する。ほとんどの場合，固定されたFFPE標本を使用するため，その固定状態が結果に大きく影響することに注意が必要である。固定液の種類，固定時間などについては日本病理学会より発行されている『ゲノム診療用病理組織検体取扱い規程』を参照されたい[1]。

　以下，遺伝子検査が治療選択の場面で重要となっている乳がん，肺がん，大腸がんにおける現状について概説する。

用語 分子標的治療薬（molecular target drugs），ホルマリン固定パラフィン包埋（formalin-fixed, paraffin-embedded；FFPE）

7.2.2 臓器別遺伝子検査の現状

● 1. 乳がん（胃がん）における分子標的治療・遺伝子検査

(1) HER2 検査〔ERBB2（HER2/neu）〕遺伝子増幅

　HER2遺伝子（HER2/neu, c-erbB-2）はヒト上皮増殖因子受容体（EGFR）遺伝子と類似の構造を有するがん遺伝子として同定された。ERBB2遺伝子のコードするHER2蛋白質は細胞膜貫通型の受容体蛋白質で、細胞内にチロシンキナーゼ活性を有し、ras/rafなどを経たシグナル伝達経路を介して細胞増殖に関与している。乳がんにおいてはおよそ15～30％の症例でHER2蛋白質の過剰発現が認められ、このような乳がんでは過剰発現の見られない乳がんに比べ悪性度が高いことが示されている。また、過剰発現の認められる症例においては抗HER2抗体薬による治療の有効性が認められており、治療選択の際必須の検査となっている。なお、胃がんにおいても同様であり、臨床応用されている。過剰発現の多くはERBB2遺伝子増幅に起因する。

　HER2検査は、HER2蛋白質の過剰発現を確認するIHC法と、ERBB2遺伝子の増幅を直接観察するin situハイブリダイゼーション（ISH）法が主流となっている。IHC法は抗原抗体反応の特異性を利用し、組織中のHER2蛋白質の局在や発現量を可視的に判定する方法である。

　いずれも病理組織診断時に作製されるパラフィン包埋組織を用いるが、過固定の標本では染色性、シグナル強度が低下する。とくにIHC法では染色強度によってスコア化し判定するため、固定液の種類、固定時間などの遵守が求められている。

　IHC法においてはHER2蛋白質の発現強度を0～3＋のスコアに評価する。乳がんにおける評価基準、染色例を図7.2.1に示した。この際、HE染色標本を参照して、浸潤部

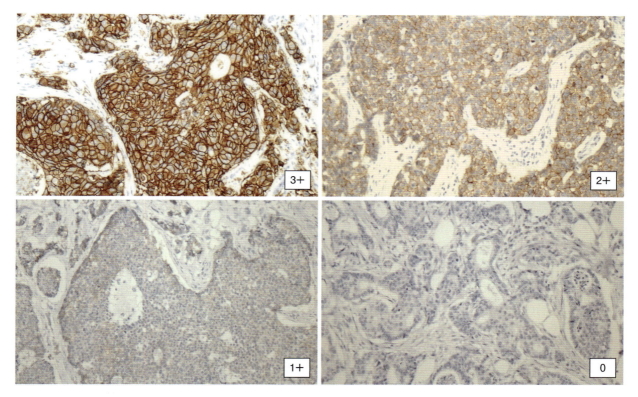

判定	スコア	染色パターン
陽性	3＋	強い完全な全周性の膜染色が認められる＞10％
equivocal	2＋	不完全および/または弱/中程度の全周性の膜染色が認められる＞10％、または強い完全な全周性の膜染色が認められる≦10％
陰性	1＋	かすかな/かろうじて部分的な膜染色が認められる＞10％
	0	染色像が認められない、または不完全およびかすかな/かろうじて膜染色が認められる≦10％

図7.2.1　IHC法によるHER2蛋白質染色像と判定基準
HercepTest 使用。
（図下部の表は乳がんHER2検査病理部会：「HER2検査ガイド　乳癌編」、第4版、中外製薬、2014 http://pathology.or.jp/news/pdf/HER2-150213.pdf より抜粋）

✎ 用語　ヒト上皮成長因子受容体2（human epidermal growth factor receptor type 2；HER2）、上皮成長因子受容体（epidermal growth factor receptor；EGFR）、in situ ハイブリダイゼーション（in situ hybridization；ISH）

■ 7章　分子病理学的診断と標的治療

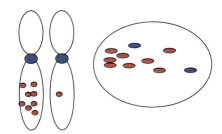
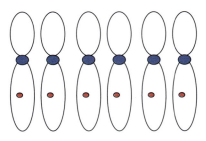
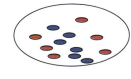

図 7.2.2　遺伝子の増幅と異数性
(乳がんHER2検査病理部会:「HER2検査ガイド　乳癌編」, 第4版, 中外製薬, 2014　http://pathology.or.jp/news/pdf/HER2-150213.pdf より抜粋)

分の細胞で判定する．管内がんの成分でやや強めの発現をきたす傾向があることにも注意したい．

ISH法は，ホルマリン固定パラフィン組織標本上で直接遺伝子の状態を観察する方法で，検出系の違いにより，FISH法，CISH法，SISH法，DISH法がある（p.121　7.1.2参照）．ERBB2遺伝子の増幅を直接観察し，20個以上のがん細胞のセントロメアとERBB2遺伝子のシグナル比を算出する（図7.2.2）．浸潤部分で判定し，10%以上のがん細胞を含む異なる細胞集団が近接してスライド上にある場合には，その細胞集団についても20個以上の細胞でシグナル数を計数する．

IHC法で3＋の症例では，ほとんどの症例で遺伝子増幅を認めるが，2＋の症例で遺伝子増幅が認められるのは約1/3以下である．トラスツズマブに対する反応性を3＋症例と2＋症例で比較すると，2＋症例で有意に反応性が低いことから，分子の発現よりも遺伝子増幅との間に強い相関性があることが推測される．したがってISH法の方がIHC法よりもトラスツズマブの治療反応性をより予測できるとされるが，コストが高く，手技が煩雑であるためIHC法でスクリーニングを行い，ISH法で確認する方法が広く行われている（図7.2.3）．

なお，IHC法，ISH法ともに乳がんにおける判定と胃がんにおける判定は異なっているので注意を有する．その他，計測の注意点は各試薬の添付文書，ガイドラインなどを参照されたい[2,3]．

● 2. 肺がんにおける分子標的治療・遺伝子検査

固形腫瘍の中でも，手術適応外の進行期で発見されることが多く，死亡率も高い肺がんにおいては，分子標的治療が最も進んでいる．

図7.2.4に日本肺癌学会の肺癌診療ガイドライン（2018年版）の進行期非小細胞肺がんの治療ガイドラインを示した．このように進行期非小細胞肺がんにおいて遺伝子検査は治療薬選択の際の必須の検査となっている．

日本においては2018年現在，EGFR遺伝子変異検査，ALK融合遺伝子検査，ROS1融合遺伝子検査が保険診療として認められ，臨床応用されている．

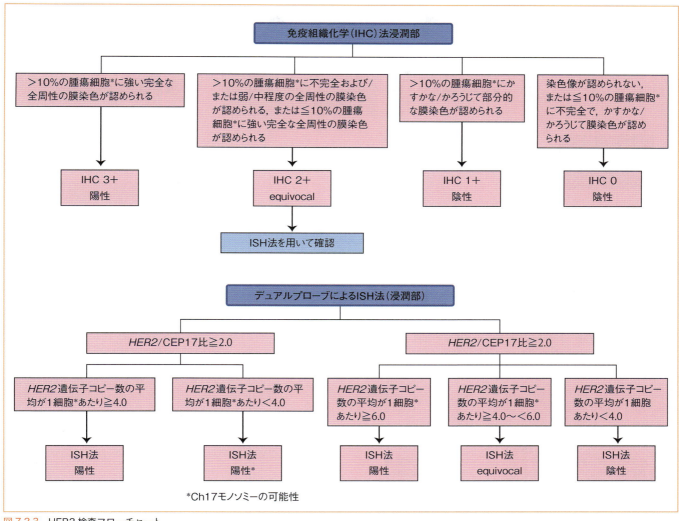

図 7.2.3　HER2 検査フローチャート
（乳がん HER2 検査病理部会：「HER2 検査ガイド　乳癌編」，第 4 版，中外製薬，2014　http://pathology.or.jp/news/pdf/HER2-150213.pdf より抜粋，改訂）

(1) EGFR 遺伝子変異検査

　EGFR は細胞表面に存在する受容体蛋白質であり，細胞増殖や転移を促進し，アポトーシスを回避する作用などが知られている。EGFR 蛋白質の発現は肺がんだけでなく，乳がん，膀胱がんなど多くの腫瘍で観察される。非小細胞肺がんの 20〜40% に変異が検出され，日本人では変異が多く，また遺伝子変異のパターンによってゲフィチニブに対する反応性が大きく異なることが示された。一方で，致死的な副作用（間質性肺炎）を引き起こすことも知られており，そのようなリスクを回避し，適切な症例を選択するために EGFR 遺伝子変異を検査することは大きな意味がある。

　肺がんにおける EGFR 遺伝子変異は図 7.2.5 に示すようにキナーゼドメインとよばれる部分のホットスポットであるエクソン 19 における欠失，コドン 858 のミスセンス変異の 2 つで変異の約 90% を占め，この変異のある症例ではゲフィチニブの応答性が高いことが知られている。エクソン 20 における挿入では十分な薬剤反応性が得られず，その他のマイナーな変異における反応性は症例が少なく，十分にわかっていない。耐性獲得例ではコドン 790 のミスセンス変異（T790M）などの二次性獲得変異や MET 遺伝子増幅などが付加される。

　固形腫瘍の遺伝子検査全般での検査における注意点として検出限界がある。

　腫瘍の遺伝子検査に使用される検査材料では正常細胞の混入は避けられないため，検出系の検出感度とともに検体中の腫瘍細胞含有量に注意を払わなければならない。再発の非小細胞がんや病期進行時の手術不能な症例で得られる検査材料は，胸水，TBLB 検体，リンパ節穿刺検体などであり，微小あるいは正常細胞の混入が避けられない検査材

用語　検出限界（limit of detection），経気管支肺生検（transbronchial lung biopsy；TBLB）

7章　分子病理学的診断と標的治療

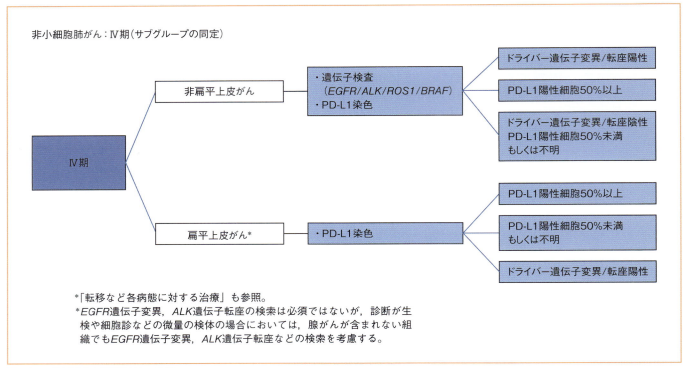

図 7.2.4　進行期非小細胞肺がんの治療

（日本肺癌学会編：肺癌診療ガイドライン2018年版．非小細胞肺癌，p.55，金原出版より転載）

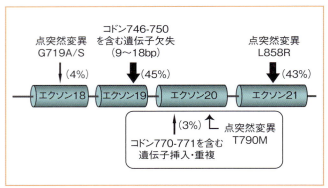

図 7.2.5　肺がんにおけるチロシンキナーゼ領域の遺伝子変異
上段の変異はゲフィチニブの効果があることが知られている．下段は不応性変異もしくは変異があっても効果が得られない変異である．

料で検査されることが多い．遺伝子変異検査法の基本的な方法としてPCR/ダイレクトシーケンス法があるが，正常細胞の混入の影響を受けやすく，前述の検体で実施した場合，検出限界の点でやや問題が残る．そのため，さまざまな検査方法が開発されているが，検出可能な変異，感度などそれぞれの測定系の特徴を確認して使用することが重要である[4]．

また，2016年，手術材料，生検検体などの腫瘍組織ではなく，血漿中に存在するゲノムDNA（cfDNA）を検出

する測定系がわが国でも体外診断薬として承認され，耐性変異T790Mに対する薬剤選択に用いられている．

(2) ALK融合遺伝子

ALK融合遺伝子はリンパ腫のanaplastic lymphomaにおいて報告されていたが，2007年，間野らが初めて固形がんに関与する融合遺伝子としてEML4-ALK遺伝子の存在を発見した．EML4遺伝子とALK遺伝子はともに2番染色体短腕に位置しており，切断，逆位によって融合遺伝子が形成される．転座位置の違うバリアントが多数報告されている．

ALK融合遺伝子の検出法にはALK遺伝子の活性化に伴い発現が増強するALK蛋白質を検出するIHC法，ALK遺伝子の切断を検出するFISH法，および融合遺伝子の存在を直接検出するRT-PCR法がある．IHC法の場合は抗体の選択，増感法による感度の違いがあり，FISH法の場合は，先に述べたように同じ染色体上での転座のため，判定が難しい．RT-PCR法は検出されれば確実であるが，切断点，融合相手遺伝子の多様性のため，すべてを検出することは不可能である[5]．薬剤選択のためのコンパニオン診断として認められているのは，2018年4月現在でFISH法，IHC法である．

用語　cfDNA（cell free DNA）

(3) ROS1融合遺伝子

ROS1遺伝子は，インスリン受容体ファミリーに属し，細胞の増殖および分化に関与する受容体チロシンキナーゼであるROS1蛋白質をコードする遺伝子である。肺がんにおいてROS1遺伝子変異は非小細胞がんの約1～2%とされ，頻度は低いが，治療効果が期待されるチロシンキナーゼ阻害剤が開発されており，ほかのドライバー遺伝子同様，EGFR遺伝子変異やALK遺伝子変異陰性症例においての変異検出は有用とされる。

検出方法はALK同様IHC法，FISH法，RT-PCR法がある。陽性頻度が低いため，簡便なIHC法でスクリーニングを行い，その後FISH法あるいはRT-PCR法で確定することが望ましいが，IHC法の特異度が低い点に注意を要する。なお，ROS1肺がんに対するチロシンキナーゼ阻害剤のコンパニオン診断薬としてRT-PCR法が日本で薬事承認されているが，既知の融合遺伝子しか検出できず，RNAを使用することから検体の質に依存することなどを考慮し，陰性の場合，IHC法，FISH法との併用も考慮する必要がある。

肺がんにおいてはEGFR遺伝子，ALK融合遺伝子，ROS1融合遺伝子のほか，HER2遺伝子変異，BRAF遺伝子変異を有する肺がん症例の報告もあり，それらに対する治療薬の開発も進んでいる。そのため，単一遺伝子変異を検索するのではなく，多数の遺伝子を検索し，患者に適した治療薬，治療法を選択する個別化医療，クリニカルシーケンスが今後進んでいくものと思われる[6]。

● 3. 大腸がんにおける遺伝子検査

(1) RAS遺伝子変異

RAS蛋白質は188から189個のアミノ酸からなる約21kDaの低分子グアノシン三リン酸（GTP）結合蛋白質であり，NRAS，KRAS，HRASの3種類のアイソフォームが知られている。EGFRなど上流からの刺激により，RASは活性型となり，RAF，PI3Kなどのエフェクター蛋白と結合し，下流のシグナルカスケードを活性化する。一方，活性型RASは自体のもつGTP加水分解活性（GTPase）により不活性型となる。RAS遺伝子変異によりアミノ酸置換が生じるとRASのGTPaseとしての機能が低下して，恒常的な活性化状態となり，下流にシグナルを送り続ける。この過剰なシグナルが，発がんやがんの増殖に関与しているとされる（図7.2.6）。

進行期大腸がんの分子標的薬の1つである抗EGFR抗体薬は，RAS遺伝子変異陽性症例では有効性が認められな

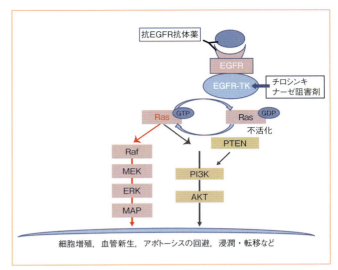

図7.2.6　シグナル伝達系

いことが明らかになっており，その効果予測因子としてあるいは予後因子としてのRAS遺伝子変異検査が有用となっている。

RAS遺伝子変異はKRAS遺伝子ではコドン12，13での点突然変異がほとんどであるが，さまざまなパターンがあるためダイレクトシーケンス法が多用される。しかし，前述のように検体中に腫瘍細胞由来DNAが10～25%必要であり，感度が低い点が問題となる。そのため，特異的なプライマー，プローブを使用するallele-specfic PCR法が推奨される[7]。

(2) BRAF遺伝子変異

BRAFはRas-Raf-MAPK経路を構成するセリンスレオニンキナーゼであり，それをコードするBRAF遺伝子は悪性黒色腫の30～40%で変異が認められ，BRAF阻害薬の適応を判定するためのコンパニオン診断薬が承認され保険適用となっている。

一方，大腸がんの約10%にBRAF遺伝子変異を認め，その患者は治療成績が極めて不良であること，抗EGFR抗体薬の治療効果が期待しがたいことが報告されている。また，大腸がんの約5%は，大腸がんをはじめとしてさまざまな悪性腫瘍を発症する遺伝性のリンチ症候群と診断されるが，BRAF遺伝子変異陽性例ではリンチ症候群はほぼ否定されることが知られている。そのため，欧米ならびにわが国のガイドラインでは，リンチ症候群が疑われる大腸がん患者（手術例を含む）に対してもリンチ症候群の除外診断法としてBRAF遺伝子検査が推奨されている[8]（リンチ症候群についてはp.132　7.3.3参照）。

📝 **用語**　グアノシン三リン酸（guanosine triphosphate；GTP），ホスファチジルイノシトール-3 キナーゼ（phosphatidylinositol-3 kinase；PI3K），上皮成長因子受容体チロシンキナーゼ（epidermal growth factor receptor tyrosine kinase；EGFR-TK），グアノシン二リン酸（guanosine diphosphate；GDP），リンチ（Lynch）症候群

7章 分子病理学的診断と標的治療

肺がんにおいては*EGFR*遺伝子，*ALK*融合遺伝子，*ROS1*融合遺伝子のほか，*HER2*遺伝子変異，*BRAF*遺伝子変異を有する肺がん症例の報告もあり，それらに対する治療薬の開発も進んでいる。これは乳がん，大腸がん，その他のがん腫においても同様であり，今後，疾患に関連した遺伝子異常が多数同定され，それをターゲットとする治療薬の開発がますます進むことが予想される。そのため，これまでのように単一遺伝子変異を検索するだけではなく，次世代シーケンサーなどの新しい解析技術，機器を使用して，一度に多数の遺伝子を検索し，患者に適した治療薬，治療法を選択するという個別化医療，クリニカルシーケンスが今後進んでいくものと思われる[9]。

[柴田典子]

📖 参考文献

1) 日本病理学会 ゲノム診療用病理組織検体取扱い規程策定ワーキンググループ：「ゲノム診療用病理組織検体取扱い規程」，日本病理学会 http://pathology.or.jp/genome_med/pdf/textbook.pdf

2) 乳がん HER2 検査病理部会：「HER2 検査ガイド 乳癌編」，第4版，中外製薬，2014 http://pathology.or.jp/news/pdf/HER2-150213.pdf

3) 胃がん HER2 検査病理部会：「HER2 検査ガイド 胃がん編」，第3版．中外製薬，2014.

4) 日本肺癌学会バイオマーカー委員会：「肺癌患者における EGFR 遺伝子変異検査の手引き」，日本肺癌学会，2016 https://www.haigan.gr.jp/uploads/files/photos/1329.pdf

5) 日本肺癌学会バイオマーカー委員会：「肺癌患者における ALK 融合遺伝子検査の手引き」，日本肺癌学会，2015 https://www.haigan.gr.jp/uploads/files/photos/1039.pdf

6) 佐々木毅：「病理組織を用いたコンパニオン診断 2017 最前線」，医学のあゆみ 2017：263：1005-1010.

7) 日本臨床腫瘍学会：「大腸がん患者における RAS 遺伝子（KRAS/NRAS 遺伝子）変異の測定に関するガイダンス 第2版」，日本臨床腫瘍学会，2014 http://www.jsmo.or.jp/about/doc/RAS_guidance_coi.pdf

8) 古田光寛，他：「大腸がん診療における遺伝子関連検査のガイダンス―改訂点を中心に―」，癌と化学療法 2017：44：990-994.

9) 南 博信：「Imprecision medicine から precision medicine へ」，がん分子標的治療 2017：15：6-10.

7.3 家族性腫瘍

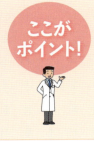

ここがポイント！
- 家族性腫瘍における遺伝子診断の研究および診療に際しては，被検者の人権の尊重が最も重要である。
- 家族性腫瘍における遺伝子診断の研究は家系全体に関わるという特殊性から，被検者本人だけでなく家族の人権の尊重も同等に重要である。

7.3.1　おもな家族性腫瘍と原因遺伝子

　家族性腫瘍とは，腫瘍が家族内に集積して発生する状態をいう。家系内に同じがん種が発生する場合と，数種のがんが発生する場合があるが，いずれも単一の遺伝子の変異が関与して発生するか，遺伝要因と環境要因の相互が関与する多因子による発生である。また家族性腫瘍は，以下の4つの概念で定義されている。①常染色体優性遺伝形式をとる，②家系内に大腸がん，乳がん，子宮体がん，卵巣がんなどのがんの発生頻度が高い，③世代を経るごとに若年発症傾向を示す，④多重がん（重複がん）の発症頻度が高い。

　がん化に関与する遺伝子として，がん遺伝子，がん抑制遺伝子，DNA修復遺伝子があり，家族性腫瘍においてもこれらの遺伝子が関係している。しかし，原因遺伝子とされているのは大部分ががん抑制遺伝子，次にDNA修復遺伝子であり，がん遺伝子はごくわずかである（表7.3.1）。

7.3.2　原因遺伝子と疾患カテゴリー

　同定されている家族性腫瘍の原因遺伝子の大部分はがん抑制遺伝子で，機能が失活してがん化の原因になるが，DNA修復遺伝子も失活が原因でがん化を引き起こす。通常はアレルの一方の遺伝子が変異しても，もう一方が正常なので見かけ上は変化がない。しかし，もう一方の遺伝子にも異常が生じるとがん化を引き起こす（two hit theory）。散発がんでは，正常な体細胞の片アレルに変異が発生し（体細胞変異），さらにもう片アレルに変異が生じてがん化が起こるので，がんを発症する年齢が高齢傾向にある。しかし，遺伝的に一方のアレルに遺伝子変異をもっていると（胚または生殖細胞変異），その後の体細胞変異だけでがん化して，若年で発症しやすくなる。一般的に，細胞増殖やシグナル伝達に関わるがん遺伝子に生殖細胞変異がある

と，体細胞変異とは異なり，本来は個体として成長できない。しかし，限定された細胞分化や増殖を制御しているがん遺伝子の場合は発生を妨げないので，生殖細胞変異を有しても個体として成長可能だが，非常に早い時期に発症することが多い。家族性腫瘍は常染色体優性遺伝形式をとるとされているが，常染色体劣性遺伝形式をとる遺伝病の中に腫瘍発生率が非常に高い疾患があり，第2のグループ（高発がん性常染色体劣性遺伝病）として家族性腫瘍の範疇に入れてある疾患もある。遺伝性色素性乾皮症（XP），毛細血管拡張性運動失調症（AT），ブルーム症候群（BS），ウェルナー症候群（WS），ファンコニ貧血（FA）などである。

用語　色素性乾皮症（xeroderma pigmentosum；XP），毛細血管拡張性運動失調症（ataxia telangiectasia；AT），ブルーム症候群（Bloom syndrome；BS），ウェルナー症候群（Werner syndrome；WS），ファンコニ貧血（Fanconi anemia；FA）

■ 7章　分子病理学的診断と標的治療

表7.3.1　家族性腫瘍と原因遺伝子

原因遺伝子		局在	遺伝性腫瘍	非遺伝性（散発性）腫瘍
がん遺伝子	*RET*	10q11	多発性内分泌腫瘍症2型（MEN2）	甲状腺髄様がん
	MET	7q31	遺伝性乳頭状腎細胞がん	
がん抑制遺伝子	*RB1*	13q14	網膜芽細胞腫	骨肉腫，肺がんなど多数
	APC	5q21	家族性大腸腺腫症	大腸がん，胃がん，膵がんなど
	VHL	3p25	フォン・ヒッペル・リンドウ病	腎臓がんなど
	p53，CHK2	17p13，22q12	リ・フラウメニ症候群	大部分の腫瘍
	BRCA1	17q21	家族性乳がん・卵巣がん	乳がん，卵巣がん
	BRCA2	13q12-q13	家族性乳がん	乳がん，肝細胞がん
	NF1	17q11	神経線維腫症1	悪性黒色腫，神経芽腫
	NF2	22q12	神経線維腫症2	髄膜腫，神経芽腫
	WT1	11p13	ウィルムス腫瘍	腎芽腫
	PTEN	10q23	カウデン病（乳がん，甲状腺がん）	神経膠腫，前立腺がんなど
	LKB1	19p13	ポイツ・ジェガース症候群	過誤腫（大腸，胃）
	MEN1	11q13	多発性内分泌腫瘍症（MEN1）	
	EXT1	8q24	多発性外骨腫	外骨腫，軟骨肉腫
	EXT2	11p11	多発性外骨腫	外骨腫，軟骨肉腫
	DPC4	18q21	若年性ポリポーシス	過誤腫（大腸，胃）
	PTCH	9q22	家族性皮膚基底細胞がん	基底細胞がん
	CDKN2A（p16）	9p21	家族性悪性黒色腫	悪性黒色腫，腎がん
	CDH1	16q22	家族性胃がん	スキルス胃がん
	TSC2	16p13	神経膠腫，腎血管筋脂肪腫	過誤腫（皮膚，肺，腎など）
DNA修復酵素遺伝子	*MLH1*	3p21	遺伝性非腺腫症性大腸がん	大腸がん，子宮体がん
	MSH2	2p22-p21	遺伝性非腺腫症性大腸がん	大腸がん，子宮体がん
	MSH6（GTBP）	2p16	遺伝性非腺腫症性大腸がん	大腸がん，子宮体がん
	PMS1	2q31-q32	遺伝性非腺腫症性大腸がん	大腸がん，子宮体がん
	PMS2	7q22	遺伝性非腺腫症性大腸がん	大腸がん，子宮体がん

7.3.3　代表的な家族性腫瘍

● 1. 家族性大腸腺腫症（FAP）

　FAPは遺伝性疾患で，小児期または青年期に100個以上の前がん性のポリープが大腸と直腸のいたるところに発生する。FAPは8,000人に1人から14,000人に1人の割合で見られる。この病気では，15歳までに50％，35歳までに95％の人にポリープが見られる。治療をしなければ，ほぼすべての場合40歳までにポリープが大腸がんや直腸がんになる可能性がある。また，十二指腸，膵臓，甲状腺，脳，肝臓にがんが発生するリスクも高くなる。

　FAPは5q21-q22に存在する*APC*遺伝子の異常（微小欠失/挿入変異，点変異）による。この異常は親から子へ50％の確率で遺伝する。現在では，患者の血縁者に大腸内視鏡検査や遺伝子検査を行うことで，大腸がんが発症する前にFAPを診断することが可能である。治療は原則としてすべての大腸を切除して，小腸を肛門あるいは直腸に吻合する手術が行われる。

● 2. リンチ症候群（遺伝性非ポリポーシス性大腸がん；HNPCC）

　HNPCCは，大腸がんの若年発症，異時性あるいは同時性の大腸多発がんおよび多臓器がんの発症が特徴である。HNPCCの平均発症年齢は43～45歳と考えられ，20歳未満での発症は比較的少数である。

　HNPCCのスクリーニング検査として，マイクロサテライト不安定性（MSI）検査を行う。検査結果が，陽性（MSI-H）であった腫瘍をもつ患者ではHNPCCの遺伝子検査を考慮する。HNPCCは，*MLH1*，*MSH2*，*MSH6*，*PMS2*の4つの遺伝子のうちの1つに変化がある場合に診断される。この遺伝子の異常は，親から子へ50％の確率で遺伝する。しかし，HNPCCと診断されても，生涯，大腸がんを発症する確率は28～75％（女性は24～52％）である。

● 3. 遺伝性乳がん・卵巣がん（HBOC）

　わが国における女性の乳がん発症生涯リスクは8.2％で

✎ 用語　フォン・ヒッペル・リンドウ（von Hipple-Limdau）病，リ・フラウメニ（Li-Fraumeni）症候群，神経線維腫症（neurofibromatosis；NF），ウィルムス（Wilms）腫瘍，カウデン（Cowden）病，ポイツ・ジェガース（Peutz-Jeghers）症候群，家族性大腸腺腫症（familial adeonomatous polyposis；FAP），遺伝性非ポリポーシス性大腸がん（hereditary non-polyposis colorectal cancer；HNPCC），マイクロサテライト不安定性（microsatellites instability；MSI），高頻度MSI（high-frequency MSI；MSI-H），遺伝性乳がん・卵巣がん（hereditary breast and/or ovarian cancer syndrome；HBOC）

あり，罹患率のピークの年齢は50歳である。HBOCは家系内に乳がん，卵巣がんなどが多発する疾患であり，①40歳未満の若い年齢において乳がんを発症する，②家系内に複数の乳がん，卵巣がん患者が認められる，③片方に乳がんを発症後，反対側の乳がんあるいは卵巣がんも発症する場合がある，といった特徴がある。

現在は，遺伝性乳がんの原因遺伝子のいくつかが明らかになり，中でも，*BRCA1* と *BRCA2* という2つの遺伝子で，遺伝性乳がんの80％を占めると考えられている（*BRCA1*：50％，*BRCA2*：30％）。また，*BRCA1* あるいは *BRCA2* 遺伝子に，疾患と関係する変化（病的変化）があった場合に，HBOCと診断される。遺伝子の異常は，親から子へ50％の確率で遺伝する。ただし *BRCA1* や *BRCA2* の遺伝子に異常をもっていても，生涯乳がんが発症するのは *BRCA1* で65〜80％，*BRCA2* で45〜85％である。また，卵巣がんを発症するのは，*BRCA1* で37〜62％，*BRCA2* で11〜23％である。

［南木　融］

参考文献

1）日本臨床衛生検査技師会（編）：「染色体遺伝子検査の基礎と臨床応用」，日本臨床衛生検査技師会，2010.

2）日本家族性腫瘍学会：「家族性腫瘍における遺伝子診断の研究とこれを応用した診療に関するガイドライン（2000年版）」　http://jsft.umin.jp/project/guideline/index.html

8章 感染症の遺伝子検査

章目次

8.1：検査の分類……………………… 136

8.2：検査目的と方法………………… 137
　8.2.1　診断
　8.2.2　治療
　8.2.3　疫学

SUMMARY

　培養，同定に時間のかかる*Mycobacterium tuberculosis*（結核菌）などの病原菌や培養困難な微生物などの病原体の検出のほか，感染源の特定・伝搬経路の解明など疫学調査においても遺伝子検査の有用性は高い。また，抗原抗体が関与する免疫反応では検出できないウインドウピリオドの病原体の検出，治療薬を変更する際の指標となる薬剤耐性遺伝子の検出，移植後の感染症診断など多岐にわたり遺伝子検査は活用されている。

　核酸増幅法はPCR法やLAMP法を中心に展開されている。中でも1回の反応で複数の病原体検出を同時に行うマルチプレックスPCR法，PCRの増幅産物をリアルタイムに検出し簡便で迅速な遺伝子の定量ができるリアルタイムPCR法やデジタルPCR法，次世代DNAシーケンサーによるメタゲノム解析などさまざまな検査技法が利用されている。

8.1 検査の分類

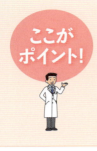

- 感染症の遺伝子検査の目的は，早期診断，病態把握，感染源の解明などである．
- 遺伝子定量法や変異型解析は，治療効果判定や薬剤変更の指標として有用である．
- 高感度化されたさまざまな検査法が利用されている．

　感染症領域では，遺伝子検査を用いることにより外来性の微生物遺伝子を迅速，高感度，特異的に検出することが可能となった．長期培養を必要としていた結核菌や，培養が困難であった微生物などの多くの病原体について，遺伝子検査の有用性が確立されている．また，ウイルス感染においては早期診断，予後・治療効果予測，薬剤変更の決定など遺伝子検査により多くの情報がもたらされるようになった．さらに，微生物の感染源，伝搬経路の解明にも応用され，感染症領域での遺伝子検査の意義は極めて高いものといえる．表8.1.1に感染症領域における遺伝子検査の分類を示す．

表8.1.1　感染症遺伝子検査の分類

検査目的	検査内容	検査方法
診断 　早期診断	①起炎微生物の検出・同定 　抗酸菌，*Legionella* 属菌，*Neisseria gonorrhoeae*，*Chlamydia* 属菌，真菌，トキソプラズマ	PCR法，TMA法，液相（核酸）ハイブリダイゼーション法，リアルタイムPCR法など
	②病原因子（毒素）の検出・同定 　腸炎ビブリオ耐性溶血毒および類似毒素，黄色ブドウ球菌エンテロトキシン，コレラ毒素など	PCR法，LAMP法，リアルタイムPCR法など
	③ウイルス核酸検出・定量 　B型およびC型肝炎ウイルス，ヒト免疫不全ウイルス（HIV），サイトメガロウイルス（CMV），EBウイルス（EBV）など	PCR法，RT-PCR法，TMA法，リアルタイムPCR法，サザンブロットハイブリダイゼーション法，*in situ* ハイブリダイゼーション法など
治療 　病態把握 　予後予測 　経過判定 　治療効果判定 　薬剤変更の指標	①薬剤耐性遺伝子の検出 　メチシリン耐性遺伝子（*mecA*），バンコマイシン耐性遺伝子（*vanA*, *vanB*, *vanC*），メタロβ-ラクタマーゼ遺伝子，抗ウイルス薬剤耐性遺伝子など	PCR法，マルチプレックスPCR法，PCR-ELMA法，DNAシーケンス法など
	②ウイルス核酸定量 　B型およびC型肝炎ウイルス，ヒト免疫不全ウイルス（HIV），サイトメガロウイルス（CMV），EBウイルス（EBV），ヒトヘルペスウイルス6（HHV-6）など	リアルタイムPCR法，TMA法，NASBA法，LAMP法など
	③遺伝子型分類 　B型およびC型肝炎ウイルス，ヒトパピローマウイルスなど	PCR法，RT-PCR法，DNAシーケンス法，液相（核酸）ハイブリダイゼーション法，PCR-rSSO法など
	④遺伝子変異の検出 　B型肝炎ウイルス（プレコア変異），C型肝炎ウイルス（HCV RNA 1b-NS5A）など	PCR法，RT-PCR法，PCR-RFLP法，PCR-SSCP法，DNAシーケンス法など
疫学 　感染源の特定 　伝搬経路の解明	メチシリン耐性黄色ブドウ球菌，病原性大腸菌O 157など	PCR法，マルチプレックスPCR法，AP-PCR法，パルスフィールドゲル電気泳動法など

［中桐逸博］

用語　淋菌（*Neisseria gonorrhoeae*），ポリメラーゼ連鎖反応（polymerase chain reaction；PCR），TMA（transcription-mediated amplification），LAMP（loop-mediated isothermal amplification），ヒト免疫不全ウイルス（human immunodeficiency virus；HIV），サイトメガロウイルス（cytomegalovirus；CMV），エプスタイン・バールウイルス（Epstein-Barr virus；EBV），逆転写ポリメラーゼ連鎖反応（reverse transcription polymerase chain reaction；RT-PCR），ELMA（enzyme linked mini-sequence assay），デオキシリボ核酸（deoxyribonucleic acid；DNA），ヒトヘルペスウイルス（human herpesvirus；HHV），NASBA（nucleic acid sequence-based amplification），遺伝子型（genotype），rSSO（reverse sequence specific oligonucleotide），C型肝炎ウイルス（hepatitis C virus；HCV），リボ核酸（ribonucleic acid；RNA），非構造蛋白質（non-structural protein；NS），RFLP（restriction fragment length polymorphism），SSCP（single strand conformation polymorphism），AP-PCR（arbitrarily-primed polymerase chain reaction）

8.2 検査目的と方法

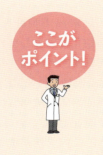

- 起炎微生物や病原因子の早期検出にPCR法やLAMP法が広く利用されている。
- 病態の把握，治療薬剤の効果判定にはリアルタイムPCR法を中心とした遺伝子定量法が有用である。
- 治療効果予測や薬剤変更の指標としてDNAマイクロアレイ法やシーケンサー法による薬剤耐性遺伝子の検出が重要である。
- 病型と関連性の深いウイルスなどの型別診断はPCR法，ハイブリッド・キャプチャー法，DNAマイクロアレイ法等により実施されている。
- 感染源や伝搬経路の解明にPFGE法，POT法，MLST法等が用いられている。

8.2.1 診断

早期診断のための迅速検査および確定診断として遺伝子検査の果たす役割は大きい。

● 1. 起炎微生物の検出・同定

(1) 抗酸菌および非結核性抗酸菌

DNA操作技術の進歩と，病原体に特異的な遺伝子の分離同定により迅速，高感度，特異的に病原体の検出が可能となった。一般細菌に比べると培養検査結果に長時間を要する*Mycobacterium tuberculosis*（結核菌）および非結核性抗酸菌においては迅速に結果が得られる遺伝子検査は有用な方法である。また，抗酸菌感染の場合，結核あるいは非結核性抗酸菌感染症を迅速に鑑別診断することは，治療法の選択にも重要である。しかし，遺伝子検出結果は抗酸菌のDNAが検体中に存在することを示すだけなので，生菌の有無を確認するためには培養法を並行して行う必要がある[1,2]。

遺伝子検査では，プライマー/プローブのデザインによって結核菌群を特異的に検出することから，基本的に"検出＝同定"という関係が成立し，同定検査としても認識されている[3]。当初，核酸増幅法では抗酸菌の16S rRNA遺伝子をターゲットにPCR法などで増幅した後，結核菌群特異プローブとハイブリダイゼーションさせ，菌種を同定していたが，リアルタイムPCR法やLAMP法，さらにTRC法などの普及によって増幅と検出を同時に行い，同定までの時間を短縮するものが主流となっている。

(2) *Legionella*属菌

現在まで*Legionella*属は60種類以上の菌種が同定されているが[4]，この中でヒトに対して最も病原性が強いのは*L. pneumophila*である。レジオネラ肺炎の多くが*L. pneumophila*であり，ほかに*L. bozemanii*なども報告されている。PCR法を用いた遺伝子診断では染色体DNAのほかに*mip*領域，5S rRNA，16S rRNAをターゲットにリアルタイムPCR法やLAMP法が用いられている。

(3) *Neisseria*属菌, *Chlamydia*属菌

*Neisseria gonorrhoeae*と*Chlamydia trachomatis*は性行為感染症（STD）の主要な起炎菌であり，ともに男性の尿道炎，女性の子宮頸管炎の病原体である。

STDの蔓延防止のためにも淋病および性器クラミジア感染症では確実な検査診断法が必要である。とくに女性の*N. gonorrhoeae*は顕微鏡検査では検出困難なことが多く，遺伝子検査の有用性は高い。また性器クラミジアの培養は通常の検査室では不可能なため，遺伝子検査が有用となる[5]。これらの検出はおもにTMA法，SDA法，リアルタイムPCR法などが用いられている。

(4) 真菌

皮膚糸状菌症，日和見真菌症，新興真菌症，高度病原性

用語 リボソームRNA (ribosomal RNA ; rRNA), TRC (transcription reverse transcription concerted amplification), mip (macrophage infectivity potentiator), 性行為感染症 (sexually transmitted diseases ; STD), SDA (strand displacement amplification)

■8章　感染症の遺伝子検査

真菌症に大別される真菌症の診断は，原因菌の分離・同定が診断上のゴールドスタンダードである。しかし，分離・同定には長時間を要し，また原因菌が分離されない場合も多く，臨床現場では分離・同定結果が出る前の迅速診断が要求されている。DNAの塩基配列を指標とした同定法は，真菌全般に広く共通性があるユニバーサルプライマーを用いて26/28S rRNAのD1/D2領域やITS領域の塩基配列をPCRで増幅し，塩基配列を決定後，DNAデータベースの情報と比較することで菌種同定と系統関係の解析を行うものである。

一般的にはCandida属菌やAspergillus属菌に対しリアルタイムPCR法が用いられている。

● 2. 病原因子（毒素）

（1）Clostridium difficileの毒素遺伝子

Clostridium difficile感染症は，腸管内において毒素産生C. difficileが腸炎や下痢症を引き起こす感染症である。近年，欧米を中心にC.difficile感染症は増加傾向にあり，重症例や死亡例が増加してきていることから，米国ではメチシリン耐性黄色ブドウ球菌（MRSA）と並ぶ主要な医療関連感染の原因微生物として認識されている。最近では，PCR法やLAMP法により少量の検体でも高感度に，特異的に，かつ迅速に結果が得られる便中のトキシンA遺伝子（tcdA）およびB遺伝子（tcdB）を検出する方法が用いられている。

（2）黄色ブドウ球菌エンテロトキシン

黄色ブドウ球菌エンテロトキシンはStaphylococcus aureusが産生する蛋白毒素である。S. aureusはヒトに対しては化膿性肺炎や膿胸，心内膜炎，髄膜炎，毒素性ショック症候群などを引き起こすほか，嘔吐を主徴とする食中毒を引き起こすことから，食品衛生上重要視されている。耐熱性のエンテロトキシン遺伝子（A〜E，TSST-1）にプライマーを設定し，マルチプレックスPCR法にて検出されている。また，食中毒由来S. aureus株の多くがエンテロトキシン遺伝子Aであることから，エンテロトキシン遺伝子Aを標的にしたLAMP法も用いられている。

● 3. ウイルス核酸検出・定量

（1）B型肝炎ウイルス（HBV）

B型肝炎におけるHBV関連マーカー検査として各種抗原抗体検査が感染の診断，病態の把握，治療の効果判定な

どの指標として臨床の場で広く用いられている。しかし，HBs抗原が陰性であってもHBV DNAが検出される場合や，HBe抗原が陰性にも関わらず，HBVの増殖が旺盛で活動性のある病態を示す症例も見られることから，抗原抗体反応系では判断しがたい場合など，HBV DNAの検出が必要となる。近年，抗CD20モノクローナル抗体であるリツキシマブをはじめとする分子標的治療薬の導入によって，HBs抗原陰性例からの再活性化（de novo B型肝炎）が報告されるようになった。HBV再活性化対策としてのHBV DNA定量検査の重要性やHBs抗原陽性例に対する抗ウイルス薬の予防投与および既往感染例におけるHBV DNAモニタリングによる対策の必要性が日本肝臓学会によるB型肝炎治療ガイドライン[6]に明記されている。HBV DNAの検出・定量にはリアルタイムPCR法が広く利用されている。

（2）C型肝炎ウイルス（HCV）

HCV RNAの検出・定量は肝疾患の病因の検索，急性および慢性肝障害の診断，HCV抗体陽性者のウイルス血症の判定，C型慢性肝炎のインターフェロンなどによる治療の適応，効果予測，治療後のモニタリングなどに用いられている。HCV RNAの検出・定量にはリアルタイムPCR法が広く利用されている。

（3）ヒト免疫不全ウイルス（HIV）

HIVスクリーニング陽性時のウイルス血症の確認試験としてHIV-1 RNA検査が求められる。また，HIV感染者の病態把握のためにCD4陽性細胞数とともにHIV-1 RNA量が重要となる。HIV-1 RNA量は初感染後に増加するものの，その後宿主の免疫応答により減少し，一定のレベル（セットポイント）に保たれる。そのセットポイントがHIV感染者の予後に関わる要因であり，その後の経過を予測する指標となる[7]。HIV-1 RNA定量はおもにリアルタイムPCR法により行われている。また，血漿中のHIV-1 RNA定量のほかに，細胞内のHIV-1プロウイルスDNAの検出が行われることもある。

（4）サイトメガロウイルス（CMV）

CMVは垂直または水平感染により，成人の70%以上が初感染を受けているが，多くの場合，不顕性な経過をとり，ウイルスは終生にわたりその宿主体内に潜伏感染している。臨床上問題となるのは，胎内感染による先天性巨細胞封入体症や，輸血や臓器移植など免疫抑制状態下の日和見感染であり，移植後のCMVの再活性化で間質性肺炎や

✎用語　ITS（internal transcribed spacer），メチシリン耐性黄色ブドウ球菌（methicillin-resistant Staphylococcus aureus；MRSA），黄色ブドウ球菌（Staphylococcus aureus），TSST-1（toxic shock syndrome toxin-1），B型肝炎ウイルス（hepatitis B virus；HBV），HBs（hepatitis B surface），HBe（hepatitis B envelope），CD（cluster of differentiation）

肝炎などさまざまな病状を呈する場合がある。

近年，有効な抗ウイルス薬によりCMV感染症の標的治療が可能となったことから，CMV感染の診断および発症予測，抗ウイルス薬による治療効果判定においてもCMV DNA検出・定量は有用である。CMVのUS17領域やIE領域をターゲットとしたリアルタイムPCR法によるCMV感染のモニタリングでは，全血や組織検体を用いた場合，潜伏感染状態でもCMV DNAが検出されることがあるので，末梢血の場合は血漿など細胞成分を含まない検体を用いる必要がある。諸外国ではCMV pp67 mRNAの検出がNASBA法により行われており[8]，ウイルスの増殖状態のモニタリングや抗ウイルス薬投与中止の指標となっている。

8.2.2　治療

病態の把握，予後の予測，経過判定，薬剤などによる治療効果判定，あるいは治療薬剤変更の指標などに遺伝子検査は利用される。

● 1. 薬剤耐性遺伝子の検出

(1) メチシリン耐性遺伝子 (*mecA*)

MRSAはメチシリンに親和性の低下した新たなペニシリン結合蛋白2′ (PBP2′) を産生することにより，各種βラクタム系抗菌薬に耐性を示す。PBP2′の産生をつかさどる遺伝子は*mecA*遺伝子とよばれ，MRSAの染色体DNAにはMSSAに存在しない外来性のDNA断片であるSCC*mec*が挿入されており，*mecA*遺伝子はこのSCC*mec*上に存在する。したがって，PCR法により*mecA*遺伝子を検出し，薬剤感受性試験と併せることで抗生物質の有効性を効果的に予測することができる。最近，DNAマイクロアレイ法と金ナノ粒子，銀増感を応用した散乱光測定により薬剤耐性遺伝子の標的塩基配列を検出する方法も考案されている[9]。

(2) バンコマイシン耐性遺伝子

バンコマイシン耐性腸球菌 (VRE) は*vanA*，*vanB*，*vanC*などの外来性の耐性遺伝子を保有した腸球菌を指す。PCR法で*vanA*，*vanB*，*vanC*遺伝子を検出し，感受性試験結果などを参考に抗菌薬療法を実施するとともに，適切に拡散防止対策を講じる必要がある。PCR法のほかに，DNAマイクロアレイ法を応用した検出法も考案されている[9]。

(3) 抗ウイルス薬剤耐性遺伝子

抗ウイルス薬の核酸アナログとしてのラミブジン (LAM) はHBVの増殖を抑える治療薬として用いられているが，長期投与においてLAMに抵抗性を有する変異株が出現することが問題となっている。LAM耐性HBVは逆転写酵素の活性中心であるYMDD motifのMがVやIに変異し，YVDDやYIDDに変化している。耐性型ウイルスの出現により再度肝炎を発症する可能性が高まり，肝炎が重症化する症例も報告されている。LAM耐性ウイルスに対しては，交差耐性のないテノホビルジソプロキシルフマル酸塩 (TDF) やテノホビルアラフェナミドフマル酸塩 (TAF) が有効とされている。現在第1選択薬となっているエンテカビル (ETV)，TDF，TAFはLAMと比較して耐性変異出現率が極めて低く，高率にHBV DNA陰性化とALT正常化が得られる。しかし，投与中止による再燃率が高いため，長期継続投与が必要である[6]。LAMを含むこれら薬剤耐性の解析はPCR-ELMA法やDNAシーケンス法などで行われている。

HCVに感染すると約70%が持続感染者となり，慢性肝炎，肝硬変，肝がんへと進行する。日本人では感染者全体の70%が遺伝子型が1bで，血液中のウイルス量がほかの型に比べて多く，インターフェロンの有効性も低く，副作用も多く，治療上問題となっていた。

近年，ウイルス蛋白を直接阻害することにより強力な抗ウイルス作用を示す直接型抗ウイルス薬 (DAAs) が普及し，NS3およびNS5A阻害薬併用療法として，治療効果の指標となるIL28B遺伝子型にも関係なく高い治療効果を発揮することが1b型で報告された。しかしながら，NS5A領域のおもなアミノ酸変異 (L31F，L31M，L31V，Y93H) がある患者では治療効果が大きく低下することや，投薬により新たに薬剤耐性変異が誘導されることもあるため，耐性変異解析が重要となる[10]。これらHCV薬剤耐性変異解析はDNAシーケンス法やPCRインベーダー法により実施されている。

HIV感染症においては抗HIV薬である核酸系および非核酸系逆転写酵素阻害薬，プロテアーゼ阻害薬，インテグ

🖊 **用語**　IE(immediate-early), ペニシリン結合蛋白2′ (penicillin binding protein 2′；PBP2′), メチシリン感受性黄色ブドウ球菌(methicillin-susceptible *Staphylococcus aureus*；MSSA), バンコマイシン耐性腸球菌(vancomycin-resistant enterococci；VRE), ラミブジン(lamivudine；LAM), チロシン(tyrosine；Y), メチオニン (methionine；M), アスパラギン酸 (aspartate；D), バリン (valine；V), イソロイシン (isoleucine；I), テノホビル ジソプロキシルフマル酸塩 (tenofovir disoproxil fumarate；TDF), テノホビル アラフェナミドフマル酸塩 (tenofovir alafenamide；TAF), エンテカビル (entecavir；ETV), アラニンアミノトランスフェラーゼ (alanine aminotransferase；ALT), 直接型抗ウイルス薬 (direct acting antivirals；DAAs)

■8章　感染症の遺伝子検査

ラーゼ阻害薬の組み合わせによる抗レトロウイルス療法（ART）により治療がなされているが，薬剤選択の失敗やアドヒアランスの低下などにより，耐性ウイルスの出現から多剤耐性ウイルスへと変貌していく。したがって，抗HIV療法の効果が不十分あるいは無効で，薬剤変更をする際の指標として，一般的に薬剤耐性検査が重要となる。HIV-1ゲノムのpol領域をRT-PCR法で増幅し，DNAシーケンス法を行い，薬剤標的部位の変異を解析する。

● 2. ウイルス核酸定量

病態の把握，治療の効果判定などの指標として，HBV DNA，HCV RNA，HIV-1 RNA，CMV DNA，EBV DNA，HHV-6 DNAなどを対象に，おもにリアルタイムPCR法による定量が臨床の場で行われている。

● 3. 遺伝子型分類

HBV遺伝子型はA型からJ型まで（I型はC型の亜型）の9つの遺伝子型（genotype）に分類されている。分類された遺伝子型には地域特異性が存在し，わが国では遺伝子型B（約12%）と遺伝子型C（約85%）がおもに分布しており，それぞれ臨床的な特徴をもつことが知られている。

一般にB型慢性肝炎では遺伝子型BでHBe抗原陽性率は低く，HBe抗体陽性率が高いため，予後がよいと考えられている。一方，遺伝子型CではHBe抗原陽性率が高く，HBe抗体陽性率が低いため，予後不良であると考えられている。また，治療においても遺伝子型Bはインターフェロンによる治療効果が高い一方で，遺伝子型Cでは肝細胞がんの発症リスクが高く，従来型インターフェロンに対して治療抵抗性であるため，核酸アナログ製剤による治療が行われることになる。このようにHBV遺伝子型分類は，地域による遺伝子型の分布の差から感染ルートの解明のほか，臨床面ではB型慢性肝炎における最適治療法を選択する目的で重要である。HBV遺伝子型検出はPCR法の後，各遺伝子型の特異的プローブを用い，ハイブリダイゼーションを行い，蛍光発色により識別する。

HCV遺伝子型分類はおもに特異的プライマーを用いたPCR法により実施されている。HCVは遺伝子の塩基配列の違いから，1a（I），1b（II），2a（III），2b（IV），3a（V），3b，4a，5a，6aの9つの遺伝子型〔国際分類（岡本らの分類）〕され，日本人では1bが約70%，2aが約20%，2bが約10%を占めている。2aや2b型に比べて1b型はウイルス量が多く，インターフェロンの有効性が低く，これ

まで難治性であったが，DAAsの普及により著効率が大きく上がった。このようにHCV遺伝子型分類はC型慢性肝炎の病態把握，とくにインターフェロンの治療効果の予測あるいはDAAsの適応を判断するうえで重要な因子である。

ヒトパピローマウイルス（HPV）は100タイプ以上が同定されており，そのうち40タイプ以上は子宮頸部，腟，肛門，陰茎，咽頭，喉頭などの上皮に感染する。接触感染により，皮膚や粘膜に感染し，体内に感染しないため免疫に記憶されず，一度感染し治癒しても何度も感染を起こす。

性器病変のうち，尖圭コンジローマはおもにHPVの6，11型感染により，また子宮頸部前がん病変や子宮頸癌は16，18型をはじめとする悪性型のHPVによる。なお，発がん性による分類では，低リスク群は6，11，40，42，43，44型であるのに対し，高リスク群は16，18，31，33，35，39，45，51，52，56，58，59，66，68型である。HPV感染の診断にはHPV DNAの検出が唯一の検査法で，LAMP法とDNAチップ法を組み合わせたクリニチップ法，液相ハイブリダイゼーション法，ハイブリッド・キャプチャー法，*in situ* ハイブリダイゼーション法，DNAマイクロアレイ法などにより型別診断がなされる。

● 4. 遺伝子変異の検出

HBe抗原陽性の慢性肝炎が長期に続くと肝硬変へ進行するが，多くの患者ではHBe抗体へセロコンバージョンし非活動性キャリアとなる。HBe抗原陰性になると総じて予後がよいと考えられていたが，最近，逆に予後が悪い病態が報告され，重要な病気の1つとして分類されている。このHBe抗原陰性慢性肝炎は，HBe抗原が抗体へセロコンバージョンしてもHBV DNA量が十分低下せず慢性肝炎が持続する場合や，いったん非活動性キャリアとなった後に肝炎の再活性が起こる場合がある。HBe抗体陽性でも活動性の肝炎が見られる症例では，プレコア領域内の83番目の塩基がGからAに変化することで，TGGのトリプトファンがTAGの終止コドンに変化し，HBe抗原蛋白質を産生し得ない変異株HBVへと変化する。HBVのプレコア領域の変異はHBe抗原のセロコンバージョンを推定するうえで有用であり，B型肝炎の病態把握や予後の推定に重要である。またプレコア領域の変異に関連するものとしてコアプロモーター内の変異がある。この領域はHBe抗原・コア蛋白質のmRNAの転写を抑制する領域であると考えられ，nt1762（A→T），nt1764（G→A）の変異

✎**用語**　抗レトロウイルス療法（anti-retroviral therapy；ART），ヒトパピローマウイルス（human papillomavirus；HPV），プレコア（pre core），グアニン（guanine；G），アデニン（adenine；A），チミン（thymine；T），コアプロモーター（core promoter）

が見られる。

急性B型肝炎において，プレコア変異とコアプロモーター変異を有するHBVの水平感染は重症化・劇症化に進展しやすい。さらに慢性B型肝炎においてコアプロモーター変異がプレコア変異より先に始まった場合，予後不良となるケースが多い。HBV遺伝子変異はおもにDNAシーケンス法により検出される。

8.2.3 疫学

病原菌の感染源，伝搬経路の解明などにも遺伝子検査は利用されている。とくにMRSA，VRE，基質特異性拡張型βラクタマーゼ（ESBL）産生菌，多剤耐性緑膿菌（MDRP），カルバペネム耐性腸内細菌科細菌（CRE）などの感染症の発生時には，検出された菌株間の関連性を確認することが必要となる。分子生物学的手法を用いた遺伝子多型性を検出する技術の標準法はパルスフィールドゲル電気泳動法（PFGE）で50kbp～10Mbpに及ぶDNA断片の分離解析が可能となり，酵母や微生物などの同一性遺伝子を確認するゲノム解析に利用されている。最近では，PFGEの代替法として，時間と手間を解消し，菌株間で保有状態に差異のある遺伝子の読み取り枠（ORF）をマルチプレックスPCR法で検出し，その保有パターンによって遺伝子型を決定するPOT法や，菌株ごとに複数遺伝子の配列の差異をパターン化し，それらを統合して遺伝子解析アプリケーションにより解析するMLST法が用いられるようになった。

検査室ノート　PCRによる生菌検出法「EMA-PCR法」について

可視光の光照射によりDNAに共有結合するインターカレート色素（EMA）の生菌と死菌への作用の違いを利用して，PCRにより生菌由来DNAを選択的に検出する方法である[11]。

細菌に対してEMA処理を行うと，生菌では細胞膜に阻まれてEMAは菌内部に浸透しないのに対し，細胞膜が損傷している死菌ではEMAが浸透することでDNAが修飾を受け，PCR増幅不能となる。

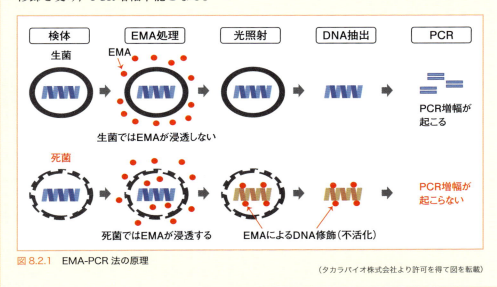

図8.2.1　EMA-PCR法の原理

（タカラバイオ株式会社より許可を得て図を転載）

[中桐逸博]

用語　基質特異性拡張型βラクタマーゼ（extended-spectrum β-lactamases；ESBL），多剤耐性緑膿菌（multiple-drug-resistant *Pseudomonas aeruginosa*；MDRP），カルバペネム耐性腸内細菌科細菌（carbapenem-resistant *Enterobacteriaceae*；CRE），パルスフィールドゲル電気泳動法（pulsed field gel electrophoresis；PFGE），ORF（open reading frame），POT（PCR-based ORF typing），MLST（multi locus sequence typing），EMA（ethidium monoazide）

■8章 感染症の遺伝子検査

📖 参考文献

1）日本結核病学会治療委員会：「結核医療の基準の改訂—2018 年」，Kekkaku 2018；93：61-68.

2）Iinuma Y, *et al.*："Diagnostic value of the Amplicor PCR assay for initial diagnosis and assessment of treatment response for pulmonary tuberculosis"，Microbiol Immunol 1998；42：281-287.

3）御手洗　聡：「結核菌群遺伝子の臨床検査の進歩」，モダンメディア 2013；59：194-199.

4）齊藤　厚：「レジオネラ肺炎」，臨床と微生物 2017；44：29-36.

5）日本性感染症学会：「性感染症 診断・治療ガイドライン 2016」，日本性感染症学会誌，2016　http://jssti.umin.jp/pdf/guideline-2016.pdf.

6）日本肝臓学会　肝炎診療ガイドライン作成委員会（編）：「B 型肝炎治療ガイドライン（第 3 版）」，日本肝臓学会，2017 年 8 月　https://www.jsh.or.jp/files/uploads/HBV_GL_ver3_Sep13.pdf.

7）Deeks SG, *et al.*："Immune activation set point during early HIV infection predicts subsequent CD_4+ T-cell changes independent of viral load"，Blood 2004；104：942-947.

8）Kulkarni A, *et al.*："Molecular-based strategies for assessment of CMV infection and disease in immunosuppressed transplant recipients"，Clin Microbiol Infect 2001；7：179-186.

9）Suzuki H, *et al.*："Prospective intervention study with a microarray-based, multiplexed, automated molecular diagnosis instrument （Verigene system） for the rapid diagnosis of bloodstream infections, and its impact on the clinical outcomes"，J Infect Chemother 2015；21：849-856.

10）日本肝臓学会　肝炎診療ガイドライン作成委員会（編）：「C 型肝炎治療ガイドライン（第 6.1 版）」，日本肝臓学会，2018 年 3 月　https://www.jsh.or.jp/files/uploads/HCV_GL_ver6.1_May30.pdf.

11）Nogva HK, *et al.*："Ethidium monoazide for DNA-based differentiation of viable and dead bacteria by 5′-nuclease RCR"，Biotechniques 2003；34：804-808, 810, 812-813.

9章 遺伝子多型

章目次

9.1：遺伝子多型解析の意義⋯⋯⋯⋯144

9.2：多型の種類と検出法⋯⋯⋯⋯⋯145
　9.2.1　キメリズム解析
　9.2.2　HLA検査
　9.2.3　薬物応答性
　9.2.4　易罹患性

SUMMARY

　遺伝子多型とは，遺伝子を構成しているDNAの配列の個体差であり，ある遺伝子座においてヒト集団に1%以上の頻度で見られる変異である。とくに1塩基の違いによる多型（SNP）は各個人の体質や薬剤応答性に関わることが多い。種々のSNP多型マーカーについて各個人の遺伝的背景を調べることにより，特定の疾患への罹患しやすさ，薬剤による治療効果や副作用の有無，アレルギーの発症などが推定可能となる。これらの情報は疾病の治療や予防，健康維持のための生活指導などに活用できるが，このような遺伝子情報は認知症，生活習慣病，悪性腫瘍などの発症の予測につながることから，個人の遺伝情報の取扱いには十分な配慮が必要である。

9章 遺伝子多型

9.1 遺伝子多型解析の意義

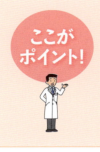

ここがポイント！
- 一塩基多型（SNP）は各個人の体質や薬物応答性などに関わることが多い。
- 遺伝形式は各種の連鎖を生じ，民族や特定の疾患との連鎖に関与している。
- HLA検査やキメリズム解析はドナー選定や移植後の生着指標として必須である。

　遺伝子多型解析の意義は，個人のもつ先天的なゲノムの多様性のなかに家系や個人の遺伝的個性や疾患感受性が存在していることである。生活習慣病を含む多くの疾患には家族内集積性が認められ，それによって関与している遺伝子多型が明らかになってきた。遺伝子多型解析のもう1つの意義としては，投薬による薬剤感受性や副作用発症の予測が可能になってきたことである。すなわち，投薬前に治療効果を予測することに大きく貢献できることである。また，ヒト白血球抗原（HLA）検査やキメリズム解析などはドナー選定や移植後の生着指標として必須である。レシピエントの家族に適合者が多いことも，家系における遺伝的個性の集積を表しているといえる。

　このようにDNA多型解析は，個人や親子鑑定のためのDNA鑑定，分子遺伝学を柱とした人種の系統解析や連鎖解析，さらに医療の場では遺伝子診断をはじめテーラーメイド医療に至るまで，幅広い領域で利用されている。

［中桐逸博］

用語 遺伝子多型（polymorphism），一塩基多型（single nucleotide polymorphism；SNP），ヒト白血球抗原（human leukocyte antigen；HLA），デオキシリボ核酸（deoxyribonucleic acid；DNA）

9.2 多型の種類と検出法

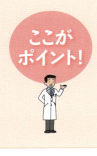

ここがポイント！
- 多型の種類は，VNTR，STRP，SNPおよびCNVの4つがある。
- キメリズム解析法には，STR-PCR法，XY-FISH法およびHLA-flow法があり，それぞれ解析するうえでの特徴がある。
- HLA検査法は，血清学的検査からDNAタイピング検査へ移り変わり，PCR-SSP法，PCR-SSOP法，Luminex®法，PCR-SBT法などにより解析されている。
- 遺伝子多型解析により，薬物応答性や易罹患性が見出されている。

多型の種類は，VNTR，STRP，SNPおよびCNVの4つがある。

VNTRはゲノム中に数百〜数千カ所の存在が確認されている数塩基〜数十塩基からなる反復配列で個人差があり，ミニサテライトともよばれている。

STRPは2〜5塩基の配列が反復したもので，その反復回数から個体識別や集団の構成を解析する指標などに用いられ，マイクロサテライトともよばれている。

これらの解析は反復配列を挟むように設定したプライマーで増幅すると，それぞれの反復回数に応じた長さのPCR増幅産物によってゲル電気泳動の移動度が異なることから，遺伝子多型を検出できる。

また，SNPは数百塩基に1つの割合で認められる点突然変異で，最も頻度の多い多型であり，世代交代により多型性が失われることが少ないことから，連鎖不平衡解析やハプロタイプ解析に有効であるとされている。

従来から利用されてきたRFLPは，基本的にはSNPの多型を検出している。SNPはシーケンス法，PCR-RFLP法，AFLP法，PCRハイブリダイゼーションプローブ法，DNAマイクロアレイ法，PCRインベーダー法などにより解析される。なお，ゲノム1kbp〜数Mbpの比較的大きな領域において塩基配列のコピー数の増減が認められる領域はCNV（コピー数多型）とよばれ，ゲノムの10%以上の領域にCNVが存在すると考えられている[1]。

9.2.1 キメリズム解析

白血病などの血液疾患の治療として，造血幹細胞移植がある。造血幹細胞移植を受けたレシピエントの骨髄では，ドナーからの造血細胞が入り生着することで，ドナー由来の血液がつくり出される。ドナー由来の血液細胞とレシピエント由来の血液細胞が同時にレシピエント体内に存在する状態を混合キメリズムと称し，この状態からドナー由来の血液細胞に完全に置き換わった状態を完全キメリズムとよんでいる（図9.2.1）。移植された造血幹細胞がレシピエントに生着し，造血機能を発揮するまでには末梢血幹細胞移植で最低2週間，骨髄移植では約3週間を要する。キメリズム解析により，生着動態を把握することは，生着不全の早期診断や再発の診断にもつながり，臨床的有用性が高い[2]。

PCR法を用いた個人識別には，遺伝子多型性部位解析と性別認識部位を使用する場合が多い。イントロンには多

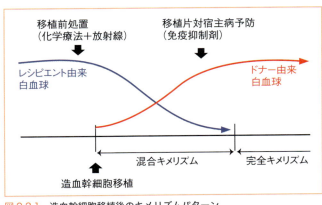

図9.2.1　造血幹細胞移植後のキメリズムパターン

📝 **用語**　VNTR（variable number of tandem repeat），STRP（short tandem repeat polymorphism），コピー数多型（copy number variation；CNV），ポリメラーゼ連鎖反応（polymerase chain reaction；PCR），RFLP（restriction fragment length polymorphism），AFLP（amplified fragment length polymorphism），混合キメリズム（mixed chimerism），完全キメリズム（complete chimerism）

■9章　遺伝子多型

数の反復塩基配列が存在し，この繰返し数は個人により異なることから，ヒトの多型性を科学的に見分けることが可能となった。

キメリズム解析方法には，STRとVNTRの塩基の反復配列長をPCR法で増幅し，電気泳動後，分子量多型性の差からキメリズム解析を行うSTR-PCR法，性不一致移植においてXとY染色体のそれぞれに特有な塩基配列に蛍光標識プローブでハイブリダイズさせ，二重染色上で各細胞の由来を蛍光顕微鏡下で判別（Y染色体の検出）するXY-FISH法，さらにHLAの違いを利用し，不一致HLAに対する抗HLA抗体を用いてフローサイトメーターによ

り解析するHLA-flow法がある。これらのキメリズム解析法にはそれぞれ特徴があり，STR-PCR法では移植症例の95％をカバーできるが，ドナーとレシピエントのDNAが必要で，レシピエント由来細胞の検出限界感度は1〜5％である。XY-FISH法では検出限界感度が0.1％で定量的解析が可能である反面，異性間移植に限定され，高齢者や腫瘍細胞ではY染色体が欠落する場合があり，その解釈には注意が必要となる。また，HLA-flow法では高感度かつ迅速に定量的解析が可能である反面，抗HLA抗体が必要で，HLA一致例では解析が不可能である。

9.2.2　HLA検査

HLAは第6染色体短腕部に存在する主要組織適合遺伝子複合体（MHC）の産物で，病原体や腫瘍細胞の排除，臓器移植における拒絶など，免疫応答の役割を担っている。赤血球を除くほぼすべての細胞（有核細胞）の表面に発現し，1つの遺伝子座が1つのHLAを規定し，HLA遺伝子にある遺伝子座（A座，C座，B座，DR座，DQ座，DP座など）の1セットをハプロタイプという。両親から1セットずつ受け継がれるので，4種類のハプロタイプが生じる。そのハプロタイプの組み合わせは，数万通りともいわれており，そのおもな役割は自他認識をすることにある。日本人における頻度の高いハプロタイプの例を表9.2.1に示した[3]。造血幹細胞移植や臓器移植では，自分のHLAのタイプに合わないものはすべて異物と認識して攻撃を開始するので，HLAの適合性が重要視される。そのため，HLA検査により，ドナーとレシピエントの適合性をみることが必要となる。また，遺伝形式は各種の連鎖を生じ，民族や特定の疾患との連鎖[4]にも関与している（表9.2.2）。

HLA抗原検査（HLAタイピング）法は，臨床免疫検査からDNAタイピング検査へ移り変わってきた。各HLA遺伝子に特異的なプライマーでPCRを行い，どのプライマーで増幅されたかを電気泳動にて確認するPCR-SSP法，特定の塩基置換を含む配列を認識する制限酵素を使用して，PCR産物が特異的に切断されるかどうかを電気泳動

表9.2.1　本邦の骨髄バンクドナー登録者に頻出するハプロタイプの内訳（n=177,041）

No	ハプロタイプ				HF (%)
1	A*24:02	B*52:01	C*12:02	DRB1*15:02	8.167
2	A*33:03	B*44:03	C*14:03	DRB1*13:02	4.513
3	A*24:02	B*07:02	C*07:02	DRB1*01:01	3.599
4	A*24:02	B*54:01	C*01:02	DRB1*04:05	2.518
5	A*02:07	B*46:01	C*01:02	DRB1*08:03	1.739
6	A*11:01	B*15:01	C*04:01	DRB1*04:06	1.351
7	A*24:02	B*59:01	C*01:02	DRB1*04:05	1.221
8	A*11:01	B*54:01	C*01:02	DRB1*04:05	0.913
9	A*26:01	B*40:02	C*03:04	DRB1*09:01	0.835
10	A*24:02	B*40:06	C*08:01	DRB1*09:01	0.719

（日本赤十字社　http://www.bmdc.jrc.or.jp）

で確認するPCR-RFLP法，熱変性により一本鎖に変性したDNAは高次構造をとるため，同じ長さのDNAでも塩基配列が違うと電気泳動の移動度が異なることを利用したPCR-SSCP法，HLAの多型を含む遺伝子領域をPCRで増幅してメンブレンフィルターに固定し，特異的な塩基配列を認識する標識オリゴヌクレオチドプローブとの結合を検出するPCR-SSOP法，PCR-SSOPの改良法として特異的プローブをあらかじめマイクロビーズに固定させた後，ビーズ上の特異的プローブに結合したPCR産物のみを蛍光色素で染色し，フローサイトメーターで解析するLuminex®法，増幅した領域すべての塩基配列を直接解析する高感度なタイピング法であるPCR-SBT法などがある。

✎ 用語　STR（short tandem repeat），STR-PCR（short tandem repeat polymerase chain reaction），XY-FISH（XY-fluorescent in situ hybridization），主要組織適合遺伝子複合体（major histocompatibility complex；MHC），ハプロタイプ（haplotype），HF（haplotype frequency），SSP（sequence specific primer），SSCP（single strand conformation polymorphism），SSOP（sequence specific oligonucleotide probe），SBT（sequencing based typing）

表 9.2.2　日本人における HLA 型と疾患との関連

疾患	関連性 HLA 型	患者集団中の頻度（%）	一般集団中の頻度（%）	オッズ比
強直性脊椎炎	HLA-B27	83.3	0.5	1056.3
ナルコレプシー	HLA-DR2（*HLA-DRB1*15:01*）	100.0	12.4	1372.7
	HLA-DQ6（*HLA-DQB1*06:02*）	100.0	12.4	1372.7
ベーチェット病	HLA-B51（*HLA-B*51:01*）	59.4	13.6	9.3
亜急性甲状腺炎	HLA-B35（*HLA-B*35:01*）	71.4	12.2	18.0
	HLA-B67（*HLA-B*67:01*）	16.1	1.7	11.2
バージャー病	HLA-B54（*HLA-B*54:01*）	29.0	14.1	2.5
	HLA-DR2（*HLA-DRB1*15:01*）	28.0	12.4	2.7
	HLA-DR2（*HLA-DRB1*16:02*）	6.0	0.6	10.7
関節リウマチ	HLA-DR4（*HLA-DRB1*04:05*）	58.8	24.7	4.4
	HLA-DQ4（*HLA-DQB1*04:01*）	58.8	24.7	4.4
多発性硬化症（大脳，小脳型）	HLA-DR2（*HLA-DRB1*15:01*）	30.7	12.4	3.1
多発性硬化症（眼神経，脊髄型）	HLA-DPw5（*HLA-DPB1*05:01*）	93.6	61.8	9.0
橋本病	HLA-A2（*HLA-A*02:01*，*HLA-A*02:06*，*HLA-A*02:07*）	59.2	41.0	2.1
	HLA-DR53（*HLA-DRB4*01:01*）	88.7	63.7	4.5
クローン病	HLA-DR4（*HLA-DRB1*04:05*）	40.0	24.7	2.0
	HLA-DQ4（*HLA-DQB1*04:01*）	40.0	24.7	2.0
原発性胆汁性肝硬変	HLA-DR8（*HLA-DRB1*08:03*）	33.3	18.5	2.2
	HLA-DR2（*HLA-DRB1*16:02*）	3.4	0.6	5.9
全身性エリテマトーデス（SLE）	HLA-B39	16.7	3.1	6.3
	HLA-DR2（*HLA-DRB1*15:01*）	29.6	12.4	3.0
混合性結合組織病（MCTD）	HLA-DR4（*HLA-DRB1*04:01*）	18.8	4.4	5.0
1 型糖尿病	HLA-B54（*HLA-B*54:01*）	44.1	14.0	4.8
	HLA-B61（*HLA-B*40:02*，*HLA-B*40:03*，*HLA-B*40:06*）	39.6	22.7	2.2
	HLA-DR4（*HLA-DRB1*04:05*）	56.6	24.7	4.0
	HLA-DQ4（*HLA-DQB1*04:01*）	58.3	24.7	4.3
	HLA-DR9（*HLA-DRB1*09:01*）	36.0	29.5	1.3

〔大谷文雄，他（編）：「移植・輸血検査学」，169，講談社サイエンティフィク，2004，を一部改変〕

9.2.3　薬物応答性

　薬物の投与量や投与方法は，薬剤の性質や基礎研究から設定され，臨床試験で検証されたうえで決定される。ここで設定された薬物の投与量は薬剤効果や副作用の発現が平均的なタイプのヒトにとっての最適量となる。しかし，同じ疾患，同じ症状の患者でも著効を示すもの，有効性はあるが著効ではないもの，有効性が低いもの，まったく効果を示さないもの，副作用が発現するものなど，その応答性は異なることが多い。薬物応答性の違いをもたらす遺伝的要因は“薬物代謝酵素の遺伝子多型（薬物代謝能の違い）”と“薬物標的分子（受容体や酵素など）の遺伝子多型”に分けられる。薬物代謝能は複数の遺伝子に支配されていて，同じ量を投与した際の血中濃度の分布をみてみると，その表現型は1峰性を示すことが多い。しかし，一部の薬物は，代謝能が低い群と代謝能に異常がない群で2峰性を示したり，代謝能が低い群，異常がない群，高い群で3峰性を示すものもある。これは遺伝子の多型や変異によることから，遺伝子多型の違いで代謝能を予測することもできる。薬物は身体にとって異物であるため，おもに肝臓に存在する薬物代謝酵素によって代謝（解毒）される。薬物の

代謝に最も重要となるのがシトクロムP450（CYP）である。分子量約50,000の酸化還元酵素で，還元状態で一酸化炭素と結合して450nmに吸収極大を示すヘム蛋白質の総称で，薬物代謝の50%に関与する。CYPの中でもおもにCYP1，2，3および4ファミリーが薬物の代謝に関わっている[5]。薬物は細胞膜表面上の受容体に作用するものや，輸送蛋白（トランスポーター）によって細胞膜を通過し細胞内で作用するものなどさまざまである。薬物が細胞内に取り込まれやすくするためには，薬物の脂溶性を高める必要がある。一方，薬物が腎臓から排泄されるためには水溶性が高くなければならない。薬物代謝酵素CYPはおもに脂溶性薬物に酸化，還元，加水分解などの化学反応によって化合物の構造や性質を変化させて，水溶性を高める（第Ⅰ相反応）。また，CYPの関与とは別にグルクロン酸や硫酸塩などとの抱合反応（第Ⅱ相反応）により，さらに水溶性を高めることで，体外への薬物の排泄が促進される。なお，薬物の代謝に関わるCYPは薬物が生体に入ることにより転写が活性化されるが，この現象にはそれぞれのCYP遺伝子に対応した薬物受容体がはたらいている。CYPは複数の分

用語　ベーチェット（Behçet）病，バージャー（Buerger）病，クローン（Crohn）病，全身性エリテマトーデス（systemic lupus eryhtematosus；SLE），混合性結合組織病（mixed connective tissue disease；MCTD），シトクロムP450（cytochrome P450；CYP）

■9章 遺伝子多型

子種からなる遺伝子スーパーファミリーを形成しており，ヒトにおける薬物代謝型CYPは約20種類あるが，中でもCYP1A2，CYP2A6，CYP2C9，CYP2C19，CYP2D6，CYP2E1，CYP3A4の7種類がヒト肝の薬物代謝に関与するおもなCYP分子種である[6]。CYPの特徴は基質（薬物）特異性が低いため，同じCYPが数多くの薬物を代謝することになる。7種すべての分子種について遺伝子多型が報告されている。CYPファミリーには発現遺伝子に関わるcSNPが多い。薬物の吸収，分布，排泄など代謝経路に関わるトランスポーター遺伝子の多型も薬物応答に影響を与える。SNP解析により個々の薬物代謝活性を予測することで，薬効や副作用の発現を事前に判別することができる。また，疾患を引き起こす遺伝子の種類の違いが薬物応答性を規定する場合もあり，多型診断によって効果のない薬物

投与を回避できる場合もある（オーダーメイド薬物療法）。大腸がんや肺がんなど多くの固形がんの治療に用いられるイリノテカンは血中のカルボキシルエステラーゼにより，活性型のSN-38に変換され，トポイソメラーゼ I の阻害を介して抗腫瘍作用を発揮する。活性代謝産物SN-38はおもに肝臓でつくられるUDPグルクロン酸転移酵素（UGT）の1つであるUGT1A1によりグルクロン酸抱合体（不活性代謝物）として胆汁中に排泄される。UGT1A1には個人差，すなわち遺伝子多型（UGT1A1＊28とUGT1A1＊6）が存在し，変異型をもつ症例ではUGT1A1の発現量が少なく活性が低下しているため，グルクロン酸抱合が遅延し，SN-38の体外排泄が遅延する。このため，高度の下痢や好中球減少などの副作用が現れやすいので，遺伝子多型解析成績ごとに投与量調節の目安が記載されている。

9. 2. 4　易罹患性

　ヒトゲノムが解読され，疾患と遺伝子の関連性が深まってきた。ある1つの遺伝子の変異により発症する単一遺伝子疾患や，複数の遺伝子の変異と生活習慣病や精神疾患など環境要因が発症のリスクを高める多因子遺伝性疾患であるがんや糖尿病，高血圧症，パーキンソン病などにおいても疾患の発症と病状の進展に遺伝子が深く関わっていることが明らかとなってきた。とくに疾患感受性遺伝子を生まれながらにもっている人は，疾患に罹りやすいリスク（易罹患性）があるので，生活環境の見直しが重要である。

● 1. 糖尿病

　生活習慣病の代表とされる2型糖尿病は，多くは成人で発症し，インスリン抵抗性と膵β細胞の機能不全で特徴付けられるが，遺伝的要素が深く関与していることが知られている。欧米人の2型糖尿病の有力な関連遺伝子としてTCF7L2などが報告されているが，遺伝的要素には人種差があり，日本を含む東アジア人ではKCNQ1が感受性遺伝子として確立された[7,8]。日本人の2型糖尿病患者のうち約2割の発症にこの遺伝子が関与しているといわれている。

● 2. がん

　がんは遺伝的要因の違いで，遺伝性腫瘍と散発性腫瘍（一般的ながん）に分けられる。遺伝性乳がんは乳がん全体の5～10％を占め，浸透率の高い単一遺伝子の特異的変

異によってリスクが増加する。17q21と13q12-13にそれぞれ存在するBRCA1，BRCA2遺伝子の変異が要因となる。頻度は全乳がんの約3％とされ，女性の場合，2つの遺伝子のうちどちらか一方の遺伝子に変異があるだけで，80歳までに60～80％の確率で乳がんになるとされている[9]。BRCA1遺伝子変異では約40％に卵巣がんも発症する[10]。さらに，BRCA1，BRCA2変異保有者は前立腺がん[11]，膵がん[12]のリスクも高い。これまでの各国における検討から，家族性乳がんの50～60％にBRCA1あるいはBRCA2の生殖細胞変異を認め，また散発性乳がんにおける体細胞変異は非常に稀であることが明らかにされている。

　発がんのメカニズムはいまだ不明な点が多いが，生まれながらの遺伝子変異に加えて，後天的な遺伝子変異が加わることで発症を招き，がんの個性（増殖性，転移性，浸潤性）などにも個人の遺伝的背景が大きく関与していることがわかってきた。世界保健機関（WHO）の評価では，飲酒は口腔，咽頭，喉頭，食道，肝臓，大腸，女性の乳房のがんの原因となるとされている。アルデヒド脱水素酵素（ALDH）はアルデヒドの酸化に関与し，その多くはALDH2である。ALDH2多型とがんのリスクに関する知見では，上部消化管，大腸がん，乳がんなどの易罹患性に重要な影響を及ぼす可能性があると考えられている。

　遺伝子多型が同定されても，その発症は疾患により一様ではなく，発症しない場合も十分あり得る。また，遺伝子多型が見出されない場合であっても発症する可能性が否定できないことを被検者に十分説明し，理解を求めておく必

用語　cSNP（coding SNP），ウリジンニリン酸（UDP）グルクロン酸転移酵素〔uridine diphosphate（UDP）glucuronosyltransferase；UGT〕，パーキンソン（Parkinson）病，世界保健機関（World Health Organization；WHO），アルデヒド脱水素酵素（aldehyde dehydrogenase；ALDH）

148

要がある。

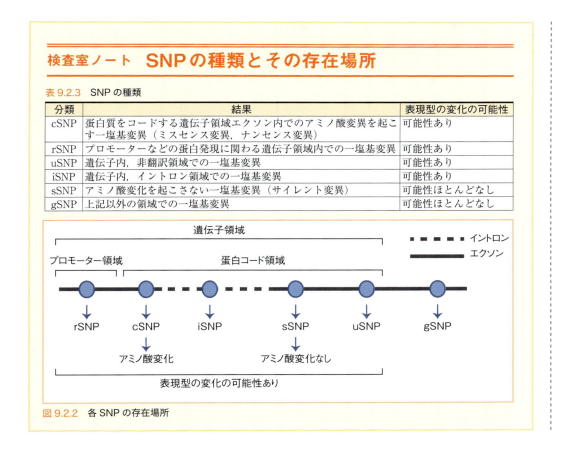

検査室ノート　**SNPの種類とその存在場所**

表9.2.3　SNPの種類

分類	結果	表現型の変化の可能性
cSNP	蛋白質をコードする遺伝子領域エクソン内でのアミノ酸変異を起こす一塩基変異（ミスセンス変異，ナンセンス変異）	可能性あり
rSNP	プロモーターなどの蛋白発現に関わる遺伝子領域内での一塩基変異	可能性あり
uSNP	遺伝子内，非翻訳領域での一塩基変異	可能性あり
iSNP	遺伝子内，イントロン領域での一塩基変異	可能性あり
sSNP	アミノ酸変化を起こさない一塩基変異（サイレント変異）	可能性ほとんどなし
gSNP	上記以外の領域での一塩基変異	可能性ほとんどなし

図9.2.2　各SNPの存在場所

［中桐逸博］

用語　rSNP（regulatory SNP），uSNP（untranslated SNP），iSNP（intronic SNP），sSNP（silent SNP），gSNP（genome SNP）

参考文献

1) 中村祐輔:「遺伝子多型と病気とのかかわり」，これからのゲノム医療を知る，22-54，羊土社，2009.
2) 中内祐介，他:「生着確認：キメリズム解析」，Medical Technology 2012；40：854-859.
3) 中央骨髄データセンターホームページ　http://www.bmdc.jrc.or.jp
4) 大谷文雄，他（編）:「ヒトゲノム多様性」，移植・輸血検査学，159-192，講談社，2004.
5) 三村純正，他:「薬物受容体シグナル系」，わかる実験医学シリーズ　受容体がわかる—シグナル伝達を司る受容体の機能から多様な生命現象まで，加藤茂明（編），82-90，羊土社，2003.
6) 横井　毅:「薬物代謝酵素の遺伝的多型と個別薬物療法」，化学と生物 2001；39：368-375.
7) Yasuda K, et al.: "Variants in *KCNQ1* are associated with susceptibility to type 2 diabetes mellitus", Nat Genet 2008；40：1092-1097.
8) Unoki H, et al.: "SNPs in *KCNQ1* are associated with susceptibility to type 2 diabetes in East Asian and European populations", Nat Genet 2008；40：1098-1102.
9) Howlader N, et al.(eds): "SEER Cancer Statistics Review 1975-2014", National Cancer Institute https://seer.cancer.gov/csr/1975_2014/, base on November 2016 SEER data submission, posted to the SEER web site, April 2017.
10) Kuchenbaecker KB, et al.: "Risks of breast, ovarian, and contralateral breast cancer for *BRCA1* and *BRCA2* mutation carriers", JAMA 2017；317：2402-2416.
11) Levy-Lahad E, et al.: "Cancer risks among *BRCA1* and *BRCA2* mutation carriers", Br J Cancer 2007；96：11-15.
12) Ferrone CR, et al.: "*BRCA* germline mutations in Jewish patients with pancreatic adenocarcinoma", J Clin Oncol 2009；27：433-438.

10章 遺伝子検査法

章目次

10.1：遺伝子関連検査の種類 …………152
- 10.1.1 遺伝子関連検査の種類
- 10.1.2 病原体遺伝子検査
- 10.1.3 体細胞遺伝子検査
- 10.1.4 遺伝学的検査

10.2：検体の取扱い ………………156
- 10.2.1 検体の取扱い
- 10.2.2 検体採取，前処理，保存

10.3：遺伝子検査に必要なもの ………160
- 10.3.1 検査室の環境
- 10.3.2 検査に必要な機器
- 10.3.3 検査に必要な機材
- 10.3.4 検査に必要な試薬
- 10.3.5 検査に用いるおもな酵素

10.4：核酸抽出 ………………168
- 10.4.1 核酸抽出の工程
- 10.4.2 核酸抽出法の原理

- 10.4.3 核酸抽出液の質と量の検定

10.5：核酸の電気泳動 ………………173

10.6：核酸増幅 ………………176
- 10.6.1 PCR法
- 10.6.2 RT-PCR法
- 10.6.3 定量PCR法
- 10.6.4 デジタルPCR法
- 10.6.5 その他

10.7：解析 ………………192
- 10.7.1 サザンブロットハイブリダイゼーション
- 10.7.2 ノーザンブロットハイブリダイゼーション
- 10.7.3 DNAマイクロアレイ
- 10.7.4 シーケンス
- 10.7.5 マイクロサテライト不安定性
- 10.7.6 PCR-SSCP法
- 10.7.7 PCR-RFLP法
- 10.7.8 次世代シーケンス（NGS）
- 10.7.9 MLPA法

SUMMARY

　遺伝子関連検査は，感染症，血液疾患の診療において有用な検査法として検査が行われ発展してきた。検査の進歩とともに単一遺伝子疾患では，責任遺伝子が同定され病態解明が可能となり治療法の研究開発へと結びついている。多因子疾患においても発症に関わる遺伝要因の解明が進み，医学・医療の分野に応用可能な成果をもたらしている。遺伝子検査の結果に基づいてなされる診断は，疾患の治療法や予防法の適切な選択を可能にするなど，広く有効に利用される時代になった。近年，次世代シーケンサーが用いられるがん遺伝子パネル検査が保険収載され，同時に統合データベースとしての医療ビッグデータの構築の動きが進んでいる。本章では実際に遺伝子検査を行うにあたり，検体の取り扱い，核酸抽出方法，用いる器具・機器の解説，各種核酸増幅方法・解析方法に至るまで，抑えておきたい基礎的事項から最新の事項までを網羅した。

■ 10章　遺伝子検査法

10.1　遺伝子関連検査の種類

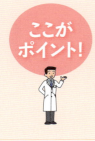

ここがポイント！
- 遺伝子関連検査は，病原体遺伝子検査，体細胞遺伝子検査，遺伝学的検査の3つに分類される。
- 3つに分類された遺伝子関連検査はそれぞれ検査目的，検査対象が違う。
- 次世代シーケンサーの普及に伴い，網羅的な解析手法が行われ，分類できない検査項目も出てきた。

10.1.1　遺伝子関連検査の種類

遺伝学的研究の進歩によって，ヒトの病気の多くは遺伝的な要因と関連していることが明らかになってきた。感染症やアレルギー性疾患，肥満など，明らかに外的要因によって生じる疾患においてすら，易感染性や免疫機序，代謝能力といった遺伝的に規定される内的要因が少なからず関連している。このようにヒトの疾患は，遺伝的に規定された内的要因と生活習慣や環境による外的要因との組み合わせで発症する（図10.1.1）。

遺伝情報は，核内のゲノム以外にミトコンドリアDNAがある。核内のゲノムは，検査方法によってDNAもしくは染色体の双方の検査対象となるが，ミトコンドリアDNAはDNAとしてのみ扱うのが通常である。

遺伝子検査は，その対象や目的はさまざまである。日本臨床検査標準協議会（JCCLS）の遺伝子関連検査標準化専門委員会では，従来から用いられてきた「遺伝子検査」の用語を総称して"遺伝子関連検査"とし，"病原体遺伝子検査""体細胞遺伝子検査""遺伝学的検査"の3つに分類し定義した[1]（表10.1.1）。

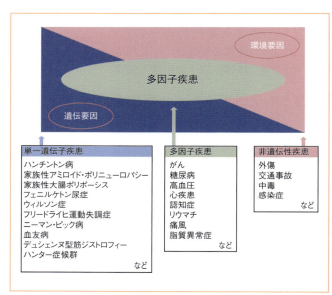

図10.1.1　遺伝要因と環境要因について

10.1.2　病原体遺伝子検査

ウイルスや細菌などの病原体も固有の特徴的な塩基配列をもっている。病原体遺伝子検査では，ヒトの遺伝子ではなく外来性である病原体の遺伝子を検出する。

各病原体の遺伝情報の特徴的な部分を検出することで，病原体を特定する。同じ病原体でも塩基配列の異なる変異株の同定や薬剤耐性遺伝子の検出にも威力を発揮する。

血液，血清，血漿などの細胞成分だけでなく，体液，便，喀痰など感染部位から採取した材料も検体となる。病原体遺伝子検査は，検体の質（採取方法，保存温度，時間など）が重要であり，対象となる病原体の核酸の分解，劣

用語　ハンチントン（Huntington）病，ウィルソン（Wilson）病，フリードライヒ（Friedreich）運動失調症，ニーマン・ピック（Niemann-Pick）病，デュシェンヌ（Duchenne）型筋ジストロフィー，ハンター（Hunter）症候群，デオキシリボ核酸（deoxyribonucleic acid；DNA），日本臨床検査標準協議会（Japanese Committee for Clinical Laboratory Standards；JCCLS）

10.1 | 遺伝子関連検査の種類

表10.1.1　遺伝子関連検査の分類

定義	検査の種類	測定対象		おもな検査項目	遺伝子変化
ヒト以外の遺伝子（外来性）	病原体遺伝子検査	ウイルス・細菌など	外来性	肝炎ウイルス	一時的
				HPV	
				結核菌群	
				クラミジア	
				淋菌	
ヒト遺伝子（内在性）	体細胞遺伝子検査	固形腫瘍	部位を局限したヒト細胞	悪性腫瘍遺伝子検査	一時的
		白血病		造血器腫瘍遺伝子検査	
		悪性リンパ腫			
	生殖細胞系列遺伝子検査（遺伝学的検査）	単一遺伝子疾患	部位を局限しないヒト細胞	遺伝性疾患	生涯変化しない
		薬物応答性		家族性腫瘍	
		疾患易罹患性		PGx検査	
				一塩基多型（SNP）	
		体質診断		アルコール	
				肥満	
				個体識別	

表10.1.2　感染症検査のウインドウ・ピリオドの比較

	核酸増幅検査	血清学的検査
HBV	25 日	59（37〜87）日
HCV	59 日	82（54〜192）日
HIV	11 日	22（6〜38）日

（Schreiber GB, et al.："The risk of transfusion-transmitted viral infection. The Retrovirus Epidemiology Donor Study", N Engl J Med 1996；334：1685-1690 より改変）

表10.1.3　病原体遺伝子検査の特徴

迅速	培養操作を必要としない
薬剤	治療内容（抗菌薬，抗ウイルス薬）の影響を受けない
	細菌，ウイルスの生死に関わらず核酸が残存していると陽性となる
高感度	微量な病原体を感染初期から検出できる
定量	治療効果の判定ができる
配列の違いも検出	変異株を特異的に検出できる

化は測定感度に影響する。保存や運搬などにおける検体の取扱い，品質管理の均一化は重要である。

　培養が困難なウイルス感染の検出には，一定の量がないと検出ができない時期（ウインドウ・ピリオド）がある。

核酸増幅検査は血清学的検査よりも短いウインドウ・ピリオドで検出ができる[2]（表10.1.2）。

　病原体遺伝子検査の特徴を表10.1.3にまとめた。

10.1.3　体細胞遺伝子検査

　がんにおける遺伝子変異は次世代に受け継がれるものではなく，このような変異を対象とした検査を"体細胞遺伝子検査"とよぶ。体細胞変異は受精後もしくは出生後に体細胞において後天的に生じた遺伝子変異であり，単一遺伝子疾患の遺伝子検査のような血縁者への影響は考慮しなくてよい。体細胞変異を明らかにするためには，直接その腫瘍化した細胞，もしくは組織を用いて検査をする必要がある。

　ゲノムに生じた遺伝子変異が原因であり，変異した遺伝子から産生される細胞増殖の鍵となる因子が分子標的薬の治療対象となり，がんで変異している遺伝子の同定が薬剤選択に必須となりつつある。同じ肺がんでも変異している遺伝子は異なり，EGFR遺伝子が変異しているがんではEGFRチロシンキナーゼ阻害薬であるゲフィチニブ，エルロチニブ，アファチニブが，ALK遺伝子が変異している

がんにはALK阻害薬であるクリゾチニブ，アレクチニブ，セリチニブが処方される。

　病変部位の細胞（がん細胞）にのみ認める変異である体細胞変異を検出することで病型が確定されるだけでなく，悪性度の判定や治療後の微小残存病変（MRD）の追跡による再発の早期検出などが可能となる。

　がんにおける体細胞変異の解析において検体中に変異を有するがん細胞の割合はさまざまである。解析手法により変異検出限界（感度）が異なるため，目的に合った手法を選択しなければならない。

　従来は新鮮凍結検体にて検査が行われていたが，近年ホルマリン固定パラフィン包埋（FFPE）組織ブロックを用いて検査を行う機会が増えた。室温で検体を保管できる，再検査が容易などメリットは大きい。

　またcfDNAを用いた臨床検査も活発に行われるように

📝**用語**　ヒトパピローマウイルス（human papillomavirus；HPV），一塩基多型（single nucleotide polymorphism；SNP），B型肝炎ウイルス（hepatitis B virus；HBV），C型肝炎ウイルス（hepatitis C virus；HCV），ヒト免疫不全ウイルス（human immunodeficiency virus；HIV），上皮成長因子受容体（epidermal growth factor receptor；EGFR），未分化リンパ腫キナーゼ（anaplastic lymphoma kinase；ALK），微小残存病変（minimal residual disease；MRD），ホルマリン固定パラフィン包埋（formalin-fixed, paraffin-embedded；FFPE），無細胞DNA（cell-free DNA；cfDNA）

なった。cfDNAはアポトーシスなどの細胞死を起こす際に，血中に放出されたものと考えられている。健常者ではおもに血球系細胞の死滅に由来するDNA断片が微量に存在する。がん患者においては，血中に漏出した血中循環腫瘍細胞（CTC）が何らかの影響によって破壊されたり，がん細胞が免疫により破壊されたり，自らアポトーシスを起こすことによりcfDNAの一部にがん細胞由来のDNA断片であるctDNAが混在するため，このctDNAを検出する。

分子病態の解明にもとづく分子標的療法の実用化に伴い，治療薬の選択，反応性予測，さらに副作用回避に用いる検査診断薬の開発，実用化は目覚ましい。がん患者の遺伝子を網羅的に調べて，最適な治療薬の選択などに役立てるがんゲノム医療によりこの分野は大きく変わろうとしている。

> **参考情報**
> * **がんゲノム医療コーディネーター**：「ゲノム医療を必要とするがん患者が，全国どこにいても，がんゲノム医療を受けられる体制を段階的に構築する」という国の施策として2018年度に"がんゲノム医療中核拠点病院""がんゲノム医療連携病院"が設置された。指定要件として，遺伝カウンセリングなどを行う部門に「患者に遺伝子パネル検査の説明を行ったり，遺伝子パネル検査にて二次的所見が見つかった際に遺伝カウンセリングへつないだりする者を複数名配置すること」が求められている。看護師，薬剤師とともに臨床検査技師の活躍の場が広がった。

10.1.4　遺伝学的検査

ゲノム（ミトコンドリアDNAを含む）は患者に固有のものであり，生涯変わることなく，また次世代に受け継がれるものである。これらのゲノムを対象とした検査を"遺伝学的検査"という。"体細胞遺伝子検査"との違いを表10.1.4に示す。ゲノムに生じた変異は，単一遺伝子疾患や多因子疾患の原因となり，また薬物代謝に影響を及ぼす単一遺伝子疾患の原因となる変異と薬物代謝系酵素の遺伝子多型（ファーマコゲノミクス検査）が検査対象となる。

単一遺伝子疾患の遺伝子検査は被検者の今後の人生に大きな影響を及ぼすものであり，場合によってはその血縁者にも大きな影響を与える可能性がある（図10.1.2）。ゆえに検査前の説明やカウンセリング，検査後のサポート，情報管理などのしっかりとした体制が求められる。

たとえばハンチントン病は，医学の進んだ現在でも有効な治療法が確立されていない。ハンチントン病遺伝子は，常染色体に存在し，優性の遺伝様式をとる。つまり，両親のいずれかが患者であれば，子供たちは50%の確率で患者となる。将来，治療法のない重篤な疾患に必ず罹患するという診断結果をあるがままに受け入れられる人の割合はごく少数と思われる。このように依然として，治療法のない疾患も多数存在する。患者にとってのメリットが高くない疾患の確定診断のために遺伝学的検査をする場合は，その血縁者に与える影響を十分に考慮すべきであり，検査前に十分な時間をかけて遺伝カウンセリングを行うことは重要である。知る権利があるのと同様に，知らざる権利も尊重されるべきである。

生殖細胞系列変異は個体を形成するすべての細胞に共通して存在し，遺伝情報として子孫に伝えられ得る変異であ

表10.1.4　体細胞遺伝子検査と遺伝学的検査の違い

	体細胞遺伝子検査		遺伝学的検査
検査の位置付け	体細胞変異の検出	遺伝子発現解析	生殖細胞系列の多様性の検出
対象細胞	病変部の細胞（がん細胞）		すべての細胞
検体	がん細胞		白血球
解析対象	ゲノムDNA	mRNA	ゲノムDNA
変化の期間	変化する		一生変化しない
世代との情報共有	しない		する
解析結果	変異，量	量	変異，多型

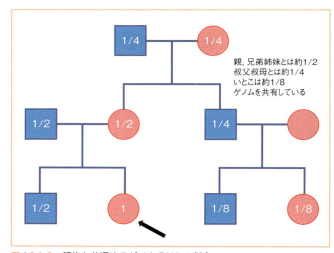

図10.1.2　親族と共通するゲノムDNAの割合

る。生殖細胞系列変異を明らかにするためには，末梢血，皮膚線維芽細胞，毛髪，爪，口腔粘膜など，人体を構成するなどの細胞を用いても検査することが可能となる。がん細胞などで後天的に起こった次世代に受け継がれることのない遺伝子変異，遺伝子発現の差異，染色体異常を明らかにするための検査においても，上述の遺伝子パネル検査のよ

用語　血中循環腫瘍細胞（circulating tumor cell；CTC），循環腫瘍DNA（circulating tumor DNA；ctDNA），ファーマコゲノミクス（pharmacogenomics；PGx），伝令RNA（messenger RNA；mRNA）

うに生殖細胞系列の遺伝情報が関係する可能性がある。

遺伝情報は生命の設計図であり，その遺伝情報の変化は，その個体の表現型に直接影響する。ほかの臨床検査の結果が，単にその患者のその時点の病態を明らかにするのとは異なり，遺伝学的検査が明らかにする情報は，患者にとって生涯変化することがない所見である。個体における遺伝情報は基本的に生涯変化しないため，それを調べることにより現在の表現型の原因を知ることができるが，まだ表れていない疾患の発症予測に使うことも可能である。遺伝情報は究極の個人情報である。

遺伝学的検査を行ううえで留意すべき点を表10.1.5にまとめた。

［松岡　優］

表10.1.5　遺伝学的検査を実施する際の留意すべき課題

1. 生涯変化しない
2. 血縁者間で一部共有している
3. 血縁関係にある親族の遺伝子型や表現型が比較的正確な確率で予測できる
4. 非発症保因者（将来的に発症する可能性はほとんどないが，遺伝子変異を有しており，その変異を次世代に伝える可能性のある者）の診断ができる場合がある
5. 発症する前に，将来の発症を予測することができる場合がある
6. 出生前診断に使用できる場合がある

📖 参考文献

1) 日本臨床検査標準協議会：「検体品質管理の現状分析」，遺伝子関連検査検体品質管理マニュアル Approved Guideline（承認文書），14-16，日本臨床検査標準協議会，2011.

2) Schreiber GB, *et al.*："The risk of transfusion-transmitted viral infection. The Retrovirus Epidemiology Donor Study", N Engl J Med 1996；334：1685-1690.

10.2 検体の取扱い

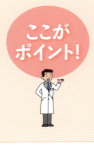

ここがポイント！
- 遺伝子関連検査は多種多様な検体種の取扱いがある。
- 検体の採取，運搬，保存の方法によって核酸の品質に大きな違いが出る。
- 検査対象がDNA，RNAによって保存方法が異なる。
- 採取直後から核酸の分解は始まっていると認識して検体を取り扱う必要がある。

10.2.1 検体の取扱い

　遺伝子検査ではさまざまな検体から抽出した核酸（DNAもしくはRNA）を使用する。核酸抽出前の検体取扱いは解析結果に影響を及ぼす重要な過程である。適切に検体を取り扱わないと，核酸の質，量ともに低下する。高品質で安定的な回収量を得るためには適切な検体の取扱いが必要である。最終的に得られるDNA，RNAの質と量は，検体や組織の状態および抽出方法によって異なる。通常細胞は，核およびミトコンドリアの遺伝子を利用して生命活動に携わっている。しかし，採取したばかりの細胞は，これまでの環境と異なるために内在性酵素による核酸の切断やアポトーシス，ネクローシスを引き起こす。とくにRNAの場合は，細胞内にて即座に分解してしまうため，取扱いには注意が必要である。この他にもサンプル外部からの細菌やリボヌクレアーゼ（RNase）による汚染を受けて分解するケースやコンタミネーション，温度管理の不手際で酵素活性による分解もある。生体からの核酸抽出は，採取後できるだけ迅速に処理するのが好ましいが，即座に核酸採取を行えない場合には，その検体種に応じて冷蔵や冷凍で保存する必要がある。

　各種材料から最終的にDNA，RNAが抽出され遺伝子検査が行われる。核酸の保存条件を**表10.2.1**に示す。

　以下に核酸についての注意点を記載する。

表10.2.1　核酸の保存

期間	短期（～1年）	長期
DNA	2～8℃　冷蔵保存	−70℃以下　小分け保存が望ましい
RNA	−70℃以下　小分け保存が望ましい	

● 1. 検体からDNA抽出するときの取扱いの注意点

　DNAは物理化学的に極めて安定な物質である。熱を加えて変性（二本鎖が一本鎖になる）しても，また再結合する。このため，ミイラからDNAを抽出し増幅することもできる。しかし，DNAは，デオキシリボヌクレアーゼ（DNase）により簡単に分解する。このDNaseは，細胞中に存在するのはもちろん，唾液や汗，その他の分泌液中にも存在する。このため，検査者の体から検体や使用器具に入る可能性がある。DNaseはMg^{2+}にて活性化されるため，EDTA 2Naを最終濃度1～10mM添加することによりMg^{2+}を除去（キレート）し活性を抑えることができる。TEバッファーでDNAを保存するのはこのためである。精製したDNA中にわずかながらDNaseの混入があるので1×Tris-EDTA（TE）バッファー中に溶解して4℃で保存する。検査者からDNaseが入らないように作業中は手袋，マスクを着用する。なるべく会話も避ける。DNaseは熱に弱く高圧蒸気滅菌（オートクレーブ）で活性はなくなるため，RNaseに比べ弱い酵素である。試薬や器具類はオートクレーブ滅菌をして用いる。チップはフィルター付きを用いてコンタミネーションを防止する。また，DNAはガラスに吸着しやすいため，ガラス製のピペットなどの器具は用いない。高分子のDNAを抽出する場合は，ピペッティングなどの物理的な切断に注意し，凍結融解は避けた方がよい。

用語　リボ核酸（ribonucleic acid；RNA），リボヌクレアーゼ（ribonuclease；RNase），デオキシリボヌクレアーゼ（deoxyribonuclease；DNase），エチレンジアミン四酢酸（ethylenediaminetetraacetic acid；EDTA），トリス（ヒドロキシメチル）アミノメタン・エチレンジアミン四酢酸（tris(hydroxymethyl) aminomethane-ethylenediaminetetraacetic acid；Tris-EDTA；TE）

2. 検体からRNA抽出するときの取扱いの注意点

RNAはヒトや病原体の細胞に存在するRNaseによって分解されるため，DNAと比べ非常に不安定である。

未分解のRNAを単離するためには，RNaseの混入を防ぐ必要がある。検体採取から測定までの管理を厳格に行う。検体保存と搬送に注意が求められる。RNaseは細胞内にも存在し，細胞が破壊されると中から放出される。耐熱性であり，幅広いpHで作用し非常に安定で金属要求性もないため，EDTAで不活化させることは困難である。検査者の手指，会話の唾液，息，微生物の混入，および実験器具からも汚染される。RNAを取り扱う際には，DNAを取り扱うときと同様に手袋，マスクの着用は必須である。作業台の清掃などにはRNase阻害剤〔グアニジン塩酸塩，ジエチルピロカーボネート（DEPC）など〕を使用する。器具類のRNaseを不活化させるには長時間の乾熱滅菌やDEPC処理を行うのが一般的である。

RNAを取り扱う場合，できればRNAを扱う作業専用のスペースをつくり，マイクロピペットやフィルター付きチップ，チューブなどもRNA専用とし，実験台にはアルミホイルを敷き，そこで操作した方がよい。

RNAは切断しにくい。アルカリ性では不安定だが弱酸性で安定なため，溶解する溶液のpHを約5.5にする。このpHではDNAは不安定となる。

RNAの分解が疑われた場合は，アガロースゲル電気泳動などでRNAのクオリティーチェックを行う。28S，18S rRNAのバンドが明確に見られず，全体がスメア状になっている場合は，RNAが分解していると判断する（図10.2.1）。

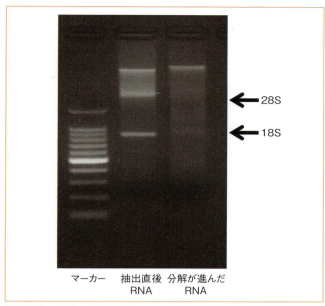

図10.2.1　RNAの電気泳動像

表10.2.2　DNA検査とRNA検査の違い

	ゲノムDNA	mRNA
概要	遺伝情報の基本	転写産物
構造	エクソンとイントロン	エクソンのみ
解析法	エクソンごとのPCR法	逆転写反応したcDNAで解析
解析目的	変異解析	変異解析・発現解析
細胞	すべての細胞で同じ情報（体細胞遺伝子変異を除く）	発現している細胞が必要
解析領域	すべての領域（プロモーター，イントロンも解析可能）	発現している領域

クオリティーチェックで分解が見られた場合は，RNAを再調整する。DNAとRNAの検査対象の違いなどを**表10.2.2**に示す。

10.2.2　検体採取，前処理，保存[1]

1. 血液

末梢血はEDTA，骨髄液はヘパリンなどの抗凝固剤を用いて採取する。ほかの臨床検査の採血と同様，採血後速やかに転倒混和を行う。転倒混和が不十分であるとフィブリンの析出が認められることがある。

各社の抽出キットを用いて説明書に従い核酸を抽出する。すぐに抽出できないときは冷蔵保存する。しかし，質，量ともに時間経過とともに緩やかに低下する。

2. 血清・血漿

感染症検査で多く使われている検体種である。また，腫瘍細胞から流出したcfDNAを血漿を用いて検査することが保険収載され，今後多く用いられることが予想される。

採血後の採血管を室温に長く放置すると，血球成分の崩壊や核酸分解の原因になることがある。採血後は十分転倒混和を行い，放置せずに遠心分離を行う。

稀に採血時の物理的な要因，高齢者，脂質異常症の人において血漿分離が難しい場合がある。

血清，血漿を分取するときは液面を乱さないように上の方からゆっくり分取する必要がある。バフィーコートが混

用語　水素イオン指数（potential of hydrogen；pH），ジエチルピロカーボネート（diethylpyrocarbonate；DEPC），リボソームリボ核酸（ribosomal ribonucleic acid；rRNA），ポリメラーゼ連鎖反応（polymerase chain reaction；PCR），相補的デオキシリボ核酸（complementary deoxyribonucleic acid；cDNA）

10章　遺伝子検査法

入すると正常細胞が多量に混入してしまい，cfDNAを適切に検出できなくなるおそれがある。

3. 尿

検体は2～8℃で保存する。長期保存をする場合は尿沈渣を作成し，生理食塩水もしくはPBSを用いて洗浄を行って再度尿沈渣を作成し，−20℃以下で保存する。保存温度が低い（−70℃以下など）方が保存状態はよい。尿中には蛋白分解酵素が存在しているため，冷蔵で長期保存は行わない。RNAを抽出する場合は，採尿後できるだけ迅速に抽出操作を行うことで収量が確保される。

4. 喀痰

検体は2～8℃もしくは室温で保存する。長期保存する場合は−70℃以下で保存することが望ましい。

おもに*Mycobacterium tuberculosis*（結核菌），非定型抗酸菌などの感染症診断に用いられる。良質な喀痰採取が検査の第一歩になる。肉眼的評価（Miller & Jonesの分類）では，M1，M2の検体を用いて検査を行う意義は低い。顕微鏡的評価のGecklerの分類は5群が最もよく，1～2群は不適切な検体と判断される。

5. 糞便

おもに病原体遺伝子検査を扱うときに用いる。よって水様性糞便を扱うことが多い。採取後迅速に凍結保存（−20℃以下）を行う。室温などの温度に長時間放置された糞便は，糞便中の分解酵素により核酸が分解され偽陰性の原因となる。自宅採便を行う場合などは事前に保存や運搬方法などの検査説明を行うことが重要である。

6. 胸水，腹水，気管支洗浄液，腹膜透析排液（CAPD，APD）など

検体は2～8℃で保存する。DNA抽出目的で長期保存する場合は，沈渣を作成してPBSにて洗浄し，もう一度沈渣を作成して上清を捨て，−70℃以下で保存する。

細菌の検出では，フィブリン析出があるとフィブリン内への菌体の取り込みや，遠心分離を行ったときにフィブリン塊が採取の妨げとなる。フィブリンを物理的に細かく破砕してから抽出操作を行うか，採取容器に抗凝固剤の3.2%クエン酸Na，EDTAを入れた容器を使用する。

遺伝子発現解析などでRNAを用いる場合は，採取後迅速にRNA抽出を行う。すぐにRNA抽出を行えない場合，目的に応じて抽出キットなどに付属しているRNAを安定化させる処理を行う。

7. 組織（生検，手術材料）

組織の自己融解を防ぐため迅速に−70℃以下に保存する。その際，検査部位を切り分けるのが望ましい。

遺伝子発現解析などでRNAを用いる場合は，迅速に検体処理をするのが望ましい。2～8℃の条件で保存し，遅くとも検体が提出された当日中に処理を行う。

凍結切片作成用包埋材はPCRを阻害するためPBSで十分に洗浄して包埋剤を溶かしてから検査を行う。

検査対象外の細胞が多く混入すると偽陰性となる可能性がある。凍結組織切片を作成し，レーザーマイクロダイゼクションを用いて対象となる細胞を回収するか，剃刀を用いてスライドガラス上から細胞を回収して，できる限り対象細胞のみにて検査を行う。また高感度な検出方法と組み合わせて検査を行うことも重要である。

細胞壊死，アポトーシスが起こっている検体は原則使用することができない。短い断片を検出できるよう工夫した検出系では検査できることもある。

8. ホルマリン固定パラフィン包埋（FFPE）組織ブロック

検体採取からホルマリン固定までの時間はできる限り短い方がよい。また均一な浸透固定を行うことが重要である。固定時間は6～48時間を目安に行う。またホルマリンは10%中性緩衝ホルマリンを使用する。固定後の組織検体はパラフィン包埋を迅速に行い，組織ブロックを作成する[2]。

従来は新鮮凍結検体に限られていた核酸や蛋白質の検索であるが，最近は病理診断で使用したFFPEを検体とした体細胞遺伝子検査の要望が増加している。背景には疾患と関わる遺伝子変異の発見があり，分子標的薬を含む化学療法の効果予測や安全性の検証に用いられる。

保存状態が悪いと低分子DNAが多くなっていることもあり，短いDNA断片を検出対象とする工夫が必要な場合もある。

用語　リン酸緩衝生理食塩水（phosphate buffered saline；PBS），持続携行式腹膜透析（continuous ambulatory peritoneal dialysis；CAPD），自動腹膜透析（automated peritoneal dialysis；APD）

10.2 | 検体の取扱い

● 9. 口腔粘膜

　綿棒（スワブ）を用いて頬の内側を強めに数回擦過する。口腔内のDNaseも一緒に採取されてDNAの分解が始まるので，分解を遅らせるため採取後速やかに綿棒を乾燥させる。

　痛みを伴わず，自分で採取できる利点がある。検体のすり替えなどの問題が出ることがあり，第三者が採取し検体の信憑性を高めることがある。

［松岡　優］

📖 参考文献

1）日本臨床検査標準協議会：「検体品質管理の現状分析」，遺伝子関連検査検体品質管理マニュアル Approved Guideline（承認文書），14-16，日本臨床検査標準協議会，2011.

2）日本病理学会ゲノム診療用病理組織検体取扱い規程策定ワーキンググループ：「ホルマリン固定パラフィン包埋組織・細胞検体の適切な取扱い」，ゲノム診療用病理組織検体取扱い規程，3-11，日本病理学会，2018. http://pathology.or.jp/genome_med/textbook.pdf

■ 10章　遺伝子検査法

10.3 遺伝子検査に必要なもの

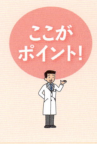

ここがポイント！
- 遺伝子検査を行う際にはコンタミネーションを防止することが重要であるため検査室の環境を整えておく必要がある。
- 遺伝子検査に使用する機器は一般機器から専用機器など多岐にわたるため，使用目的に合わせた正しい使い方をする。
- 各試薬メーカーから多種多様の抽出キットや機器，機材が販売されているので購入時には必要に応じて十分な検討が必要である。

10.3.1　検査室の環境

　遺伝子検査では，検体の全処理から遺伝子解析まで，多くの工程がある。
　PCR法は，非常に高感度な検出方法であり，RNA分子は，非常に不安定なため取扱いには注意が必要である。とくに，RNA分解酵素（RNase）により容易に分解され，このRNaseは検査材料（血液，骨髄血，尿，組織など），検査機器，試薬，さらに検査従事者の唾液や汗からも混入することがあるため，細心の注意が必要である。本項では，遺伝子検査に必要な環境設備，機器，機材を取り上げる。

● 1. エリアを区分する

　PCR検査を行う環境は，コンタミネーションを防止することを主目的とした4つのエリアを設けることが理想である（図10.3.1）。
- エリア1：試薬調整，分注エリア
- エリア2：核酸抽出エリア
- エリア3：遺伝子増幅装置およびその産物を取り扱うエリア
- エリア4：電気泳動エリア

(1) クリーンベンチ・安全キャビネット（図10.3.2）

　クリーンベンチは，クロスコンタミネーション，キャリーオーバーコンタミネーションの防止や，核酸分解酵素の混入を回避する目的で，核酸抽出エリアとして使用できる。また，外部からのコンタミネーションを防ぎ清潔区域として利用され，PCR試薬調整に利用することもできる。
　検体の前処理や細胞破砕などは，感染物質の飛散を防止するために安全キャビネット中で行うことが適切である。安全キャビネットは，装置の機能と構造により分類され，遺伝子組換え生物や病原体などのバイオハザード物質を封じ込めるための装置であるため，取り扱う病原体（とくに*M. tuberculosis*など）によって取扱いやバイオセーフティー指針が定められている。

1) 各エリアで使用する機器，機材などはエリアごとに用意し，共通使用は避ける。

エリア1 試薬調整，分注エリア	エリア3 遺伝子増幅装置および その産物を取り扱うエリア
エリア2 核酸抽出エリア	エリア4 電気泳動エリア

図10.3.1　エリア区分

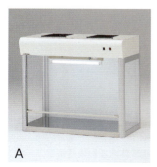
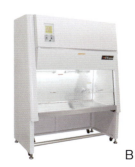

図10.3.2　クリーンベンチ（A），安全キャビネット（B）

2) 検査従事者は，RNaseの混入を防ぐため，作業中は清潔なマスク，パウダーフリー手袋を着用する。また鋳型となるDNAが存在しないように注意する必要がある。
3) 検査室内の作業台，使用機器は，作業前後に次亜塩素酸ナトリウム溶液で清拭し常に清潔に保つ。作業中に汚染を認めた場合には次亜塩素酸ナトリウム溶液で清掃し，70%エタノール溶液で拭き取る。

10.3.2 検査に必要な機器

● 1. 専門機器

(1) 核酸増幅装置（サーマルサイクラー，PCR装置）（図10.3.3）
温度サイクルおよびインキュベート時間を自動制御する。PCR用の装置で逆転写反応，PCR反応に用いられる。

(2) リアルタイムPCR解析システム（図10.3.4）
サーマルサイクラーを発展させPCR増幅装置と分光蛍光光度計を一体化した装置で，PCR増幅産物をサイクルごとにリアルタイムに検出する。

(3) デジタルPCR解析システム（図10.3.5）
内部標準や内因性コントロールに頼らず，標的分子数を直接カウントするので，従来のリアルタイム定量PCR法に代わって絶対定量や希少対立遺伝子検出を行うことができる装置である。

(4) DNAシーケンサー
① キャピラリーDNAシーケンサー（図10.3.6A）
サイクルシーケンス法，ジデオキシ法を原理として，遺伝子解析，多型解析に用いられている。
② 次世代シーケンサー（図10.3.6B）
全ゲノム，全エクソン領域を対象とした解析を行う。最近では，小型次世代シーケンサーが各社より開発，販売されている。

(5) 核酸自動抽出装置（図10.3.7）
各メーカーより核酸吸着媒体に，多孔質メンブレンを使用した高速，高純度，高収量の自動核酸分離システムが発売されている。

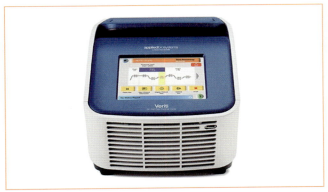
図10.3.3　サーマルサイクラー
（©2018 Thermo Fisher Scientific Inc. Used under permission）

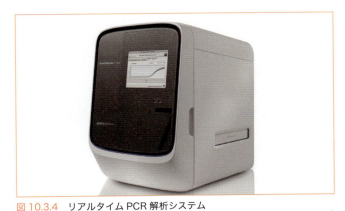
図10.3.4　リアルタイムPCR解析システム
（©2018 Thermo Fisher Scientific Inc. Used under permission）

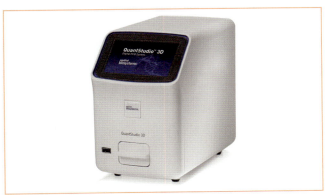
図10.3.5　デジタルPCR解析システム
（©2018 Thermo Fisher Scientific Inc. Used under permission）

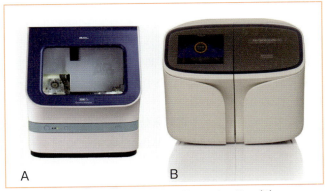
図10.3.6　DNAシーケンサー（A），次世代シーケンサー（B）
（©2018 Thermo Fisher Scientific Inc. Used under permission）

10章　遺伝子検査法

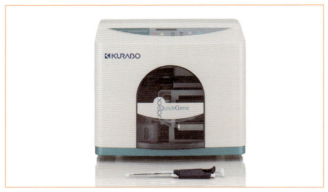

図10.3.7　核酸自動抽出装置

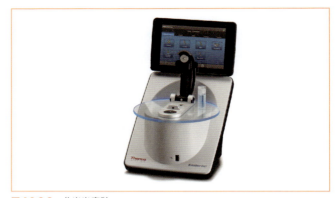

図10.3.8　分光光度計
(©2018 Thermo Fisher Scientific Inc. Used under permission.)

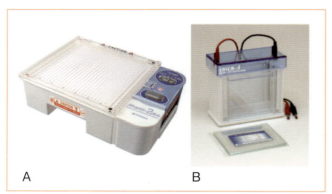

図10.3.9　アガロースゲル電気泳動装置（サブマリン型）（A），ポリアクリルアミドゲル電気泳動装置（スラブ型）（B）

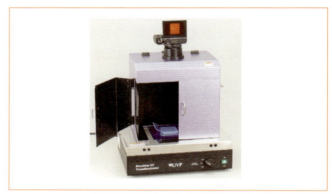

図10.3.10　電気泳動撮影装置

(6) 分光光度計（図10.3.8）

抽出された核酸の濃度測定を行う。キュベットを使用せずに1～2μLの核酸溶液で短時間に測定可能な装置が販売されている。

(7) 電気泳動装置

①アガロースゲル電気泳動装置（図10.3.9A）

アガロースゲル（0.5～4%）を用いて核酸の電気泳動を行う。

②ポリアクリルアミドゲル電気泳動装置（図10.3.9B）

ポリアクリルアミドゲル（3.5～20%）を用いて核酸の電気泳動（PAGE）を行う。とくに100bp以下の短いPCR産物やオリゴヌクレオチドの確認に適している。スラブ型電気泳動装置を使用するには電気泳動用の電源装置が必要になる。

③キャピラリー電気泳動装置

内径20～100μm以下，長さ30～50cmの毛細管内で電気泳動を行う装置。自動塩基配列解析装置（DNAシーケンサー）に応用されている。

④パルスフィールドゲル電気泳動装置

巨大DNA断片（50kbp～10Mbp）の電気泳動を行う。

ヒトや種々の微生物のゲノム解析に用いられ，院内感染ルートの原因菌解明に利用されている。

(8) 電気泳動撮影装置（図10.3.10）

トランスイルミネーターで紫外線を照射し，電気泳動後のゲル内のエチジウムブロマイド（EtBr）を蛍光励起して，核酸を検出する。CCDカメラやデジタルカメラ付きの画像取り込み装置がある。

● 2. 一般機器

(1) ボルテックスミキサー

試薬の溶解，混和，撹拌に使用し，均一化するときに使用する。

(2) 遠心機

①低速遠心機

最高遠心力およそ2,000～2,600g（最高回転数は4,000～5,000rpm）までで，血液から単核細胞層を回収するときや細胞の沈渣を得るときに使用する。

用語　ポリアクリルアミドゲル電気泳動（poly acrylamide gel electrophoresis；PAGE），エチジウムブロマイド（ethidium bromide；EtBr），電荷結合素子（charge-coupled device；CCD）

②高速遠心機
　最高遠心力およそ15,000～19,000g（最高回転数は15,000rpm）で，マイクロチューブを使用した核酸抽出時に使用する。
③小型微量遠心機
　最高遠心力2,000g（最高回転数は約6,000～10,000rpm）で，マイクロチューブ（1.5mLチューブ用，PCRチューブ用）内の試薬をスピンダウンするときに使用する。

(3) 高圧蒸気滅菌器（オートクレーブ）
　マイクロチューブやピペットチップなどのプラスチック製品，液体の滅菌に使用する。試薬や器具類の滅菌用と生物学的汚染物質の滅菌用とは区別する必要がある。

(4) 恒温水槽・恒温器
①温度可変式ヒートブロック
　金属のブロックにマイクロチューブを差し込んで一定温度を保つ装置で，遺伝子検査ではよく用いられている。
②恒温水槽
　ウォーターバスともいわれ，一定温度の湯の中にチューブを浸けて温度を保つ装置で，37℃ 1時間などの酵素反応などに用いられる。チューブ周りについた水などがチューブ内に入ることがあるので，注意する必要がある。
③恒温器
　インキュベーターともいわれ，内部の空気の温度を一定に保つ装置で，長時間のインキュベーションに用いられる。

(5) 電子天秤
　自家調整試薬の秤量に使用する。

(6) 純水製造装置
　自家調整試薬には精製水を使用する。電気泳動用バッファーには精製されたイオン交換水または逆浸透（RO）水を使用する。

(7) 冷凍・冷蔵庫
　検体採取後は，目的や材料によって低温保存（4℃），または必要に応じて凍結保存（-80℃）する。またPCR法で使用する酵素などの試薬は，冷凍保存（-20℃）など試薬の保存管理が重要になるため，各種目的に合わせた冷凍・冷蔵庫が必要である。

10.3.3　検査に必要な機材

● 1. 機材

(1) マイクロピペット　（図10.3.11）
　試薬などの分取などに使用し，扱う液量に応じて適切なものを使用する（0.5～10μL，10μL～100μL，100～1,000μL）。

(2) ピペットチップ
　コンタミネーション防止のためフィルター付きチップを使用し，使用するマイクロピペットに合ったチップを用いる。

(3) マルチピペット
　PCR試薬などを連続分注時に使用する。

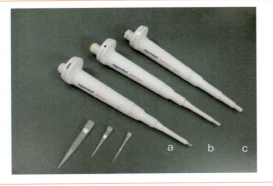

図10.3.11　マイクロピペット
a：0.5～10μL，b：10～100μL，c：100～1,000μLと各フィルター付きチップ。

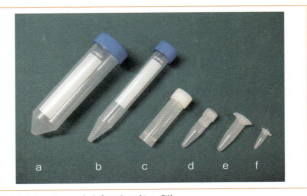

図10.3.12　チューブ（ポリプロピレン製）
a：50mL，b：15mL，c：5mL，d：1.5mL，e：2.0mL，f：0.2mL（PCRチューブ）。

📝 **用語**　逆浸透（reverse osmosis；RO）

(4) チューブ関連（図10.3.12）

チューブの素材はポリプロピレン製を推奨する。ヌクレアーゼフリーで滅菌済みのものを使用する。

① 50mL，15mL，5mLスクリューキャップチューブ
試薬分注や調整に使用する。

② 1.5mL，2.0mLチューブ
核酸抽出用におもに使用する。

③ PCR用0.2mLチューブ
PCR用のチューブとして使用する。

(5) トランスファーピペット，1mLスポイト

エアロゾル防止のため先の細いもの（滅菌済み）を使用し，使い捨てとする。

(6) マイクロプレート　96穴用（縦8個×横12個），ウェルラック

PCR用チューブとして多検体を処理する時などに使用する。

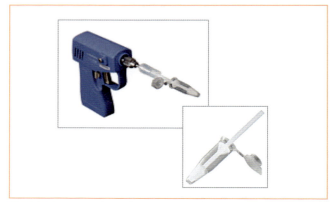

図10.3.13　ディスポーザブルホモジナイザー

(7) ホモジナイザー（図10.3.13）

核酸抽出時の組織のホモジナイズに使用する。使い捨て型のホモジナイザー（バイオマッシャー）は時間と手間がかからず効果的に試料を破砕することができる。

10.3.4　検査に必要な試薬

● 1. 試薬

(1) バッファー関連試薬

・DNaseフリー，RNaseフリー水（精製水）：DNAやRNAサンプルの溶解などに使用する。
・0.1％ジエチルピロカーボネート（DEPC）処理水：DEPCは，RNase阻害効果があるためRNAを取り扱う際に使用する。発がん性が疑われるため取扱いに注意する。
・TEバッファー（pH8.0）：Tris溶液（pH8.0）とEDTA溶液（pH8.0）を混合しオートクレーブ処理したもの。TEバッファーに含まれるEDTAは2価の金属イオンのキレート剤で，Mg^{2+}に結合して，核酸分解酵素（DNase）のはたらきを弱める効果がある。また，pHを弱アルカリ性にしておくことでDNAやRNAの沈殿と分解を防ぐはたらきもある。
・0.5mol/L EDTA溶液（pH8.0）
・1mol/L トリス塩酸バッファー（Tris-HCL）
・トリス緩衝生理食塩水（TBS Buffer）
・リン酸バッファー（PBS buffer）
・トリス・グリシン泳動バッファー（TG-SDS buffer）

・SSC バッファー（SSC buffer）

(2) 抽出関連用試薬

・抽出キット（RNA，DNA）：各試薬メーカーから抽出キットが販売されており，DNA抽出法は凝集分配法やスピンカラム法にもとづいたキットがある。RNA抽出法には，AGPC法とスピンカラム法にもとづいたキットがある。
・lysis buffer（細胞溶解液）
・クロロホルム特級
・2-プロパノール特級（イソプロピルアルコール）
・70％エタノール溶液

(3) 酵素試薬

・逆転写酵素（cDNA合成酵素）
・耐熱性DNAポリメラーゼ
・制限酵素

(4) 泳動関連試薬

・50×TAE buffer（トリス・酢酸・EDTA）
・10×TBE buffer（トリス・ホウ酸・EDTA）
・10×Tris-glycine buffer（トリス・グリシン）

用語　精製水（distilled water），トリス塩酸バッファー（Tris hydrochloride acid buffer；Tris-HCL），トリス緩衝生理食塩水（Tris-buffered saline；TBS buffer），リン酸バッファー（phosphate-buffered saline buffer；PBS buffer），トリス・グリシン泳動バッファー（Tris-glycine (TG) sodium dodecyl sulphate (SDS) buffer；TG-SDS buffer），SSC（saline sodium citrate），AGPC（acid guanidinium thiocyanate-phenol-chloroform extraction），トリス・酢酸・EDTA（Tris-acetate-EDTA；TAE），トリス・ホウ酸・EDTA（Tris-borate-EDTA；TBE）

10.3 | 遺伝子検査に必要なもの

- アガロースゲル，ポリアクリルアミドゲル：アガロースゲル電気泳動に使用するアガロースは，寒天を高度に精製しアガロペクチンを除いたもので，数百 bp ～数十 kbp の分子量の大きい核酸を分離するのに使用する。ポリアクリルアミドゲルは，PAGE の担体として使用され，アガロースゲルよりも網目が細かいため 10 bp ～数百 bp の短い核酸の分離に使用する。アクリルアミドは，皮膚や粘膜から吸収されると神経毒となるため，取扱いに注意する必要がある。
- 分子量マーカー（DNA ラダーマーカー）：各分子量範囲に適応した電気泳動用の分子量マーカーを選択して使用する。
- ローディングバッファー：電気泳動用核酸サンプルを調製する際に添加する試薬である。ローディングバッファーには，アプライの際にウェル（ゲルの穴）の中に DNA サンプルが沈むように比重を増やすためのグリセロールまたはフィコールなど電気泳動の進行を観察できる色素が含まれる。
- EtBr 液：二本鎖 DNA の鎖の間に入り込む単光試薬で発がん作用と毒性があるため，取扱いには必ず手袋を着用する。EtBr 廃液は必ず次亜塩素酸で中和処理をしてから捨てる。

(5) PCR 関連試薬

① 定性検査

- 超純水
- PCR バッファー
- デオキシリボヌクレオシド三リン酸（dNTP）混合液
- 塩化マグネシウム
- プライマー
- *Taq* DNA ポリメラーゼ

② 定量検査

- 超純水
- マスターミックス
- DNA プライマー
- プローブ
- 蛍光 DNA 結合色素（SYBR® Green I 色素など）

10.3.5 　検査に用いるおもな酵素

● 1. DNA 合成酵素（DNA ポリメラーゼ）

DNA 合成酵素は，一本鎖の核酸を鋳型として，それに相補的な塩基配列をもつ DNA 鎖を合成する酵素の総称である。DNA を鋳型として DNA を合成する DNA 依存性 DNA ポリメラーゼと，RNA を鋳型として DNA を合成する RNA 依存性 DNA ポリメラーゼの 2 つのタイプがある。DNA 合成酵素は，さまざまな種類が存在するため，PCR 検査を行う場合にはそれぞれの特徴を理解したうえで検査に必要な酵素を選ぶ必要がある。

(1) DNA 依存性 DNA ポリメラーゼ

DNA を鋳型として，相補的な dNTP を娘鎖の 3′ 末端に結合し，鎖を延長させる酵素である。この酵素は，DNA 親鎖を 3′→5′ 方向に読み取り，親鎖と相補的な新しい鎖（娘鎖）を 5′→3′ 方向に延長合成する。ポリメラーゼの基質は 4 種のデオキシリボヌクレオシド三リン酸（dATP，dGTP，dCTP，dTTP）である。DNA 依存性 DNA ポリメラーゼは，DNA 複製や DNA 修復において中核的な役割を担う酵素である。

① 耐熱性ポリメラーゼ

PCR 法で用いられている耐熱性 DNA ポリメラーゼには polI 型，α 型，および混合型がある。

PCR 法では，通常，family A（PolI 型）に分類されている *Taq* DNA ポリメラーゼおよび *Tth* DNA ポリメラーゼといった好熱性細菌 *Thermus aquaticus*, *Thermus thermophilus* 由来の DNA ポリメラーゼが使用されている。比較的高い温度にも耐えることができるが，その半減期は 90℃ 以上で著しく短くなる。耐熱性が不十分であるため，強固な二次構造や GC リッチ配列をもつ DNA の増幅の際には高温長時間処理を必要とする場合もある。また，長鎖のテンプレートを増幅する際にも，多くのまたは追加のインキュベート時間を必要とする場合があり，問題となることがある。これらの酵素は合成の間違いを校正するための 3′→5′ エキソヌクレアーゼ（プルーフリーディング）活性を保有していないため，反応を停止するか最終的に誤った DNA 配列が増幅される可能性があるといった欠点をもつ。

一方，family B（α 型）に分類されている *Pfu* DNA ポリメラーゼは，熱水環境で発見された古細菌 *Pyrococcus furiosus* から単離され，95℃ において *Taq* DNA ポリメ

✎ **用語**　デオキシリボヌクレオシド三リン酸（deoxyribonucleoside triphosphate；dNTP），デオキシアデノシン三リン酸（deoxyadenosine triphosphate；dATP），デオキシグアノシン三リン酸（deoxyguanosine triphosphate；dGTP），デオキシシチジン三リン酸（deoxycytidine triphosphate；dCTP），デオキシチミジン三リン酸（deoxythymidine triphosphate；dTTP），グアニン（guanine；G），シトシン（cytosine；C）

■ 10章　遺伝子検査法

ラーゼの20倍も高い耐熱性を有している。その他のおもな超耐熱性DNAポリメラーゼとしては、古細菌の*Thermococcus kodakarensis* KOD1株由来および*Pyrococcus*属の一種から得られたKOD DNAポリメラーゼ、GBD DNAポリメラーゼなどがある。古細菌のDNAポリメラーゼは、極めて耐熱性が高いが欠点もある。超耐熱性*Pfu* DNAポリメラーゼは、*Taq* DNAポリメラーゼに比べて処理能力が低いため、DNA合成の伸長能力が低くなる欠点がある。また、これらの酵素は、3′→5′エキソヌクレアーゼ（プルーフリーディング）活性を保有しているため、PCRの正確性は高い。

② LA PCR用ポリメラーゼ

TaKaRa Ex Taq®、*TaKaRa LA Taq*®は3′→5′エキソヌクレアーゼ（プルーフリーディング）活性を含む耐熱性DNAポリメラーゼである。間違った塩基が取り込まれると、それ以後の反応性が極端に悪くなる。これを3′→5′エキソヌクレアーゼ活性により取り除いて反応をスムーズに進めることにより、結果的に長鎖DNAの増幅が可能となる。

③ ホットスタート用DNAポリメラーゼ

プライマーの融解温度（Tm）は、多くの場合50℃以上に設定されている。PCR反応液を調製してからサーマルサイクラーの温度が上昇するまでの間、PCR反応液は室温〜50℃の温度域でポリメラーゼは弱いながら活性を示すため、ミスアニールしたプライマーを起点として反応が起こり、プライマーダイマーやエキストラバンドなど非特異的増幅反応の原因となる。この反応を回避する方法として、ポリメラーゼの中和抗体を用いるホットスタート技術が開発され、中和抗体をあらかじめポリメラーゼに混合しておくことにより、室温〜60℃程度の温度域でポリメラーゼ活性を阻害することができる。各試薬会社より、ホットスタート用DNAポリメラーゼとして提供されている。

● **2. RNA依存性DNAポリメラーゼ**

逆転写酵素といわれ、一本鎖RNAを鋳型として5′→3′方向に相補的なDNAを合成する。RT-PCR法の1ステップ法ではcDNA酵素として逆転写活性を有する耐熱性DNAポリメラーゼ（*Tth* DNAポリメラーゼなど）が用いられ、2ステップ法ではcDNA合成とPCR法をそれぞれ逆転写酵素と耐熱性DNAポリメラーゼの2種類で行う。cDNA合成酵素としてモロニーマウス白血病ウイルス（MMLV）や

認識部位；平滑末端	認識部位；粘着末端
5′-C C C|G G G-3′ 3′-G G G|C C C-5′	5′-G|A A T T C-3′ 3′-C T T A A|G-5′

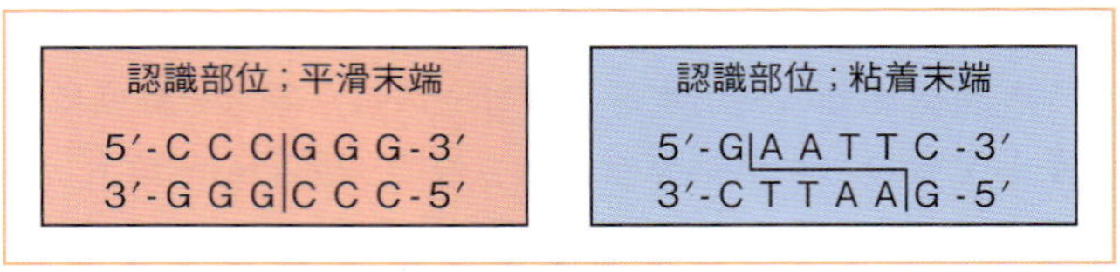

図 10.3.14　制限酵素の認識部位

トリ骨髄芽球症ウイルス（AMV）などのレトロウイルスに由来する逆転写酵素が用いられている。

● **3. 核酸加水分解酵素**

(1) 制限酵素

制限酵素は制限エンドヌクレアーゼともいわれ、二本鎖DNAの特定の塩基配列を認識し切断する微生物由来の酵素である。制限酵素は構造の複雑性、認識シーケンス、切断部位置、補助因子要件によって大別されている。名称は、単離された細菌の学名にもとづいて命名されており、遺伝子工学に広く利用されている。制限酵素は、一般に4〜8塩基対（bp）の長さで、切断によって粘着末端（5′または3′突出末端）とよばれる制限酵素断片をつくるものと断片を残さない平滑末端とよばれるものとがあり、塩基配列の多くは回文構造になっている（図10.3.14）。

(2) DNase I

DNase Iは一本鎖DNAおよび二本鎖DNAを分解し5′-リン酸基を含むモノヌクレオチドあるいはオリゴヌクレオチドを生じる反応を触媒する酵素である。

(3) RNase A

一本鎖RNAをピリミジン残基の3′末端で切断し、3′-末端にピリミジン残基をもつオリゴリボヌクレオチド3′-リン酸化物を生成するエンドリボヌクレアーゼである。

(4) DNAリガーゼ

一般的なDNAリガーゼは、二重らせん構造の中で隣接したDNA鎖の5′-P末端と3′-OH末端をホスホジエステル結合で連結する酵素である。補酵素としてATPを要求して、反応の中間体として酵素-ATP複合体がつくられ、これがDNAに作用し、突出末端同士でも平滑末端同士でも連結できる。バクテリオファージT4由来のT4 DNAリガーゼが用いられることが多い。

［大木圭子］

✎**用語**　LA PCR（long and accurate PCR）、融解温度（melting temperature；Tm）、逆転写酵素（reverse transcriptase；RT）、逆転写ポリメラーゼ連鎖反応（reverse transcription polymerase chain reaction；RT-PCR）、モロニーマウス白血病ウイルス（Moloney murine leukemia virus；MMLV）、トリ骨髄芽球症ウイルス（avian myeloblastosis virus；AMV）、DNase I（deoxyribonuclease I）、RNase A（ribonuclease A）、DNAリガーゼ（DNA ligase）、アデノシン三リン酸（adenosine triphosphate；ATP）、酵素-ATP複合体（enzyme-ATP complex）

📖 参考文献

1) 日本臨床衛生検査技師会（編）：「染色体遺伝子検査の基礎と臨床応用」，日本臨床衛生検査技師会，2010.

2) MEDICAL TECHNOLOGY：「今日から役立つ遺伝子検査実践マニュアル」，MEDICAL TECHNOLOGY 40（13），医歯薬出版，2012.

3) 日本遺伝子分析科学同学院遺伝子分析科学認定士制度委員会（編）：「遺伝子検査技術—遺伝子分析科学認定士テキスト」，改訂第2版，宇宙堂八木書店，2016.

4) 横田浩充，他（編）：「標準臨床検査学　検査機器総論・検査管理総論」，医学書院，2013.

5) 中山広樹，他：「細胞工学別冊　バイオ実験イラストレイテッド　①分子生物学実験の基礎」，香潤社，1995.

10.4 核酸抽出

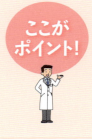

ここがポイント！

- 核酸抽出法は，それ自体では結果（情報）が得られないため，原理などを深く理解せずに行われがちである。
- 核酸抽出はその後の増幅，検出工程に大きく影響するため，各操作における理由と各抽出法の特性を理解していることが重要である。

　遺伝子関連検査における核酸抽出の目的は，その後の工程（増幅，検出）での反応を阻害する物質を除くことと，保存のために核酸分解酵素（DNase[*1], RNase[*2]）を除くことである。核酸は微量であるが，生体内での複製の性質を利用して目的領域を増幅できることから，遺伝子関連検査は臨床検査においても広く使用されている。しかし，血液などのサンプル中には増幅反応を阻害する蛋白質や脂質などの夾雑物が存在するため，それらを除去する必要がある。また，細胞内には核酸を分解するDNase, RNaseが多く存在するため，そのはたらきを除く必要がある。そのため，遺伝子関連検査での増幅・検出工程の前処理として核酸の抽出過程が必要となる。

　核酸抽出法は，細胞溶解，核酸の分離，核酸の精製，核酸の溶解・溶出の4つの工程からなり，核酸の分離工程の違いより液相分離法と吸着分離法の2つに分類できる。液相分離法は操作が複雑であるため，臨床検査では使用されなくなってきている。吸着分離法ではシリカを用いる方法が多く使用され，操作法が簡便で自動化もできることから，現在臨床検査において主流となってきている。シリカ法にはシリカをコーティングする担体として，メンブレンを用いた用手法と磁性粒子を用いた自動核酸抽出法がある。

> **参考情報**
>
> [*1] **DNase（DNA分解酵素）**：デオキシリボヌクレアーゼの略称で，DNAに特異的に作用しホスホジエステル結合を加水分解することよってDNAを分解する酵素。DNAは物理的，化学的に安定な物質であるが，DNaseにより分解される。細胞の内在性に加え，RNaseと同様に作業者の手の汗や唾液，その他の分泌中にも存在する。DNaseはRNaseに比べ熱に弱く，オートクレーブ滅菌で除くことができる。また，DNaseはMg^{2+}で活性化されるため，EDTAのキレート作用により活性を抑えることができ，DNAの保存にはTEバッファーが使われる。
>
> [*2] **RNase（RNA分解酵素）**：リボヌクレアーゼの略称で，RNAを特異的に分解するヌクレアーゼの総称。RNaseは，4つの-SS-結合により立体構造を安定化させているため，蛋白質変性剤を加えたり，熱処理して一時的に失活した後でも，それらを取り除けばまたもとの活性を取り戻す。オートクレーブをかけても完全には失活しない。そのため，RNA抽出では，RNase活性を阻害するDEPCで処理した滅菌水を用いる。DEPCがRNase蛋白のヒスチジンやチロシン残基を修飾するためと考えられている。

10.4.1 核酸抽出の工程

　核酸抽出法には，核酸の種類，試料物質，用いる遺伝子解析法により非常に多くの方法が存在するが，いずれも次の4つの工程（①細胞・蛋白質の溶解，②核酸の分離，③核酸の精製，④核酸の溶解・溶出）よりなる。

　①細胞・蛋白質の溶解では，細胞溶解と可溶化，細胞内在性ヌクレアーゼの不活性化，核酸と結合する蛋白の分解または変性が行われ，細胞を溶解した液中で目的の核酸が分解されずにほかの物質から遊離した状態にする。そのため，各種方法では低張溶解，界面活性剤，カオトロピック剤[*3], 有機溶媒，プロテアーゼKなどからいずれかの組み合わせで用いられている。一般的に，DNA抽出ではクロマチン構造の分解のためプロテアーゼ処理が十分に行われ，RNA抽出では強度のカオトロピック剤によるRNaseの不活性に重点を置いた方法が多い。

参考情報
*3 **カオトロピック剤**：蛋白質などの分子構造を不安定化させる性質をもつ化学薬品。核酸など極性物質においては，核酸が水分子で取り囲まれている構造を壊す作用がある。これにより核酸をシリカなど表面に極性を多くもつ物質に吸着させることができる。代表的なカオトロピック試薬としては，グアニジニウムイオン，尿素，ヨウ化物イオンなどがある。

②核酸の分離では，細胞溶解液中に溶解している核酸とその他の夾雑物とを分離する。核酸の分離法は，溶解性の違いにより分離する液相分離法と，核酸を特異的に吸着して分離する吸着分離法に分けられる。液相分離法には有機溶媒（フェノール，クロロホルムなど）やヨウ化ナトリウムを用いる方法があり，吸着分離法にはシリカメンブレン，シリカ磁性粒子，多孔質メンブレン，グラスファイバーなどを用いる方法がある。

③核酸の精製では，エタノールをベースにした溶液を用いて精製を行う。液相分離法ではエタノール沈殿，吸着分離法では核酸を担体に吸着させ洗浄操作により精製を行う。

④核酸の溶解・溶出では，低塩濃度のバッファーまたは滅菌水を用いて核酸を溶解または溶出する。この際，保存の影響を考慮してDNAはTEバッファー，RNAはDEPC滅菌水などヌクレアーゼフリー水へ溶解する。

10.4.2 核酸抽出法の原理

液相分離法の代表例としては，古くから使われているフェノール／クロロホルム法によるDNA抽出と，それを応用したRNA抽出について記述する。吸着分離法については，現在，臨床検査で多く使われているシリカ法を用いた用手法のシリカメンブレン（スピンカラム）法と，自動核酸抽出法の磁性粒子法について原理を記述する。

● 1. フェノール／クロロホルム法

細胞を溶解した後，有機溶媒を添加すると親水性の高い核酸は上部の水相に，有機溶媒で変性した蛋白質や脂質などは下部の有機相と中間相へ移動することにもとづいた核酸抽出法である。歴史的にはクロロホルムが単独で使用されていたが，フェノールが強力な除蛋白剤であることが知られてからは，フェノールが用いられるようになった。ただし，フェノールはクロロホルムと異なり水にやや溶けやすいため，水相とフェノール相の分離が悪かったり，水相に残留するフェノールが多かったりするため，フェノールとクロロホルムを混ぜて使用する方法が一般的となった。

(1) DNA抽出（図10.4.1）

はじめに，界面活性剤などを含む溶解液で細胞を破壊・可溶化し，プロテアーゼで核蛋白を十分解離させる。そこに蛋白質変性作用をもつ疎水性のフェノール／クロロホルムを等量加える。蛋白質は水溶液中で内側に存在していた疎水性の部分が外側に出ようとし，外側の親水性の部分が内側に入り込み，その立体構造が変化し変性が起こる。このような状態になると，蛋白質は水に溶けにくくなり，分子間力や疎水結合力で凝集が起こる。この際，試薬をアルカリ性にしておくと，核酸はリン酸基が電離して水溶性が増した状態となる。この混液を遠心分離すると，水溶性の核酸は水相に移動し，蛋白質は不溶化して境界面あるいは有機溶媒相に移動する。水相を採取しエタノール沈殿でDNAを回収する。この抽出液にはDNAのほかRNAも含まれるため，DNAのみを得たいときはRNase処理が必要である。

(2) RNA抽出（図10.4.2）

RNA抽出では，上記のフェノール／クロロホルム抽出を酸性条件下で行うと，DNAより親水性の強いRNAが水相へ，DNAが有機相へ移動し，変性した蛋白質が中間層にとどまる現象を利用する。酸性下で核酸は，リン酸基の電離度が減少し極性が弱まるため，親水性が低下する。その際，RNAはDNAよりもリボースの2位の炭素に水酸基が1つ多くあり，また対合せずに裸のままで残っている塩基もあるため親水性が高い。この違いより至適pH下でフェノール処理を行うと，RNAを水相，DNAをフェノール相（有機相），変性蛋白質を中間相へ分けることができ

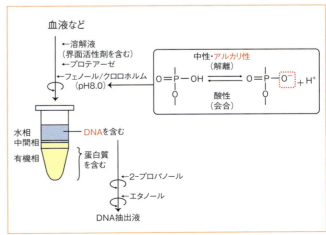

図10.4.1　フェノール／クロロホルム法によるDNA抽出

10章　遺伝子検査法

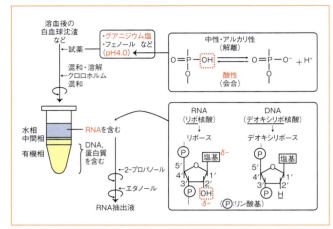

図 10.4.2　AGPC 法による RNA 抽出

る。

しかし，この方法のみでは，極めて安定な酵素で細胞内に豊富に存在する RNase による RNA の分解を防ぐことができない。そこで考案されたのが AGPC 法である[1]。AGPC 法は酸性フェノール／クロロホルム法に強力な蛋白変性剤（グアニジウム塩）を加えて，細胞の溶解と同時に RNase を変性し，RNase による RNA の分解を防ぐことができる。この方法では DNase による酵素処理を行わずに RNA のみを抽出することができる。

AGPC 法を基本原理とする 1 段階式の RNA 抽出試薬が販売されており，わが国で入手しやすいものとしては TRIzol® と ISOGEN などがある。ISOGEN はフェノールとチオシアン酸グアニジンを含む均一な液体である。試料に ISOGEN を加えて混和して溶解した後，クロロホルムを添加するとフェノールとクロロホルムとが溶け合うため水溶液と有機溶媒が分離してくる。遠心分離すると 3 相に分離し，上相の水相には RNA が含まれるため，水相を採取して 2 段階のアルコール沈殿を行う。はじめに疎水性の強い 2-プロパノールを等量用いてアルコール沈殿し，次により蒸発しやすいエタノールで 2 回目のアルコール沈殿を行う。最後に，エタノールを蒸発させて RNase フリーの滅菌水に溶解する。

● 2. シリカ法

現在，核酸抽出法としては，フェノール抽出など有害な有機溶媒を使用する古典的な方法に代わり，シリカ[*4]粒子やシリカメンブレンなどのシリカ担体を用いて，高濃度のカオトロピック塩下で核酸をシリカ担体の表面に選択的に吸着させる方法が多く用いられている。この方法は 1990 年に Boom らによって臨床サンプルの簡便な核酸抽出に利用できることが報告されたことから Boom 法ともよばれる[2]。

シリカ法は，高濃度のカオトロピック剤により水和水が奪われ溶解度の減少した核酸をシリカゲルに特異的に吸着させ，洗浄を繰り返して精製した後，水に近い低い塩濃度バッファーで溶出して抽出液を得る。シリカゲルの担体としてメンブレンを用いたシリカメンブレン法は，遠心機を用いる用手法として利用され，磁性粒子を担体として用いた方法は装置を小型化できることから，自動核酸抽出装置に利用されている（図 10.4.3）。

> **参考情報**
>
> [*4]　**シリカ**：二酸化ケイ素（SiO_2）の別称。シリカゲル $SiO_2 \cdot H_2O$ はモノケイ酸が三次元的に乱雑に結合してできた無定形のゲル構造。担体にコーティングすると表面に $-OH$（$\delta+$）基が多数存在する構造（図 10.4.3）をとり，極性物質の核酸の吸着に利用されている。

(1) シリカメンブレン法

次の 4 つの工程（①細胞の溶解，②核酸のシリカメンブレンへの吸着，③核酸洗浄，④核酸溶出）を遠心分離または吸引を用いた用手法で行う。

①細胞の溶解では，溶解液で細胞を溶解・可溶化してプロテアーゼにより蛋白質を分解し，DNA と蛋白質の結合をはずして DNA を遊離させる。
②核酸のシリカメンブレンへの吸着では，DNA はカオトロピック剤の存在下でシリカを基盤にしたメンブレンに結合し，夾雑物はそのまま流出する。
③核酸洗浄では，蛋白質やその他の夾雑物，カオトロピック剤は 2 回の洗浄操作で除去される。
④核酸溶出では，シリカメンブレンに結合した DNA を低塩濃度バッファーあるいは水で溶出する。

(2) 磁性粒子法 （図 10.4.4）

コンパクトタイプの自動核酸抽出装置では，必要な試薬が一体となったカートリッジを用いて 4 つの工程（①細胞の溶解，②核酸のシリカ磁性粒子への吸着，③核酸洗浄，④核酸溶出）を自動的に行う。まず，血液サンプルにカオトロピック剤を含む溶解液を加えて細胞を溶解し，そこへシリカをコーティングした磁性粒子[*5]を加えて混合し，磁性粒子に DNA を吸着させる。磁性粒子の懸濁および固液分離を繰り返して，蛋白質などの不純物を除去する。最後に滅菌水や低塩濃度のバッファーに懸濁することにより，磁性粒子表面から DNA を溶出する。

装置における磁石の配置場所にはいくつかのパターンがある。図 10.4.4A に示した Magtration® 技術では，ピペッ

✎ **用語**　AGPC（acid guanidinium thiocyanate phenol chloroform）

10.4 | 核酸抽出

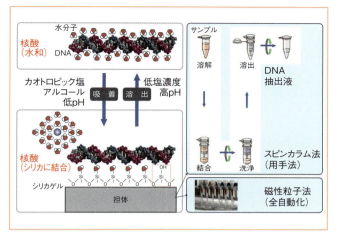

図10.4.3　シリカを用いた核酸抽出法

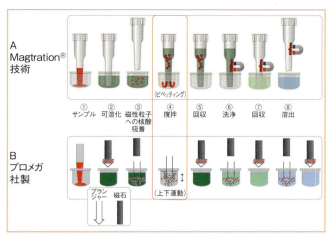

図10.4.4　磁性粒子法の原理

ティングで撹拌を行いチップの横から磁石をあてて固液分離を行う。図10.4.4Bに示したプロメガ社製では，プランジャーとよばれる下側の閉じた使い捨てチューブを用いて撹拌を行い，プランジャーの中に棒状の磁石を入れて，その周りに磁性粒子を吸着させて移動を行う。前者（図10.4.4A）は，核酸抽出液に磁性粒子が残りにくいが，ピペッティングで撹拌を行うため，細胞数が多く粘性が高いサンプルでは詰まりを生じることがある。後者（図10.4.4B）は，核酸抽出液に磁性粒子が残ってしまう（PCR法などには影響しない）という欠点があるが，プランジャーの上下運動で撹拌するため，細胞数が多く粘性のあるサンプルにも対応できる。

> **参考情報**
> *5 **磁性粒子**：一般的に酸化鉄の磁性体を含む直径0.1〜10μmの球状粒子である。表面にいろいろな物質をコーティングすることにより，核酸抽出のほか免疫測定などに広く応用されている。磁性粒子には，磁石を用いて容易に溶液から回収し分散することができる利点がある。さらに，単位体積あたりの表面積が広く，目的の物質を大量に確実にとらえることも可能である。

10.4.3　核酸抽出液の質と量の検定

● 1. 吸光度測定（図10.4.5）

(1) 蛋白質の混入

260nmと280nmの吸光度の比（A_{260}/A_{280}）比は，蛋白質の混入により値が小さくなる。1.7以上であることが望ましい。1.6以下であれば，蛋白質やフェノールの混入など精製が不十分であることや，核酸の分解が起こっているサンプルであることが考えられ，再抽出か場合によってはサンプルの再採取を行う。

(2) グアニジウム塩の混入

A_{260}/A_{230}は，カオトロピック剤（グアニジウム塩）の混入により値が小さくなる。蛋白質変性剤であるカオトロピック塩の混入したDNAは，酵素反応を阻害する可能性がある。抽出したRNA液にカオトロピック剤が混入すると，240nm以下の波長での吸光度が大きくなる。

(3) 濃度と吸光度の関係

精製されたDNAやRNAの濃度とA260値との関係は次

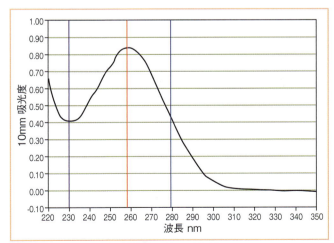

図10.4.5　DNA抽出液（磁性粒子法）の良好例

のようになっている。

　　DNA 50μg/mL：$A_{260}=1.0$
　　RNA 40μg/mL：$A_{260}=1.0$
　　オリゴヌクレオチド 33μg/mL：$A_{260}=1.0$

171

■10章　遺伝子検査法

(4) 蛍光法による核酸定量法

蛍光法による核酸定量法は，二本鎖DNA（dsDNA）だけを特異的に定量することができ，低濃度サンプルで260nm吸光度よりも高感度に測定できる。

● 2. アガロースゲル電気泳動法

(1) DNA

高分子DNAであることを確認するには，1％アガロースゲルで泳動し，エチジウムブロマイド染色すると数10kbp上に分画される。スメア状になると，分解している可能性が高い。サザンブロット分析の場合には使用するDNAの確認を行う。

(2) RNA

得られたRNAを1％アガロースゲルで泳動しエチジウムブロマイド染色すると約5kb（28S rRNA）と約2kb（18S rRNA）のRNAのバンドが観察される。バンドの濃さが約2：1比であることと，スメアのないことを確認する。分解したRNAは全体的に低分子量でのスメアが多くな

り，28Sの比率が少なくなる。

(3) DNA，RNAの混入

DNA抽出液へのRNAの混入，またはRNA抽出液へのDNAの混入度合いを知ることもできる。

● 3. その他

(1) マイクロチップ電気泳動法

マイクロチップ電気泳動法（例：アジレント・テクノロジー社）による核酸の品質評価では，RIN値またはDIN値を測定し，total RNAまたはゲノムDNAの分解度を客観的に評価できる。この数値が10に近いほどRNAまたはDNAの品質が高い。

(2) リアルタイムPCR法を用いた評価

リアルタイムPCR法を用いたDNA品質評価では，長鎖（100〜300bp）と短鎖（50〜100bp）の長さの異なる2種のアンプリコンサイズから得られるCt値の差（ΔCt値）を指標とする[3]。

［糸賀　栄］

✎ **用語**　二本鎖デオキシリボ核酸（double strand deoxyribonucleic acid；dsDNA），RIN（RNA integrity number），DIN（DNA integrity number）

📖 **参考文献**

1）Chomczynski P, *et al.*："Single-step method of RNA isolation by acid guanidinium thiocyanate-phenol-chloroform extraction"，Anal Biochem 1987；162：156-159.

2）Boom R, *et al.*："Rapid and simple method for purification of nucleic acids"，J Clin Microbiol 1990；28：495-503.

3）日本病理学会：「ゲノム診療用病理組織検体取扱い規程」，初版，2018　http://pathology.or.jp/genome_med/（2019年1月23日アクセス）

10.5 核酸の電気泳動

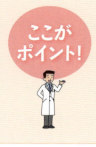

ここがポイント！
- 核酸増幅産物の確認にはアガロースゲル電気泳動法が用いられる。
- 電気泳動の検出方法には染色が一般的である。
- キャピラリー電気泳動法は塩基配列解析で用いられる。
- 核酸の品質管理にマイクロチップ電気泳動法が用いられる。

1. はじめに

遺伝子解析においては，サンプルからの核酸抽出－遺伝子増幅－アガロースゲル電気泳動－ゲル撮影・解析という方法が一般的に用いられてきた。近年では，リアルタイムPCR法の普及により電気泳動を用いずに検出・解析が可能となっている。しかし，診療報酬制度における「免疫関連遺伝子再構成」の項目では，サザンブロット法での検査が認められており，現在でも行われている。本節では，一般的に用いられる電気泳動法について解説する。

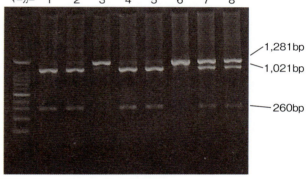

図 10.5.1 アガロースゲル電気泳動法
PCR-RFLP法によって切断されたサンプルを検出。

2. アガロースゲル電気泳動法

アガロースゲル電気泳動法の多くは，ゲルをバッファー中に水平な状態で静置して電気泳動する方式をとり，サブマリン型ともいわれる。

DNAやRNAはバッファーなどに溶解すると，リン酸残基によってマイナスに荷電する。これらの核酸溶液をゲルローディングバッファー（ローディングダイともいう）と混和してアガロースゲルの中に添加する。ゲルローディングバッファーは泳動がどれほど進行しているかを目で確認するだけでなく，核酸がゲルに入り込む前に浮いてしまうのを防ぐ役割がある。現在は核酸増幅試薬に成分として含まれている製品もあり，電気泳動がより簡便となっている。また，電気泳動後にサイズの確認を行うための分子量マーカーはサンプルに応じたマーカーを選別してゲル内に必ず添加する。

通電すると，バッファー中でゲル内のDNAは陽極側に移動する。ゲルの分子ふるい効果により，長いDNAは網目構造内をゆっくりと動くのに対し，短いDNAはより速く動くことから，核酸のサイズに応じた移動度を示す。一般に，核酸を分離するために使用されるアガロースの濃度は，0.5～4％であり，濃度が高いほど小さい断片を分離する。電気泳動およびアガロースゲルの作製時に使用するバッファーはTAEバッファーおよびTBEバッファーが用いられる。

電気泳動後のゲルはEtBrなどの蛍光試薬などで染色し，検出することで核酸の電気泳動パターンが得られる（図10.5.1）。このパターンから分子量の推定および確認，個体識別のための遺伝子型の情報を得ることが可能となる。また，目的とするDNAの検出法としてサザンブロット法がある。サザンブロット法はDNA試料をアガロースゲル電気泳動で分離した後，分離されたDNAを変性させる。このDNAをニトロセルロース膜に転写した後，膜上の特定配列をもつDNAを，これと相補的な塩基配列をもつDNAを標識化したもの（プローブ）との塩基対の形成（ハイブリダイゼーション）を利用して検出する。

用語 RFLP（restriction fragment length polymorphism）

● 3. ポリアクリルアミドゲル電気泳動（PAGE）法

PAGE法とは，一般にガラスなどのプレート間に作製したゲルを垂直に立てて電気泳動する方式で，スラブ型電気泳動ともいわれる。おもに核酸や蛋白質の電気泳動に用いられる。電気泳動の中でも高い分離能を有する方法として広く用いられている。

ポリアクリルアミドゲルは，アクリルアミドがビスアクリルアミドと重合し，網目構造を形成する。網目の大きさは，アクリルアミドの濃度で変わり，ゲルの強度は架橋剤のビスアクリルアミドの割合を高めることで強くなる。アクリルアミドゲルはDNAサイズの分解能がよく1塩基の違いも検出できる。小さいサイズ（数塩基）から数kb程度のサイズの断片の泳動にも使用できるが，分離できるDNAサイズの範囲は狭いため，サイズに合わせてゲル濃度を変える必要がある。

また，スラブ電気泳動装置を用いるときには，アガロースゲル電気泳動装置とは異なり，専用の電源装置が必要となる。

電気泳動後の検出方法には電気泳動前に試料に蛍光や放射性同位元素（RI）などの標識をしてから泳動・分離後に検出する方法や，電気泳動終了後に色素染色で可視化する方法などがある。核酸の検出にはEtBrなどの蛍光色素が用いられ，蛋白質の検出には，クマシーブリリアント青（CBB）などの色素が用いられる（図10.5.2）。また，ブロッティングと組み合わせることで，ゲルから膜（メンブレン）に移した成分のうち，特定の核酸や蛋白質を高感度に検出する方法もある。

得られた電気泳動パターンからは，試料成分の比較，分子量の推定や塩基特異性・変異の検出（多型），精製度・純度の確認，RNAや蛋白質の発現量比較などの情報を得ることが可能となる。

● 4. パルスフィールドゲル電気泳動（PFGE）法

PFGE法は，巨大DNA分離を可能にした方法であり，50kbp〜10MbpにおよぶDNA断片の分離解析が可能である。現在では，ヒトをはじめ酵母や種々の微生物のゲノム解析に利用されている。

従来のアガロースゲル電気泳動法は一方向から電場をかけてDNA分子をアガロースの網目の中でその大きさに応じて分離するが，大きなDNA（数十kbp以上）は網目に引っかかり分離することができなかった。これに対し，PFGE法は電場の方向を一定時間ごとに変化させることに

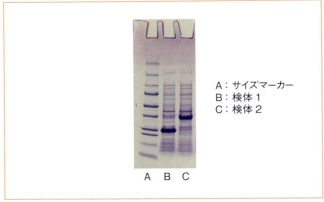

図 10.5.2　ポリアクリルアミドゲル電気泳動法
CBBによって染色されたポリアクリルアミドゲル。

よってDNA分子の形態的変化を誘発し，より巨大な数Mbp以上のDNA分子をアガロースの網目の中をすり抜けるように移動させ，分離する方法である。サンプルは染色体DNA本来の大きさを検出するため，操作過程での染色体DNAの分断や分解を避けなければならない。

● 5. キャピラリー電気泳動（CE）法

CE法は，内径20〜100nmの溶融シリカキャピラリー管内に電解質を含む溶液を充填し，電気泳動を行う分離分析技術である。

遺伝子関連検査においては，シーケンサー技術に欠かせない電気泳動法である。サイクルシーケンス法によって合成された反応産物はサンプルとしてキャピラリー電気泳動を行うことにより1塩基ごとに分離され，3'末端に標識された蛍光色素を検出することで塩基配列を解析する。

また，近年では核酸の品質管理にマイクロチップ電気泳動法（オンチップ電気泳動法ともいう）が用いられている。キャピラリー電気泳動の原理が用いられており，小さな流路にゲルを充填して，各ウェルにサンプルや分子量マーカーを注入する。スペクトルから電気泳動像を作成しているため，ゲル撮影などの手間がなく簡便な方法である。

核酸の品質は，260nmおよび280nmの吸光度の比から溶液内の核酸の純度を検定する方法はあるが，核酸の分解の度合いを測定することはできず，電気泳動法で溶液中の核酸の断片化を確認する必要がある。TapeStationは，RNAの分解をRIN[e]として数値的に示し，トータルRNAサンプルの分解度を指数で示し，客観的に比較する。また，DNAについても同様にDINとして数値的に示す。数値が高いほど分解していないことを示し，とくに低値を示すサンプルはシーケンス解析に影響を及ぼす可能性があるた

用語　放射性同位元素（radioisotope；RI），クマシーブリリアント青（Coomassie brilliant blue；CBB），パルスフィールドゲル電気泳動法（pulsed field gel electrophoresis；PFGE），キャピラリー電気泳動（capillary electrophoresis；CE），RIN[e]（RNA integrity number equivalent）

め，解析前の使用が推奨されている。

● 6. おわりに

　遺伝子関連検査において，アガロースゲル電気泳動法から得られる泳動像だけでなく，サザンブロット法も臨床検査の中で必要な解析法である。近年ではとくにマイクロチップによる方法も確立し，次世代シーケンスなどの高度な遺伝子解析を行うにあたっては高品質な核酸を用いることが必須となる。これからの電気泳動は，検出法としてだけでなく，品質管理の手法としても使用されることが増えると考えられる。

［竹田真由］

📖 参考文献

1) 行正信康：「第2章　遺伝子関連検査に必要な知識」，遺伝子検査技術—遺伝子分析科学認定士テキスト，124-128，日本遺伝子分析科学同学院遺伝子分析科学認定士制度委員会（編），宇宙堂八木書店，2016.

2) 尾路祐介：「核酸の検出法」，臨床検査学実習書シリーズ　遺伝子検査学実習書，65-68，日本臨床検査学教育協議会（監），岩谷良則（編著），医歯薬出版，2017.

3) 中山智祥：「検出技術」，遺伝子分析科学，58-66，日本臨床検査同学院遺伝子分析科学認定士制度委員会（編），宇宙堂八木書店，2011.

4) 日本臨床検査標準協議会遺伝子関連検査標準化専門委員会 WG-2：「遺伝子関連検査　検体品質管理マニュアル（パート2）新規測定技術・解析試料の品質管理」，日本臨床検査標準協議会，2017.

10.6 核酸増幅

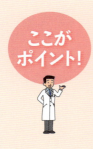

- PCR法は感度，特異性，迅速性において優れた核酸増幅法である。
- PCRで増幅が見られない場合や非特異的増幅がある場合は，条件の至適化が必要である。
- コンタミネーションの防止や精度管理による品質の確保が重要である。
- RT-PCR法は，RNAを鋳型として逆転写によりcDNAを合成し，そのcDNAを用いてPCRを行う方法である。
- 定量PCR法は，PCRの増幅量をリアルタイムに検出することで核酸を定量する方法である。
- デジタルPCR法は遺伝子の存在量を絶対定量で検出する方法である。
- 核酸増幅法にはPCR法以外にもLAMP法，TMA法，TCR法，NASBA法などの方法がある。

10.6.1 PCR法

1. PCR法の原理

(1) 反応原理

PCR法は，DNAの温度による物理的変化の特性を利用し，DNA合成酵素（DNAポリメラーゼ）を用いて，特定の遺伝子領域を指数関数的に増幅する方法である。20塩基前後のプライマーとよばれる合成オリゴヌクレオチドを使用し，これが目的領域の複製開始の起点となる。DNAポリメラーゼは5′→3′方向へと合成を行うため，一対のプライマー（forwardおよびreverseプライマー）を用いることで，それらに挟まれた領域のみを増幅することができる。鋳型DNAへのプライマーの結合は，二本鎖DNAが熱変性で一本鎖となり，55～65℃の至適温度まで下がることで可能となる。プライマーが鋳型DNAへ結合することをアニーリングという。

(2) 反応液成分

鋳型DNA，バッファー，dNTP（dATP，dCTP，dGTP，dTTPの4種類を混合したもの），Mg^{2+}，プライマー，耐熱性DNAポリメラーゼ，ヌクレアーゼフリーの水。

(3) 反応ステップ

3つの温度変化を繰り返すことで，増幅を行う（図10.6.1）。

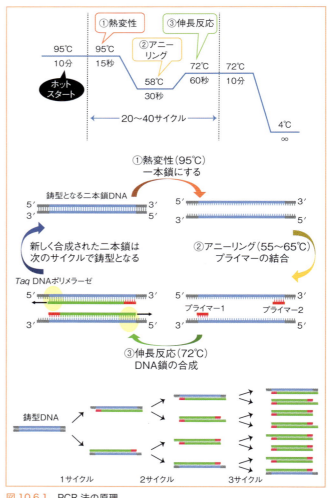

図10.6.1　PCR法の原理

用語　ポリメラーゼ連鎖反応（polymerase chain reaction；PCR），デオキシリボヌクレオシド三リン酸（deoxyribonucleoside triphosphate；dNTP），デオキシアデノシン三リン酸（deoxyadenosine triphosphate；dATP），デオキシシチジン三リン酸（deoxycytidine triphosphate；dCTP），デオキシグアノシン三リン酸（deoxyguanosine triphosphate；dGTP），デオキシチミジン三リン酸（deoxythymidine triphosphate；dTTP）

10.6 | 核酸増幅

表 10.6.1　プライマー設計の注意点

長さ	18〜23 塩基程度
GC 含有量	50〜60%
Tm 値	58〜65℃が望ましい forward プライマーと reverse プライマーの Tm 値が近くなるようにする
配列	部分的に GC あるいは AT リッチな配列は避ける
3′ 末端配列	非特異反応を防ぐために，GC リッチを避ける 3′ 末端の塩基はアニーリング強度が高い 3′ 末端の塩基は T を避ける方がよい
相補性	プライマー同士の 3′ 末端は 3 塩基以上の相補的配列を避ける 一方のプライマーの内部に他方のプライマーの 3′ 末端と相補的な配列がないようにする 1 本のプライマー内に 4 塩基以上の相補的配列を含まないようにする

表 10.6.2　耐熱性 DNA ポリメラーゼの種類と特徴

種類	pol I 型	α 型
由来	好熱性真正細菌	超好熱性古細菌
代表的な酵素	*Taq* DNA ポリメラーゼ *Tth* DNA ポリメラーゼ	KOD DNA ポリメラーゼ *Pfu* DNA ポリメラーゼ
正確性	3′-5′ エキソヌクレアーゼ活性をもたず，誤った塩基が取り込まれても校正できない	3′-5′ エキソヌクレアーゼ活性をもち，誤った塩基は除かれて，正しい塩基を取り込み直して伸長を再開するので正確性が高い
伸長性	α 型と比べ伸長活性が高い	あまり高くない
PCR 産物の 3′ 末端形状	TdT 活性により dA 付加される TA クローニングへ利用できる	平滑

1）熱変性（95℃：DNA を一本鎖にする）
2）アニーリング（55〜65℃：プライマーの結合）
3）伸長反応（72℃：相補鎖を合成する）

1）〜3）のステップを 20〜40 サイクル繰り返し，チューブ内で DNA 断片を増幅させる。1 サイクルで DNA 断片は 2 倍となる。理論的には，n サイクル繰り返すと 2^n 倍に増幅されるので，20 サイクルでは約 100 万倍となる。

● 2. プライマーの設計

プライマー設計において最も重要となるのは，目的とする DNA 配列のみを特異的に増幅するプライマーをデザインすることである。

(1) プライマーの特異性

特異的な塩基配列を選択する。反復配列を避け，相同性の高い配列が存在しないことを確認する。相同な配列が存在しないかは，BLAST 検索（https://blast.ncbi.nlm.nih.gov/Blast.cgi）を行う。

(2) プライマーのデザイン

サイズ，Tm 値および配列について注意する点を表10.6.1 にまとめた。Tm 値とは融解温度の略で，二本鎖 DNA の 50% が一本鎖になる温度であり，PCR プライマーの至適アニーリング温度を決める際に必要となる。Tm 値の計算は，プライマー長が 20mer 前後の場合は下記の Wallace の法則で簡便に行える。

Tm 値（℃）= 4℃ ×（GC の数）+ 2℃ ×（AT の数）

プライマーの設計には，OLIGO Primer Analysis Software（https://www.oligo.net/）や Primer3（http://bioinfo.ut.ee/primer3/）などのソフトウェアも有用である。

● 3. DNA 合成酵素の種類と特性

PCR 用の耐熱性 DNA ポリメラーゼは，好熱性真正細菌（Bacteria）由来の pol I 型酵素と超好熱性古細菌（Archaea）由来の α 型酵素に大別される（表10.6.2）。また，これらを特定の割合で混合した混合型もあり，それぞれの欠点を補うことで高い伸長活性と正確性（フィデリティ）を併せもつ。

(1) 高い正確性が必要な場合

DNA ポリメラーゼによる DNA 合成は，5′ 側から 3′ 側の方向へ行われるが，稀に誤った塩基が取り込まれる。α 型酵素は校正活性（プルーフリーディング活性）をもち，3′-5′ エキソヌクレアーゼ活性により誤った塩基を取り除き，正しい塩基が取り込まれる。このため DNA 合成の正確性は pol I 型酵素と比較して格段に高い。

(2) 長い配列（数 kbp 以上）を増幅したい場合

高速伸長に加えて高い正確性が求められる長鎖 PCR 法では，おもに混合型の酵素を用いる。各社からこの目的に合わせた試薬キットが販売されている。また，長鎖の DNA を増幅するためには，高純度に精製されかつ損傷のない高分子の DNA が鋳型として必要となる。

(3) 高い特異性が必要な場合

非特異的増幅の一般的な原因は，PCR サイクル開始前に起こる低温でのミスプライミング（相同性の低いテンプレート配列へのプライマーの結合）やプライマーダイマー形成に起因する。非特異反応を軽減するために氷上で調整を行い酵素活性を低く保つ方法があるが，それでもなお回避しきれない可能性がある。これらを抑制するもう 1 つの方法として，最初の熱変性のステップを経て初めて増幅反

📝**用語**　融解温度（melting temperature；Tm），TdT(terminal deoxynucleotidyl transferase)，グアニン（guanine；G），シトシン（cytosine；C），アデニン（adenine；A），チミン（thymine；T）

応を開始するホットスタート法がある。反応液が高温に達するまでポリメラーゼ活性を抑制しておく方法としては，①モノクローナル抗体による不活化，②ワックスビーズによる包含，③高温になって初めて活性化する酵素を用いる，などがある。

● 4. 操作法

・鋳型DNAを除く以下の各試薬を検体数＋α分混合し，マスターミックスを調整する。酵素の失活を防ぐために，ボルテックスミキサーではなくピペッティングで混和する。

【反応液組成※1】	最終濃度（量）
滅菌精製水	
10×PCRバッファー※2	1×
15〜25mM MgCl$_2$	1.5〜2.5mM
2mM dNTP	200μM
forwardプライマー（25μM）	0.2〜1.0μM
reverseプライマー（25μM）	0.2〜1.0μM
Taq DNAポリメラーゼ（5U/μL）	1〜2.5U
鋳型DNA	20〜200ng
全量	25〜100μL

・PCRチューブにマスターミックスを分注し，鋳型DNAを加える。
・スピンダウン後，サーマルサイクラーにセットし熱反応を開始する。

〈注〉
※1：対象とする遺伝子や使用する試薬に合わせて組成を変更し，必要に応じて反応温度やサイクル数を含めた条件検討を行う。
※2：バッファーはTris-HCl，KClなどを組成とし，MgCl$_2$があらかじめ含まれているものもある。

● 5. PCR法における注意点

(1) 目的領域の増幅が認められない場合

本質的にプライマーデザインの問題が考えられるが，以下のようにPCR条件を変えることで改善される場合がある。
・アニーリング温度を下げる
・伸長時間を長くする
・サイクル数を増やす
・Mg^{2+}濃度を上げる

表 10.6.3 PCR条件の至適化

	目的領域の増幅がない場合	非特異的増幅がある場合
アニーリング温度	下げる↓	上げる↑
伸長時間	長くする↑	短くする↓
サイクル数	増やす↑	減らす↓
Mg^{2+}濃度	上げる↑	下げる↓
DNA合成酵素量	増やす↑	減らす↓
鋳型DNA量	増やす↑	減らす↓

> **参考情報**
> ・PCR法の反応条件で考慮すべき点としては，プライマー，Mg^{2+}濃度，サイクルの温度と時間などが重要である。さらに，ジメチルスルホキシド（DMSO）（2〜5％），グリセロール（5〜20％），ホルムアミド（5％），ポリエチレングリコール（5〜15％），非イオン性界面活性剤などの添加により反応促進効果が得られる場合がある。
> ・PCR法は抗凝固剤の影響を受け，とくにヘパリンには阻害作用がある。

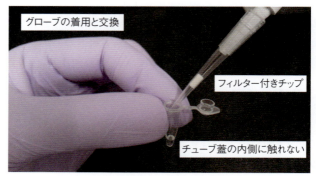

図 10.6.2 PCR法におけるコンタミネーションの防止

・DNA合成酵素量を増やす
・鋳型DNA量を増やす

(2) 非特異反応の回避

（1）のPCR条件を反対に変えることで回避できる場合がある（表10.6.3）。また，ホットスタート法も有効である。

(3) コンタミネーションの防止

・核酸抽出エリア，試薬調整エリア，増幅と検出エリアはそれぞれ別にし，使用する器具，試薬，保冷庫なども専用とする。
・核酸抽出エリアにPCR産物をもち込まない。試薬調整エリアに検体，抽出した核酸，PCR産物をもち込まない。
・核酸抽出操作は，使用後に紫外線（UV）照射できる清浄に保たれた安全キャビネットで行うことが望ましい。
・反応試薬の調整は，使用後にUV照射できるクリーンベンチ内で行うことが望ましい。

用語 紫外線（ultraviolet；UV），ジメチルスルホキシド（dimethyl sulfoxide；DMSO）

- UV照射装置を装備したフードを使用しない場合には，使用前後に実験台やピペットを0.5％次亜塩素酸ナトリウム水溶液などで十分に拭く。
- エアロゾルによるコンタミネーションを防止するため，フィルター付きチップを使用する（図10.6.2）。
- 溶液の入ったチューブは，開ける前にスピンダウンする。開けるときは蓋の内側に触れないように，また中身が飛沫しないように注意する。
- グローブを常に着用し，汚染のおそれがある場合は交換する。エリア間を移動する場合も交換する。
- ウラシル-N-グリコシラーゼ（UNG）を用いることで，以前行ったPCR増幅産物のキャリーオーバーによる偽陽性を防止できる。

（4）コントロールの測定

① ポジティブおよびネガティブコントロールの測定
PCR法の評価を行うとともに，コンタミネーションやその他の異常に気付くことができる。

② 内部コントロール遺伝子の測定
PCR阻害反応の存在を確認するために役立つ。

● 6. PCR法の変法

（1）2段階PCR (nested PCR)法
PCR法を2回繰り返すことで目的とする増幅産物の特異性と収率を高める（図10.6.3）。1回目のPCRで得られた増幅産物を2回目のPCRのテンプレートとして用いる。2回目のPCRでは，1回目のPCRで用いたプライマーより内側にアニーリングするプライマーを使用する。1回目のPCRでミスプライミングによる非特異的増幅があったと

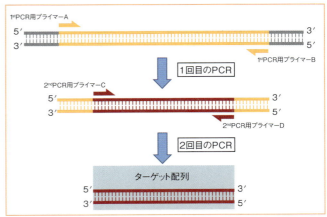

図10.6.3　2段階PCR（nested PCR）法

しても，2回目のPCRによって同じ非特異的な配列が増幅される可能性は低く，目的とする領域が増幅されていた場合は，その特異性が高まる。また2段階PCR法のもう1つの利点は，限られたDNA量から標的とする増幅産物の収量を得やすくなり，検出感度が高まることである。

（2）タッチダウンPCR法とステップダウンPCR法
特異性を高めるために有効な方法である。初めはアニーリング温度を高めに設定し，段階的に下げていく。最初の数サイクルでサイクルごとに1℃ずつ下げる方法をタッチダウンPCR法，これより下げる温度を大きくしてステップ数を少なくした方法をステップダウンPCR法として区別している。アニーリング温度が高いときには増幅効率は悪いが，特異的な増幅が起こる。次いでアニーリング温度を下げることで，そこで得られた増幅産物が効率よく増幅される。

10.6.2　RT-PCR法

● 1. RT-PCR法の原理

RNAは*Taq* DNAポリメラーゼによるPCRの鋳型とはならない。RT-PCR法は，RNAを鋳型として逆転写反応を行い，合成されたcDNAを用いてPCRを行う方法である。

RNA依存性DNAポリメラーゼ活性をもつ逆転写酵素を用いて，鋳型RNA鎖と相補的なcDNAを合成する（図10.6.4）。この際に形成されるRNA-DNAハイブリッドは，逆転写酵素のRNase H活性によりRNAが加水分解され一本鎖cDNAとなる。この一本鎖cDNAはPCRに直接使用でき，その際に耐熱性DNAポリメラーゼによりcDNAの相補鎖が合成される。RT-PCR法には，1ステップRT-PCR法と2ステップRT-PCR法がある（図10.6.5，表10.6.4）。

（1）1ステップRT-PCR法
逆転写とPCRを同一のチューブ内で連続的に行う。*Tth*などの逆転写活性をもった耐熱性ポリメラーゼを用いる。

（2）2ステップRT-PCR法
逆転写とPCRをそれぞれ別のチューブ内で行う。MMLV

用語　ウラシル-N-グリコシラーゼ（uracil-N-glycosylase；UNG），逆転写ポリメラーゼ連鎖反応（reverse transcription polymerase chain reaction；RT-PCR）

10章 遺伝子検査法

またはAMV由来の逆転写酵素が多く利用されている。さらに，長鎖のcDNAを高収量で合成するために，RNase H活性を欠失させ，耐熱性に優れるよう改変された酵素もある。

2. 逆転写反応

(1) 逆転写に用いるプライマー

逆転写反応で一本鎖cDNA合成に用いるプライマーは，①オリゴ（dT）プライマー，②ランダムプライマー，③遺伝子特異的プライマーの3種類がある（図10.6.6，表10.6.5）。

(2) 逆転写に用いる反応成分

逆転写酵素と上記プライマーのほか，鋳型RNA（DNase I

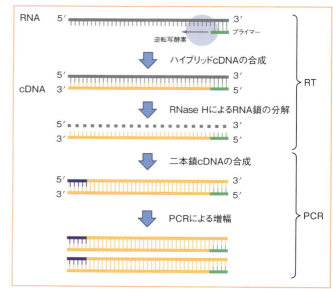

図10.6.4 RT-PCR法の原理

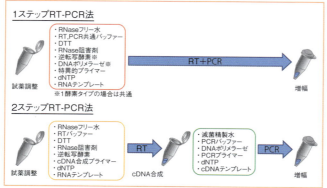

図10.6.5 1ステップRT-PCR法と2ステップRT-PCR法

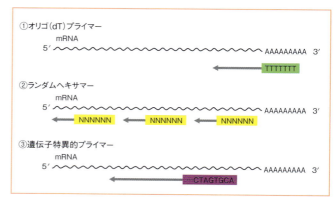

図10.6.6 cDNA合成プライマーの種類

表10.6.4 RT-PCR法における1ステップ法と2ステップ法の比較

	操作	特長	適する使用法	コンタミネーションの危険性	逆転写反応のプライマー	酵素の種類
1ステップRT-PCR法	RTとPCRを同一のチューブ内で連続的に行う	簡便性，ハイスループット	サンプル数が多い場合や解析対象の遺伝子数が少ない場合に適する	最小限にとどまる	遺伝子特異的プライマー	Tth DNAポリメラーゼなどに限定される
2ステップRT-PCR法	RTとPCRを別々のチューブ内で2段階に分けて行う	柔軟性	複数のPCR解析が可能であり，解析対象遺伝子数が多い場合に適する	高くなる	オリゴ（dT）プライマー，ランダムヘキサマー，遺伝子特異的プライマーのなかから選択	目的に応じてRTおよびPCRに最適な酵素の選択が可能

表10.6.5 逆転写に用いるプライマーの種類と特徴

種類	合成の方法	利点	欠点
オリゴ（dT）プライマー	ポリAが付加しているmRNAからcDNAを合成する	リボソームRNAは鋳型とはならず，mRNAのみが特異的に逆転写される	目的領域がポリAテールから離れた上流にあったり，強固な二次構造がある場合やmRNAが分解を受けている場合は，効率よく逆転写されない可能性がある
ランダムプライマー	ランダムヘキサマーを使用し，RNAの全配列を効率よく逆転写する	ポリAテールを含まないRNAからの逆転写も可能である。mRNAの全配列から均一に逆転写が可能であり，オリゴ（dT）プライマーでは得にくい比較的上流の配列まで合成できる	リボソームRNAも逆転写するため，目的とする配列の転写物の割合は低くなる。得られるcDNAはオリゴ（dT）プライマーより短い傾向にあり，長鎖RNAの完全長での逆転写には適さない
遺伝子特異的プライマー	選択的に特定の遺伝子配列のみを対象とする場合，特異的配列のプライマーを用いてcDNA合成する	特定のRNAのみを選択的に転写できる。1ステップRT-PCR法で利用できる	複数の遺伝子の検出には適さない

✎ **用語** 相補的DNA（complementary DNA；cDNA），リボヌクレアーゼH（ribonuclease H；RNase H），逆転写（reverse transcription；RT），ジチオスレイトール（dithiothreitol；DTT）

処理をしてゲノムDNAを除去しておく），バッファー，dNTP，ジチオトレイトール（DTT），RNase阻害剤，RNaseフリーの水あるいはDEPC処理水を用いる。

(3) 反応ステップ
①RNAの変性とプライマーのアニーリング
1〜2μgのRNAテンプレートとプライマーを混和し，65℃で5分処理後，氷上で急冷。部分的に二次構造をとったRNAを変性させることで，プライマーが効率よくアニーリングする。

②cDNAの合成
必要な試薬（バッファー，dNTP，DTT，RNase阻害剤，逆転写酵素）を添加する。ランダムヘキサマーを用いた場合は，試薬添加後に室温（約25℃）で10分間インキュベートする。選択したプライマーや酵素に合わせた至適条件で逆転写反応を行う。37〜55℃，15〜60分。

③逆転写酵素の不活化
条件は酵素の耐熱性に依存する。70〜95℃，5〜15分。

● 3. DNAの混入と対策

試料中に混入したゲノムDNAが増幅されないようにRT-PCR用プライマーを設計する。サイズの大きなイントロンを挟むように，その前後のエクソンにプライマー対を設計する。これにより，cDNA由来のPCR産物と比較してゲノムDNA由来のものは格段にサイズが大きくなり増幅されにくくなる（図10.6.7A）。さらに，隣接する2つのエクソンをまたぐようにプライマーを設計するとゲノムDNAは増幅されない（図10.6.7B）。

ただし，これらの方法はシングルエクソンの遺伝子や偽

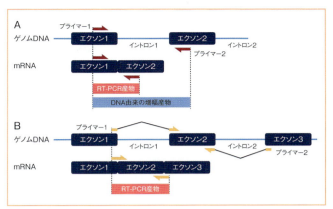

図 10.6.7　RT-PCR用プライマーの設計

遺伝子が存在する場合には適用できないため，RNA抽出後にDNase I処理を加え，混入したゲノムDNAを分解して取り除く必要がある。

● 4. 内部標準物質

RT-PCR法はRNA抽出，逆転写反応，PCRと多くのステップからなり，誤差が生じやすい。またサンプルの量や品質，反応阻害物質の混在などの影響も受ける。これらを管理するために内部標準物質の測定を行い，解析に用いたサンプルのみならず，一連の操作に問題がないことを確認する。内部標準物質としては，いずれの組織や細胞でも恒常的に同程度発現している内在性の遺伝子（ハウスキーピング遺伝子）を用いることが多く，代表的なものとしてグリセルアルデヒド-3-リン酸脱水素酵素（*GAPDH*）遺伝子やβ-アクチン遺伝子などがあげられる。

［青江伯規］

10.6.3　定量PCR法

● 1. 定量PCR法とは

定量PCR法とは，PCR法の増幅量をリアルタイムに検出することでDNAやRNAを定量する方法である。また，ゲノム上のSNPのタイピングにも応用できる。定量PCR法では，サーマルサイクラーと蛍光検出器が一体化した装置を用いて，PCRのサイクルごとに増幅産物量を反映して増加する蛍光シグナルを測定する。おもにインターカレーター色素を用いた方法と，蛍光標識したハイブリダイゼーションプローブを用いる方法の2種が用いられている。前者では，SYBR® Green I が色素として広く利用されており，後者ではプローブの両端にそれぞれ蛍光物質とクエンチャーをラベルしたTaqMan®プローブ法が広く利用されている。

● 2. 原理

PCRでは，1サイクルごとにDNAが2倍，2倍，…と指数関数的に増幅してやがてプラトーに達し，この増幅の様子をリアルタイムにモニタリングした図を増幅曲線とい

📝 **用語**　ジエチルピロカーボネート（diethylpyrocarbonate；DEPC），グリセルアルデヒド-3-リン酸脱水素酵素（glyceraldehyde-3-phosphate dehydrogenase；GAPDH）

■ 10章　遺伝子検査法

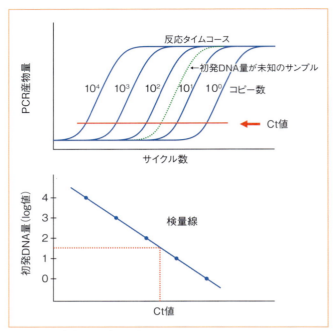

図 10.6.8　定量PCR法の原理

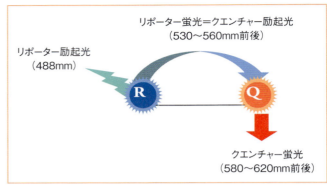

図 10.6.9　TaqMan® プローブの構造

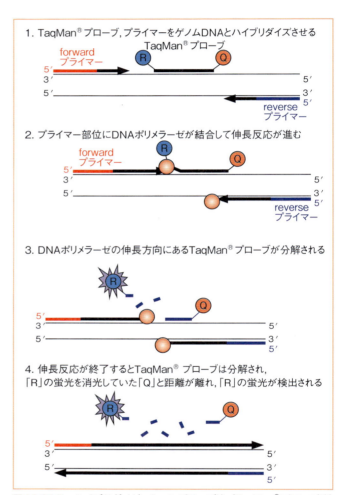

図 10.6.10　ハイブリダイゼーションプローブ法（TaqMan® プローブ法）の原理

う。DNAの量が多いほど，増幅産物量が検出可能な量に達するサイクル数は少なくて済むので，増幅曲線が早く立ち上がる。よって，段階希釈した標準サンプルを用いてリアルタイムPCRを行うと，DNA量が多い順番に等間隔で並んだ増幅曲線が得られる。これをもとに，増幅が指数関数的に起こる領域で一定の増幅量に達するPCRのサイクル数（Ct値）を横軸に，DNA標準サンプルの量を縦軸にプロットし，検量線を作成する。検体についても同じ条件下で反応を行い，Ct値を求める。この値とあらかじめ作成した検量線から，サンプル中の目的のDNAまたはRNA量を求めることができる（図10.6.8）。

● 3. 解析の種類

定量方法には，大きく分けると絶対定量と相対定量の2種類の解析方法がある。
1）絶対定量は，標準サンプルを用いて検量線を作成し，未知サンプルを絶対量で測定する方法である。
2）相対定量は，遺伝子の絶対量ではなくターゲット遺伝子とリファレンス遺伝子の測定を行い，リファレンス遺伝子に対するターゲット遺伝子の相対量を求めてサンプル間で比較する。

● 4. 検出方法

(1) ハイブリダイゼーションプローブ法（TaqMan® プローブ法）の原理

TaqMan® プローブは，5'末端を蛍光物質で，3'末端をクエンチャー物質で修飾したオリゴヌクレオチドである（図10.6.9）。TaqMan® プローブは，アニーリングステッ

📝 用語　Ct値（threshold cycle）

182

プで鋳型DNAに特異的にハイブリダイズするが，プローブ上にクエンチャーが存在するため，励起光を照射しても蛍光の発生は抑制されている。その後の伸長反応ステップで，Taq DNAポリメラーゼのもつ5′→3′エキソヌクレアーゼ活性により，鋳型にハイブリダイズしたTaqMan® プローブが分解されると蛍光色素がプローブから遊離し，クエンチャーによる抑制が解除されて蛍光を発するようになる（図10.6.10）。蛍光標識プローブを用いる方法は，検出特異性が高く相同性の高い配列同士も区別して検出できる。

(2) インターカレーション法（SYBR® Green I）

インターカレーション法は，SYBR® Green Iなどの蛍光物質が二本鎖DNAに特異的に結合し，蛍光を発する特性を利用してDNA量を測定する方法である。蛍光シグナルの強さは，DNAの量に比例して強くなるため，この蛍光強度を測定することによりDNAの増幅量をモニタリングすることができる。SYBR® Green Iは二本鎖DNAが合成される伸長反応期に二本鎖DNAの中に入り込む。各サイクルでの伸長反応の終了時の蛍光強度を測定することで，そのサイクル時点でのPCR産物量がわかる（図10.6.11）。二本鎖DNAをすべて検出するため遺伝子ごとにプローブを必要としないが，目的の配列以外にも結合してしまうため，検出特異性は蛍光プローブよりも低い。

● 5. 実際の手順（例：TaqMan® プローブ法を用いた BCR-ABL キメラ遺伝子の定量解析）

(1) プライマーとプローブの合成

PCR法と同様，定量PCR法でも，PCR増幅効率が悪い

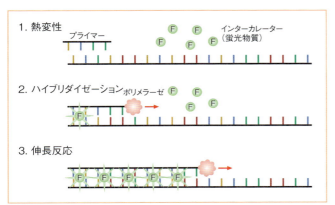

図10.6.11　インターカレーション法（SYBR® Green I）の原理

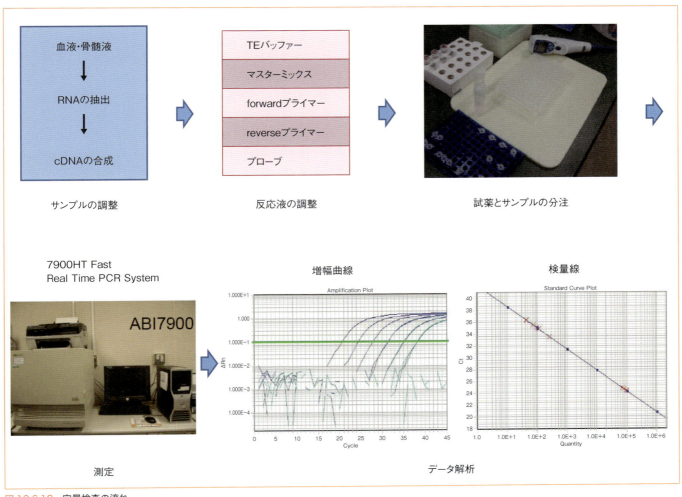

図10.6.12　定量検査の流れ

プライマーやプライマーダイマーなどの非特異的増幅が起こりやすいようなプライマーでは正確な定量ができないので，適正なプライマーを設計する。増幅産物が100～200bpくらいになるように設計するとよい（詳細についてはp.176 10.6.1参照）。また，蛍光標識プローブを設計するときには，プライマーとプローブの相互作用が検出効率に大きく影響することがあるので，プライマーとプローブは同時に設計する。

(2) 検査の流れ（図10.6.12）

1) 血液および骨髄血からRNAを抽出しcDNAを合成する。
2) PCRプライマーとTaqman®プローブを準備する。

- Major-BCR-ABL1（文献3より引用）
  Probe：5′FAM- CCCTTCAGCGGCCAGTAGCATCTGA -TAMRA3′
  Primer F：5′-TCCGCTGACCATCAATAAGGA-3′
  Primer R：5′-CACTCAGACCCTGAGGCTCAA-3′
- GAPDH
  Probe：5′FAM- CCGTTCTCAGCCTTGACGGTGC -TAMRA3′
  GAPDH-F：5′-ATTCCACCCATGGCAAATTC-3′
  GAPDH-R：5′-GATGGGATTTCCATTGATGACA-3′

3) 反応液の調製と分注
- 7900HT Fast Real Time PCR Systemの場合

反応液の組成	/ウェル	最終濃度（量）
TaqMan® Universal PCRマスターミックス（2×）	25μL	1×
10μmol/L forwardプライマー	4.5μL	900nM
10μmol/L reverseプライマー	4.5μL	900nM
10μmol/L TaqMan®プローブ	1.25μL	250nM
cDNA（50ng/μL）	2μL	100ng
滅菌水	15.75μL	
全量	50μL	

標準物質は，1ウェルあたり10^1，10^2，10^3，10^4，10^5コピーになるように調製する。
標準物質は以下の式より作成する。

コピー/mL
$$= \frac{プラスミドDNAまたはPCR産物(g/mL) \times 6.02 \times 10^{23}(アボガドロ定数)}{660Da(1bpの平均分子量) \times プラスミドDNAまたはPCR産物のbp}$$

4) 測定：作成したcDNAおよび標準物質をテンプレートとして遺伝子定量解析装置を用いて測定を行う。反応は，95℃で10分の後，95℃で15秒，60℃で1分を45サイクル行う。
5) 測定が終了したら，遺伝子定量解析装置で解析を行う。
6) ハウスキーピング遺伝子（GAPDH，β-アクチン，ABL1など）も同時に測定して増幅効率の補正行う。

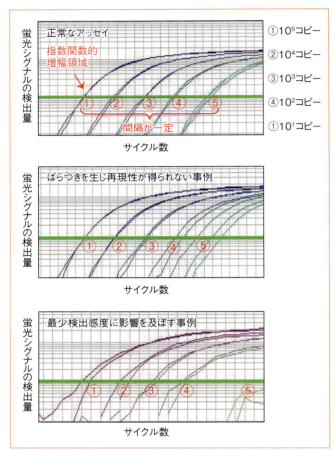

図10.6.13 増幅曲線に影響を及ぼす事例

＊治療などに対しても発現量が変化せず，常に一定量発現している遺伝子が理想である。

7) 単位は，RNA 1μgあたりのコピー数で表現する。

(3) 解析で注意する事項

検査が正確に行われているかどうかを判断するために，スタンダードの増幅曲線を確認する。増幅曲線のパターンは，対象とする遺伝子の違いや同じ遺伝子でも増幅する領域の違いにより異なるが，同様な条件で行った場合であれば，毎回ほぼ同じ増幅曲線を示す。よって①指数関数的増幅領域が短い，②間隔が不規則でばらつきがある，③低濃度領域が測定できない，またはばらつきがある，④二重測定で行ったときにばらつきがあるなど，増幅曲線の形が通常と異なるときには正確に測定できていないことがある（図10.6.13）。また解離曲線をみることで，単一増幅産物であるかをチェックする。

(4) 結果に影響を及ぼす要因

増幅曲線に影響を及ぼす要因としては，①PCR産物の基質（dNTP，プライマー）の枯渇，②酵素の失活，③PCRの阻害物質の存在，④アンプリコンの長さ，⑤二次構造・GC含量などいろいろな原因が考えられる。また，機器および増幅試薬の違いが検査結果に影響することがある。

● 6. 精度管理

（1）内部コントロールを用いた管理
①目的
ⅰ）目的遺伝子の発現量の補正

正確に遺伝子定量を行うためには，抽出したDNAおよびRNAの質的な差，さらにはRNAを対象とした場合には，逆転写反応の差などによる影響を考慮しなければならない。これらの影響を最小限にするために内部コントロール（ハウスキーピング遺伝子）による補正が必要となる。

ⅱ）各操作行程の管理

臨床検体を用いた発現解析では，検体の保存状態，検体中への阻害物質の混在などがPCRに影響を及ぼすことがあるので，内部標準物質（内部コントロール）を同時に測定することでこれらの管理を行う。

②種類
1) 標的遺伝子と共存する別の遺伝子（核酸）を測定する（ハウスキーピング遺伝子など）。
2) 遺伝子と同じ反応挙動を示す別の核酸を検体に添加して同時に測定する。

（2）外部コントロールを用いた管理
①目的
1) PCR法を用いた遺伝子検査は，検出感度が高いのが特徴であるが，一方ではコンタミネーションの影響を受けやすい。そのため行った検査がコンタミネーションの影響なく行われているかの確認を行う。
2) 目的の遺伝子が精度よく測定されているか（検出感度，特異性など）の確認を行う。

②種類
ⅰ）陽性コントロール

中濃度と検出下限付近の低濃度の2種類を用いて核酸の抽出段階から使用する。
1) 中濃度の陽性コントロールは，試薬の添加やサンプルの分注ミスなど操作上の大きな誤りを発見できる。
2) 低濃度の陽性コントロールは，試薬の劣化など反応条件のわずかな変動による検出感度への影響を監視できる。

ⅱ）陰性コントロール

検体と性状が近似する陰性コントロールを用い，また入手できない場合には滅菌精製水を検体とし，被検体と同様に検査を行うことでコンタミネーションの影響を管理できる。

［南木　融］

10.6.4　デジタルPCR法

● 1. デジタルPCR法とは

PCRとは，鋳型DNAにおいて目的遺伝子配列を認識するPCRプライマーセットで認識された領域をDNAポリメラーゼにより合成するサイクルを繰り返し反応させることで，目的DNA領域を増幅させる技術である。通常のPCR法では1本のチューブで反応を実施し，増幅されたPCR産物をアガロースゲル電気泳動によるバンドの移動度から増幅サイズを推定し，バンドの有無から目的遺伝子の存在を判断する。一方，定量PCR法は目的遺伝子の定性的な有無の検出ではなく，検出されるPCRサイクル数から既知濃度サンプルなどの物質と比較することで検体内における

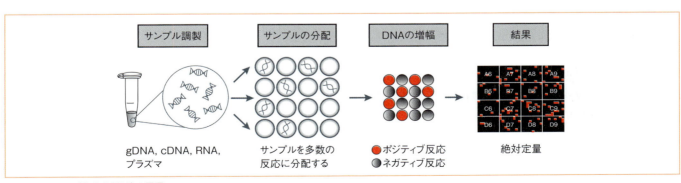

図10.6.14　デジタルPCR法の原理
1本のチューブでPCRを行うのではなく，多数のウェルに分配し，目的遺伝子の増幅を蛍光発光で検出する。光ったウェルの数からもとのサンプル溶液におけるコピー数を算出する。
(Thermo Fisher Scientific grants Maruzen Publishing the right to use these images for the print and electronic versions of the book)

用語　ゲノムデオキシリボ核酸（genome deoxyribonucleic acid；gDNA）

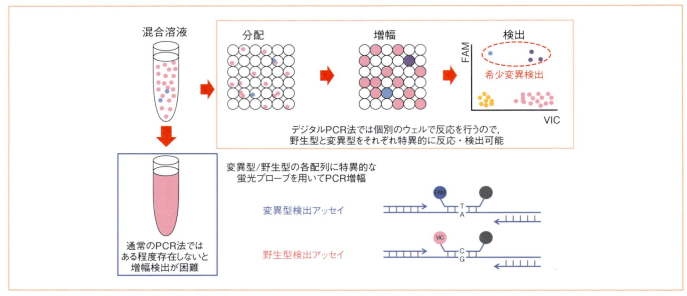

図 10.6.15　デジタル PCR 法による変異配列の検出

（サーモフィッシャーサイエンティフィック社より提供）

目的遺伝子の存在量を解析する。

デジタルPCR法は，今までの1本のチューブで検出する方法論とは異なるアプローチで，遺伝子の存在量を絶対定量で検出する方法である。病原微生物や疾患関連遺伝子の絶対定量に加え，野生型と変異型が混在しているような検出系のようにPCR法では原理的に区別が難しかった検出解析も可能である。

● 2. 原理

デジタルPCR法は，通常のPCR法や定量PCR法のように1本のチューブで反応を行いDNA増幅や検出を行うのではなく，2万ほどの多数の微細なウェルをもつチップや水溶液中に油滴（ドロップレット）を作成して微細領域において微量の液体でPCRを行う。そして目的DNAの増幅に依存する蛍光発光の有無を計測し，蛍光が検出されたウェルの数を測定することでもとの溶液に含まれていた対象DNAのコピー数を解析する手法である（図10.6.14）。各ウェルでDNA増幅による蛍光発光の有無をデジタルで判断するためデジタルPCR法といわれている。このデジタルPCR法による定量方法は定量PCR法のように比較対象としての濃度がわかっている標準物質による検量線の作成を必要としない。

● 3. 特徴

デジタルPCR法の特徴は個別のウェルで測定を行うため，増幅したウェルの数から対象の遺伝子コピー数が算出できるのみでなく，配列の異なる遺伝子を個別に増幅し検出することが可能である。1本のチューブで反応を行う

PCR法の原理的な限界として，異なる配列が混在している場合は何割かの存在割合がない限りは検出することができない。しかし，デジタルPCR法では個別のウェルで別々に増幅を行うため，野生型の配列が大過剰に存在し，変異型の配列が1％以下のように微量に存在しているような存在比率に大きな偏りがあるレアバリアントであっても検出が可能である。すなわち，対象としている遺伝子の特定領域において，野生型と変異型を蛍光の色で区別して検出できるTaqMan®プローブとプライマーを用意して，混在状態で競合PCRを行う。その結果，個別のウェルで野生型と変異型に依存した蛍光を検出することができる（図10.6.15）。たとえば，全体で20,000ウェルある場合で蛍光シグナルが検出されたウェルの総数が10,000ウェルとなり変異型配列での蛍光シグナルが検出されたウェル数が100ウェルでは，変異型配列が1％の混入割合で存在するレアバリアントの検出が可能となる。

● 4. 有用性

デジタルPCR法では遺伝子の存在量（コピー数）を標準物質を用いないで定量する場合や，変異配列のレアバリアントの割合を解析するときに有用であり，以下のような解析に用いられている。

1）血中の微量DNAからの腫瘍マーカーの探索
2）慢性骨髄増殖性疾患における融合遺伝子の定量
3）疾患原因遺伝子のコピー数変化の解析
4）感染症に関わる病原微生物DNAの定量
5）遺伝子変異配列におけるレアバリアントの検出
6）血中循環DNAから腫瘍関連遺伝子のレアな変異を検出

［南木　融］

10.6.5 その他

● 1. LAMP法

　LAMP法は，標的遺伝子の6カ所の領域を認識する4種類のプライマーと，鎖置換型DNA合成酵素を用いて一定温度で反応させる。反応はサンプルとなる遺伝子，プライマー，鎖置換型DNA合成酵素，基質などを一緒に，60〜65℃の一定温度でインキュベートすることで，増幅から検出までの工程を1ステップで行うことができる。増幅効率が高く，DNAを15分〜1時間で10^9〜10^{10}倍に増幅することができる。

(1) プライマーの設計

　図10.6.16に示すように，標的遺伝子の6つの領域に対してインナープライマー（FIP, BIP）とアウタープライマー（F3プライマー，B3プライマー）の基本となる4本のプライマーを設計する。FIPは標的遺伝子のF2c領域と相補的なF2領域を3′末端側にもち，5′末端側に標的遺伝子のF1c領域と同じ配列をもつように設計し，F3プライマーは，標的遺伝子のF3c領域と相補的なF3領域をもつように設計する。

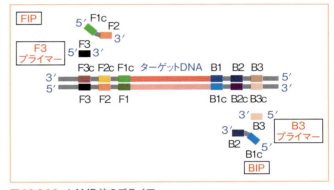

図10.6.16　LAMP法のプライマー
（栄研化学：「プライマー設計」，Eiken GENOME SITE　http://www.loopamp.eiken.co.jp/lamp/primer.html より）

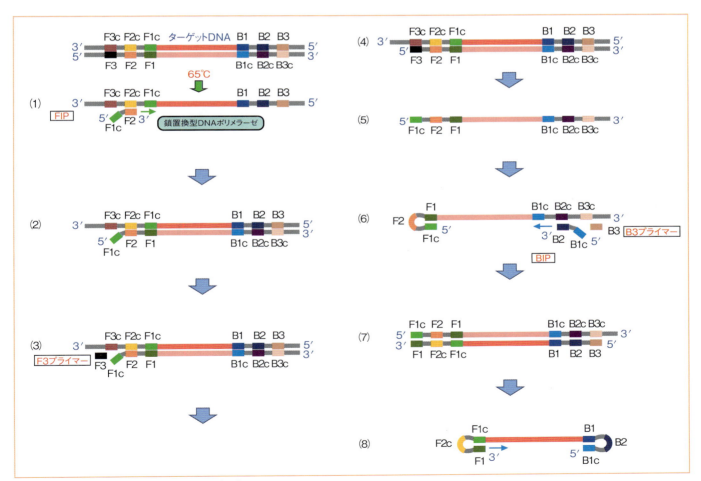

図10.6.17　LAMP法の原理：ループ構造の形成工程
（栄研化学：「基本原理」，Eiken GENOME SITE　http://www.loopamp.eiken.co.jp/lamp/principle.html より）

用語　LAMP（loop-mediated isothermal amplification）

(2) 測定原理

合成されたDNAの3'末端が常にループを形成して次のDNAの合成起点となるようプライマーを設計し，等温，1種類の酵素での増幅反応を達成する。LAMP法は6つの領域を含む4種類のプライマーを用いて増幅反応を行う。

①起点構造の生成

4種類のプライマーと鎖置換型のDNAポリメラーゼ，ターゲットDNAを混合して等温で反応させると，いくつかの反応ステップ（図10.6.17，ステップ1〜7）を踏んで，FIP，BIPプライマーの構造上の特徴から両方の末端でループを巻いたダンベル様構造をした一本鎖DNA（図10.6.17，ステップ8）が生成される。このダンベル様構造のDNAが増幅サイクルの起点となる。

②増幅行程

増幅反応は，自己伸長反応と鎖置換合成反応を繰り返すことで進行する。ループ部分から自己を鋳型に伸長したDNA鎖を，ループ部分にアニールしたインナープライマーが剥がしながら伸長，剥がされたDNA鎖の端はループを形成し，自己を鋳型に伸長しながらDNA鎖を剥がしていく。これらの一連の反応により，同一鎖上に互いに相補的な配列を繰り返す，さまざまな大きさの増幅産物が生成される（図10.6.18）。

2. TMA法

TMA法は，rRNAを標的とした核酸増幅法で，核酸増幅後に特異的な化学発光物質標識DNAプローブを用いたハイブリダイゼーション法を利用して増幅産物を検出する。TMA法は，2種類のプライマーと逆転写酵素，T7RNAポリメラーゼの2種類の酵素を用いて標的RNAから合成される二本鎖DNAを介してRNAを増幅する。T7RNAポリメラーゼはT7プロモーター配列を認識するRNA合成酵素であり，二本鎖DNAを鋳型にして，プロモーター下流の鋳型DNAに相補的なRNAを合成する。

◆測定原理

①増幅

T7プライマーが標的RNAにハイブリダイゼーション

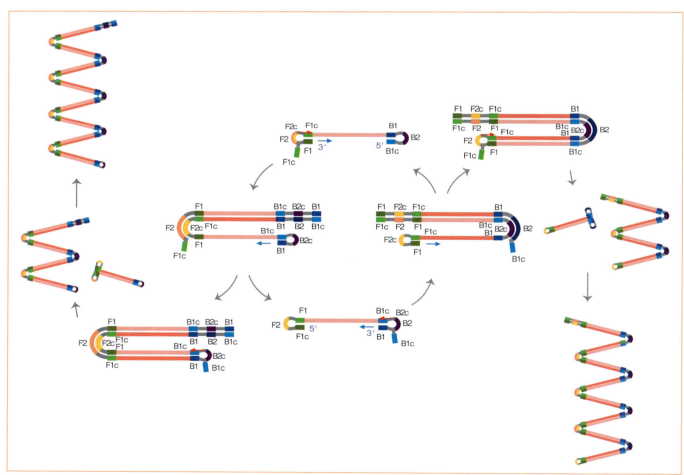

図10.6.18　LAMP法の原理：増幅工程

（栄研化学：「基本原理」，Eiken GENOME SITE　http://www.loopamp.eiken.co.jp/lamp/principle.html より）

用語　TMA（transcription-mediated amplification）

し，RTによりcDNAを合成，RTのRNase H活性により標的RNAを分解，続いてプライマーがcDNAへハイブリダイゼーションし，RTによりプロモーター配列をもつ鋳型二本鎖DNAが合成される。この鋳型二本鎖DNAをもとにRNAポリメラーゼ（RNA Pol）の転写反応によりRNAが合成される。また，増幅産物（RNA）は，上記と同様な行程により鋳型二本鎖DNAとなり，RNAが合成される。新しく合成されたRNA増幅産物は，それぞれが逆転写のテンプレートとなり，指数関数的に増幅される（図10.6.19）。

②検出

増幅したRNA鎖に相補的なアクリジニウムエステル標識一本鎖DNAプローブを用いて，増幅産物（RNA）を検出する。すなわち，増幅終了後の検体とプローブをハイブリダイゼーションさせ，二本鎖のRNA-DNAハイブリッドを形成させる。その後，加水分解を行い，ハイブリッドを形成しなかった未反応のプローブのアクリジニウムエステルを失活させる。一方，ハイブリッドを形成したプローブのアクリジニウムエステルは保護されているため加水分解を受けず，化学発光性を保持している。この化学発光の強さ（発光強度）を測定することで，増幅したRNAを検出することができる（図10.6.20）。

3. TRC法

TRC法は，RTとRNAポリメラーゼを用いて逆転写反応と転写反応を繰り返すことで，標的RNAを増幅する方法である。3種類のプライマー（アンチセンスプライマー，シザープローブ，プロモータープライマー）と2種類の酵素（AMV-逆転写酵素，T7RNAポリメラーゼ）を用いて，高速にRNAを増幅する。反応は標的RNAの切断工程と増幅工程（逆転写反応と転写反応の繰返し）からなり，増幅

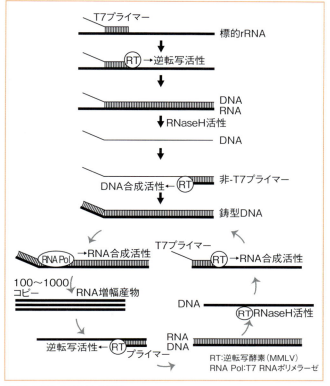

図10.6.19　TMA法の原理
（ホロジックジャパン：「アプティマ® Combo2 クラミジア / ゴノレア」添付文書　http://www.info.pmda.go.jp/downfiles/ivd/PDF/331035_21700AMY00210000_A_02_09.pdf より）

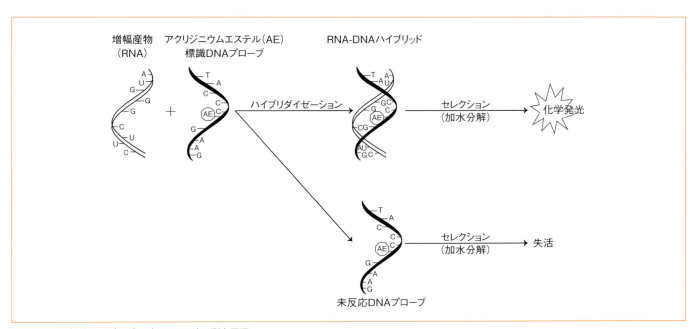

図10.6.20　核酸ハイブリダイゼーション法の測定原理
（ホロジックジャパン：「アプティマ® Combo2 クラミジア / ゴノレア」添付文書　http://www.info.pmda.go.jp/downfiles/ivd/PDF/331035_21700AMY00210000_A_02_09.pdf より）

用語　TRC（transcription reverse transcription concerted amplification）

10章 遺伝子検査法

したRNAは，INAFプローブで検出する．本法は，一定温度（46℃）でトリミング，増幅，検出が同時進行する．

◆測定原理

①切断工程

切断用プローブが標的RNAの結合部位に結合し，逆転写酵素のRNaseH活性によって5′末端が切断される（図10.6.21）．

②増幅工程

1) 5′末端が切断された標的RNAはアンチセンスプライマーとRTの逆転写反応により，標的RNAに相補的なcDNAが合成される．
2) プロモータープライマーと逆転写酵素のDNAポリメラーゼ活性により，T7プロモーター配列をもつ二本鎖DNAが合成される．
3) 二本鎖DNAからT7RNAポリメラーゼによりRNAが増幅合成され，増幅されたRNAの一部は逆転写反応の鋳型となる（図10.6.21）．

③検出

INAFプローブは，標的RNAに相補的な配列をもち，リンカーを介してインターカレーター性蛍光色素が結合する．そのため，標的RNAと二本鎖を形成し，蛍光色素が二本鎖に入り込むことで蛍光を発する．蛍光強度はサンプル中の標的RNA量に依存する（図10.6.21）．

4. NASBA法

NASBA法は，転写反応を利用したRNA特異的な核酸増幅法である．本法は増幅反応には配列特異的な2種類のプライマーと逆転写酵素（AMV-RT），T7 RNAポリメラーゼ，RNA分解酵素（RNaseH）の3種類の酵素を用いて，一定温度（41℃）で標的RNAに相補的な一本鎖RNAを増幅する．

◆測定原理

①初期工程

標的RNAにT7プロモーター配列を付加したプライマー1をアニーリングさせ，AMV-RTによりcDNAを合成する．合成されたRNA-cDNAの標的RNA（センス）はRNase Hにより分解され，一本鎖cDNAとなる．次に，プライマー2をアニーリングさせAMV-RTにより，二本鎖DNAを合成する（図10.6.22）．

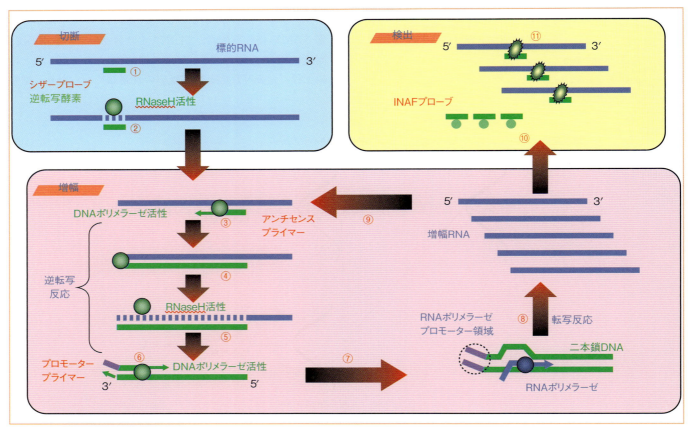

図10.6.21 TRC法原理

（TOSOH BIOSCIENCE https://www.diagnostics.jp.tosohbioscience.com より）

用語 INAF（intercalation activating fluorescence），NASBA（nucleic acid sequence-based amplification）

② 増幅工程

T7 RNAポリメラーゼはT7プロモーター配列を認識して，プライマー2の5′末端までのアンチセンス配列をもつRNAを合成（増幅産物）する。新しく合成されたRNAにはプライマー2がアニーリングし，AMV-RTによってcDNAが合成される。RNA-cDNAのRNAは，RNaseHにより分解され，cDNAは一本鎖となる。このcDNAの3′末端にプライマー1がアニーリングしAMV-RTにより伸長される。そして，T7プロモーター配列は二本鎖となり，多数のアンチセンスRNAが順次，特異的に増幅される（図10.6.22）。

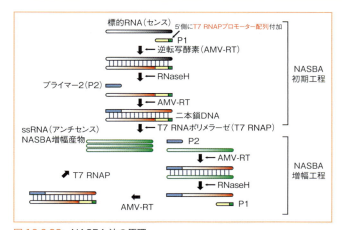

図10.6.22　NASBA法の原理
（カイノス：「NASBA Amplification キット」 http://www.kainos.co.jp/products/gene/gene_05.html より）

［南木　融］

用語　一本鎖RNA（single strand RNA；ssRNA）

参考文献

10.6.1，10.6.2項

1) 日本臨床衛生検査技師会（編）：「第11章　遺伝子検査」，染色体遺伝子検査の基礎と臨床応用，107-131，日本臨床衛生検査技師会，2010.
2) 宮西節子：「遺伝子検査 III 技術・操作編　3　PCR法」，臨床検査　遺伝子・染色体検査教本，38-45，日本臨床衛生検査技師会（編），近代出版，1999.
3) 真木寿治（監）：「細胞工学別冊　改訂 PCR Tips 可能性を広げるコツとヒント」，秀潤社，1999.
4) 関谷剛男，他（編）：「PCR法最前線─基礎技術から応用まで」，共立出版，1997.
5) 青木務：「第10章　PCR法― DNA を試験管内で増やす」，無敵のバイオテクニカルシリーズ　改訂第3版　遺伝子工学実験ノート　上　DNA実験の基本をマスターする，175-204，田村隆明（編），羊土社，2009.
6) Roux KH："Optimization and troubleshooting in PCR"，PCR Methods Appl 1995；4：S185-S194.
7) Hecker KH, et al.："High and low annealing temperatures increase both specificity and yield in touchdown and stepdown PCR"，Biotechniques 1996；20：478-485.
8) 宮西節子：「遺伝子検査 III 技術・操作編　4　RT-PCR法」，臨床検査　遺伝子・染色体検査教本，46-49，日本臨床衛生検査技師会（編），近代出版，1999.

10.6.3項

1) 日本臨床衛生検査技師会（編）：「染色体遺伝子検査の基礎と臨床応用」，日本臨床衛生検査技師会，2010.
2) 「MEDICAL TECHNOLOGY 臨時増刊号　今日から役立つ遺伝子検査実践マニュアル」，MEDICAL TECHNOLOGY，40巻13号，医歯薬出版，2012.
3) Gabert J, et al.："Standardization and quality control studies of 'real-time' quantitative reverse transcriptase polymerase chain reaction of fusion gene transcripts for residual disease detection in leukemia – a Europe Against Cancer program"，Leukemia 2003；17：2318-2357.

10.6.5項

1) 横田浩充：「遺伝子検査　診断とリスクファクター」，臨床検査 2007；51：1305-1309.
2) 佐藤優実子：「1) 遺伝子増幅」，MEDICAL TECHNOLOGY 臨時増刊号　今日から役立つ遺伝子検査実践マニュアル，MEDICAL TECHNOLOGY 40巻13号，1493-1503，医歯薬出版，2012.

10章 遺伝子検査法

10.7 解析

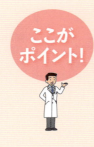

ここがポイント！

- 二本鎖DNAの相補性を利用したハイブリダイゼーション法とDNAの複製を利用したPCR法がある。
- 未知の変異を解析する方法と既知の変異を解析する方法がある。
- 微量のDNAを高感度に検出する方法が求められ、目的に合った解析方法を選択する。
- 次世代シーケンサー（NGS）は、大量の塩基配列を超並列に読み取ることで、高いスループットを実現する。
- MLPA法は、特定の遺伝子領域について、大規模な欠失・重複変異、DNAメチル化、一塩基変異などを効率的に検出できる。

10.7.1 サザンブロットハイブリダイゼーション

● **1. 原理・目的**

1975年にEdwin Southernによって考案された。制限酵素で切断したDNA断片をアガロースゲル電気泳動で大きさにより分画し、ゲルからメンブレンに移し取る。目的とする遺伝子に対応する相補的なDNAを標識したプローブと、メンブレン上の塩基配列をもつDNA断片がハイブリッドを形成し検出される。数百bp〜10kbpの範囲で遺伝子の変異（重複・欠失、再構成）の検出や、未知遺伝子のサイズを予測する目的で用いられる。

● **2. 方法**

(1) ゲノムDNAの消化

ミニアガロースゲルに塗布可能量を、制限酵素、制限酵素添付バッファー、ゲノムDNA、滅菌水で調整し、37℃で一晩消化する。

(2) 0.7%アガロースゲル電気泳動

消化したゲノムDNA、分子サイズマーカーを30V、定電圧で2〜3時間電気泳動後、エチジウムブロマイド染色する。アガロースゲルはできるだけ低濃度で泳動し、DNA断片がサイズ順に分離されてスメア状になることを観察する（図10.7.1）。

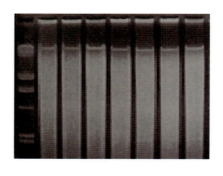

図10.7.1 ゲノムDNA消化後の断片化されたDNA像

(3) アルカリブロッティング（DNA断片の一本鎖化とメンブレンへの転写）

アガロースゲルを0.4mol/L NaOHに浸し、DNAの一本鎖化を行う。ブロッティング台に濾紙、ゲル、メンブレン、濾紙2枚、紙ウエスの順にセットし、重しを乗せて一晩室温放置する（図10.7.2）。

(4) プローブの作製

標識ジゴキシゲニン（Dig）を含むプローブDNAを、断片が600bp以上になるようにPCR法で作成する。

(5) ハイブリダイゼーション・洗浄

メンブレンの非特異的な核酸結合能をブロックする目的のためにプレハイブリダイゼーション後、標的塩基配列に対するDigプローブを添加して42℃で一晩ハイブリダイ

用語 ジゴキシゲニン（digoxigenin；Dig）

10.7 | 解析

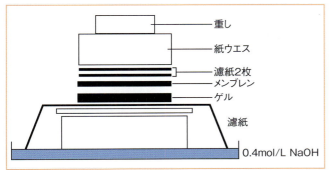

図 10.7.2 アルカリブロッティング（DNA 断片の一本鎖化とメンブレンへの転写）

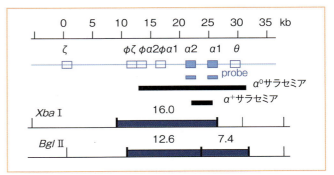

図 10.7.3 αグロビン遺伝子の制限酵素地図

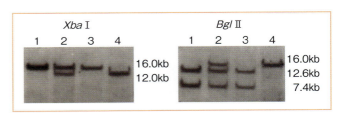

図 10.7.4 制限酵素 XbaI, BglII によるαサラセミア解析

ゼーションする。その後メンブレンを洗浄する（プローブの長さなどにより温度，時間を調整する）。

(6) 化学発光による検出

抗体のメンブレンへの非特異的結合を防ぐためにブロッキング溶液に浸した後，アルカリホスファターゼ（ALP）標識抗Dig抗体でプローブのDigを検出し，CDP-Star® 化学発光基質を用いてX線フィルム上でシグナルを検出する。

> **参考情報**
> *1 サザンブロットハイブリダイゼーションの注意点
> ・多種類の制限酵素を使用し，矛盾なく説明できる欠失点を探し出し予測欠失域を決める。
> ・ミニアガロースゲルの使用は手軽で低コストである。
> ・ゲノムDNA濃度は300〜600ng/μLに調整し，消化に5〜7μgを使用する。
> ・セミドライ式ブロッティングは，電極板の間に，濾紙，ゲル，メンブレンを積層して密着させ，電気を流してゲル中の試料を膜上に短時間で移行させる。
> ・PCRプローブは作成が簡単で感度よく，再利用が可能である。
> ・洗浄操作における温度と時間は最適条件の検討が重要である。

● 3. 結果解釈

(1) 臨床的意義（αサラセミア症例）

αサラセミアの検出例を用いて解説する。図10.7.3にαグロビン遺伝子の制限酵素地図を示す。αグロビン遺伝子は，第16番染色体の短腕末端に5'-ζ，φζ，φα2，φα1，α2，α1，θ-3' の順に約30kbにわたって配列している。このうち，相同性に富んだα2，α1はそれぞれ1kbの大きさで隣接して存在する。このαグロビン遺伝子の不均等交差により生じる1個または2個の欠失の有無を検出する。ヒトの染色体は二倍体なので正常では4個のαグロビン遺伝子を有する（αα/αα）。1個欠失（-α/αα），2個欠失

表 10.7.1 αグロビン遺伝子の遺伝子型別切断片

遺伝子型	XbaI		BglII			
αα/αα	16.0kb	16.0kb	12.6kb	7.4kb	12.6kb	7.4kb
-α/αα	12.0kb	16.0kb	16.0kb		12.6kb	7.4kb
--/αα		16.0kb			12.6kb	7.4kb
--/-α		12.0kb			16.0kb	

下線は異常断片を示す

(--/αα，-α/-α)，3個欠失（--/-α）を示し欠失個数が多いほど貧血症状が増す傾向にある。

(2) 結果の判定

制限酵素 XbaI および BglII を用いた時の結果を示す（図10.7.4）。XbaI 消化断片について説明する。αグロビン遺伝子4個の正常の場合（αα/αα），16kbが2本重なった状態で濃くバンドが見られる（レーン1）。約4kbのαグロビンが1個欠失（-α/αα）すると，16-4=12kbの異常バンドと16kbの正常バンドの2本が見られる（レーン2）。レーン3の2個欠失（--/αα）では，正常に比べて半分の濃度の16kbが見られ，3個欠失（--/-α）では12kbの異常バンドが観察される（レーン4）。

BglII 消化断片について説明すると，α2とα1グロビン遺伝子の間にBglII制限酵素サイトがあるため，正常でも12.6kbと7.4kbの2本のバンドが観察される。1個欠失すると12.6+7.4-4=16kbの異常バンドを見ることができる（表10.7.1）。

用語 アルカリホスファターゼ（alkaline phosphatase；ALP）

■ 10章　遺伝子検査法

10.7.2　ノーザンブロットハイブリダイゼーション

● 1. 原理・目的

　細胞や組織からRNAを抽出し，変性アガロースゲル電気泳動を行い，メンブレンにRNAを転写し，目的とする遺伝子に対応するRNAを標識したプローブとハイブリダイゼーションすることで，検出したいmRNAの存在や量，サイズを解析する方法である。

● 2. 方法

(1) 質のよいRNAの取得

　新鮮な細胞や組織からできるだけ早くRNAを抽出し，28Sと18Sの2本のrRNAを確認し品質を検定する。

(2) ホルムアミドを含む変性アガロースゲル電気泳動法

　RNAは一本鎖であり，RNA同士で部分的に結合したり複雑に絡み合ったり高構造を形成するため，電気泳動に影響しサイズに従った正確な分離ができない。したがって，RNAをホルムアミド溶液中で熱変性し，立体構造を壊すことで一本鎖の直線状に変性後，ホルムアミドを含む変性アガロースゲル電気泳動で分離する。RNA操作はRNase阻害剤であるDEPC処理水を使用する。

(3) メンブレンへの転写と検出

　サザンブロット法と同様に，メンブレンにRNAを転写して固定する。標識したプローブを用いて検出する。

● 3. 結果解釈

(1) 内部標準遺伝子の使用

　RNA量，RNAの分解，転写効率などの違いを補正するため，細胞間で発現量が同等のハウスキーピング遺伝子をリファレンスとして用い比較するとよい。

10.7.3　DNAマイクロアレイ

● 1. 原理・目的

　DNAマイクロアレイは，DNAやRNAの網羅的な遺伝子解析手法の1つで，既知配列の解析に有用な方法である。短いDNA断片（cDNAやオリゴヌクレオチド）をスライドガラスやシリコン基盤上に固定したもので，目的に合わせて作製される。スタンフォード方式のcDNAマイクロアレイと，アフィメトリクス方式のオリゴヌクレオチドアレイに大別される。オリゴヌクレオチドアレイの合成技術とサンプルラベリング法の進歩に伴い，遺伝子多型，DNAコピー数多型，DNAメチル化などの検出が可能である。

● 2. 方法

(1) 目的とする遺伝子のプローブの結合

　ガラス基板上の多数の区画に任意の一本鎖DNAがプローブとして結合させてあるものを目的に合わせて選択する。

(2) RNA抽出

　遺伝子発現を解析したいサンプルの組織や細胞よりRNA[*2]を抽出する。

> **参考情報**
> [*2]　RNAの品質は重要である。蛋白質などの混入物は蛍光標識の阻害，非特異的ハイブリダイゼーション，バックグラウンドの上昇など解析データに影響を与える。

(3) 蛍光標識

　抽出したRNAを逆転写酵素によりcDNAにして，1色法および2色法[*3]で蛍光標識する。2色法はサンプルとコントロールそれぞれ別の蛍光色素（Cy5とCy3など）を用いて標識する。

> **参考情報**
> [*3]　**1色法と2色法**
> ・1色法は，蛍光色素間の性質差を考慮する必要がなく多数検体の比較ができる利点があるが，アレイ間の品質のばらつきの影響の可能性がある。
> ・2色法は，アレイ間のばらつきは考慮する必要はないが，使用する蛍光色素の性質や取込み効率より蛍光色素間の補正を行う必要がある。

(4) ハイブリダイゼーションと洗浄

　標識DNAをあらかじめ正常組織から抽出してスポットしておいたDNAとマイクロアレイ上で競合的にハイブリダイゼーションする。蛍光標識されたサンプルは相補的な配列をもつプローブに水素結合する。

(5) 蛍光検出
各区画の蛍光量をスキャナーにより定量的に読み取る。

(6) 解析
得られた数値データを専用の解析ソフトで解析する。

● **3. 結果解釈**

(1) 用途に応じた使い分け
マイクロアレイ技術はmRNA遺伝子発現だけでなく，PCR増幅産物を用いた多型解析の応用もなされている。
12種類のSNPの野生型，変異型の検出に応用されたジーンシリコンDNAチップの結果について示す（図10.7.5）。野生型および変異型ヘテロ，変異型ホモについて，同時に解析が可能である。

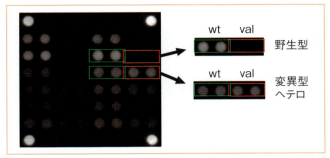

図10.7.5　DNAチップを用いた12種類のSNP解析

(2) 条件設定の必要性
多数のプローブがあるにも関わらず，ハイブリダイゼーションが同一条件で行われるため，バックグラウンドが高くなったりシグナルが弱くなったりする可能性があり，条件設定が必要である。

10.7.4　シーケンス

● **1. 原理・目的**

シーケンスは，遺伝子診断においてDNAの塩基配列を決定する最も確実な方法である。

最も一般的に使用されている方法はdye terminator法である。dNTPに加えてジデオキシヌクレオシド三リン酸（ddNTP）を用いることで，3′のOH基がない状態，つまり次のリン酸ジエステル結合ができないため，DNA合成を塩基特異的に停止することを利用している。4種のddNTPを蛍光色素で標識し，キャピラリー電気泳動で長さによる移動スピードが異なることを利用し，1塩基ごとに長さの異なるDNA断片の3′側の断端の塩基を同定する方法である（図10.7.6）。

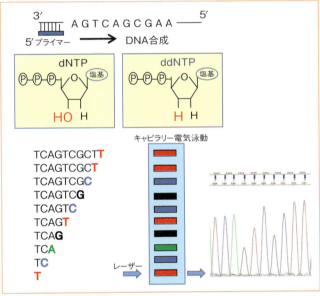

図10.7.6　ジデオキシヌクレオシド三リン酸（ddNTP）を用いたシーケンス法

● **2. 方法**

(1) PCR増幅およびPCR産物の確認
目的の遺伝子をPCR増幅する。アガロースゲル電気泳動でλDNA/HindⅢマーカーなどを同時に泳動し，予測サイズのDNA断片のみが単一のバンドとして増幅されていることを確認する。

(2) PCR産物の酵素処理による精製
PCR産物にillustra™ ExoProStar™（ExoI + BAP*4）を加え，37℃15分間の酵素処理後，80℃15分間で余分な酵素を失活させる。

> **参考情報**
>
> *4　ExoⅠとBAP
> ・大腸菌由来のエキソヌクレアーゼⅠ（ExoⅠ）は，PCR産物中の過剰なプライマーなどの一本鎖DNAを特異的に消化する。
> ・BAP（バクテリア由来の熱感受性アルカリホスファターゼ）は，PCR産物に含まれる未反応dNTPのリン酸基を除去してdNTPを不活性化する。

✎ **用語**　ジデオキシヌクレオシド三リン酸（dideoxynucleotide triphosphate；ddNTP），エクソヌクレアーゼⅠ（exonuclease I；ExoⅠ），BAP（bacterial alkaline phosphatase）

(3) シーケンス反応

酵素処理したPCR精製物に片方のプライマー（forwardまたはreverse），BigDye® Terminator v3.1 Cycle Sequencing KitのBigDyeとバッファーを加えて，96℃ 10秒，50℃ 5秒，60℃ 4分を25回のサイクルシーケンス反応を行う。

(4) エタノール沈殿によるシーケンス反応の精製

シーケンス反応物に10mmol/L EDTA，3mol/L 酢酸ナトリウム，100%エタノールを加え，遠心後，上清除去する。70%エタノールを加え，遠心後，上清除去し精製する[*5]。

> **参考情報**
> ＊5　**エタノール沈殿法**：エタノール沈殿法では一部フリーの蛍光terminatorが残ることがあるので，コストはかかるがスピンカラムを用いる方法もある。

(5) ABI PRISM® 3500 Genetic Analyzer解析

エタノール処理精製物をHi-Di ホルムアミドに溶かし，95℃ 2分反応後急冷する。50cmキャピラリー・POP-7™を用いて解析する。

ddNTPの4種類の各塩基にそれぞれ異なる蛍光色素が付けられているため，末端の塩基が蛍光標識されたさまざまな長さのDNA断片を得ることができる。それをレーザーで検知し塩基配列（TCAGTCGCTT）を決定できる。検出されたデータはパソコン上で波形として色分けされる（図10.7.6）。

● 3. 結果解釈

(1) どこまで判読可能か

シーケンス用プライマーから30～40bpは判読不能である。そのため判読したい塩基配列とプライマーの位置との考慮が必要である。

ランモジュールは4段階で選択できる。ランタイム30分，40分，65分，125分の読み取り塩基数はそれぞれ325bp，600bp，750bp，1000bpで，ニーズにあったものを選ぶことが可能である。

(2) 変異箇所の見つけ方

Webサイトを利用してGenBank（https://www.ncbi.nlm.nih.gov/genbank/）やEnsembl（http://asia.ensembl.org/index.html）から目的の遺伝子の配列を入手し塩基配列を比較する。

一塩基置換のヘテロ接合体は2つの波形が検出される。波形の高さ（面積）は鋳型DNAの量を反映するため，ヘテロ接合体の場合ホモ接合体の半分になる。一塩基置換

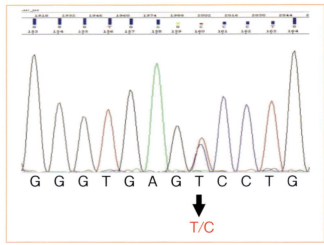

図10.7.7　一塩基置換（ヘテロ接合体）の例

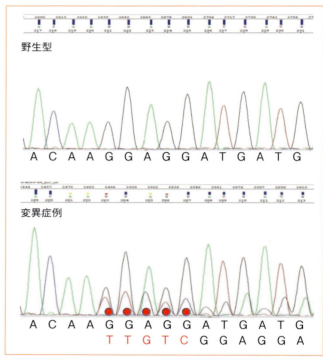

図10.7.8　5塩基挿入によるフレームシフト変異の例

（ヘテロ接合体）の例を示すが，T波形とC波形が重なって観察される（図10.7.7）。

欠失／挿入の場合は，ブレイクポイントから2つの波形が混在して存在する。5塩基挿入によるフレームシフト変異の例を示す。野生型配列のGGAGGに重なってTTGTCの波形が見られる。その後に野生型配列のGGAGGが続き5塩基挿入となる（図10.7.8）。さらに配列を読み進んでいくと，1つの波形になった塩基から最終塩基までの塩基数を数えることで挿入塩基数が確認できる。

✎ **用語**　Hi-Di（highly deionized）

参考情報

*6 シーケンスにおける注意点
- PCR増幅時からコントロール検体を患者検体と同様に操作し比較する。
- シーケンスプライマーは，forward と reverse の両方で確認する。
- PCR増幅用プライマーを2種類用意し，解析することが望ましい。

10.7.5 マイクロサテライト不安定性

● 1. 原理・目的

ゲノム中に存在する1〜数塩基の単純な塩基配列の繰り返しをマイクロサテライトとよぶ。1塩基の繰り返しや，CAのように2塩基が繰り返される配列である。

細胞では細胞分裂に伴うDNA複製時に塩基のミスマッチがある場合，ミスマッチ修復機構がはたらいて修復する。この機構の機能低下によりマイクロサテライト領域の異常が増える。これがマイクロサテライト不安定性（MSI）である。

MSI検査は，ミスマッチ修復機能に異常がある腫瘍細胞と正常細胞のマイクロサテライトを比較することで，間接的にミスマッチ修復機能の異常を評価する検査である。

● 2. 方法

(1) DNA抽出

FFPE組織切片（DNA抽出：10μm，HE染色：4μm）を作製する。HE染色標本をもとに腫瘍部位と非腫瘍部位をマイクロダイセクションし，脱パラフィン後DNA抽出〔QIAamp® DNA FFPE Tissue kit〕する*7。

参考情報

*7 レーザーマイクロダイセクション法を利用すると，より正確に目的の細胞のみ取り出すことが可能である。

(2) PCR法によるマイクロサテライト領域の増幅

反復配列の塩基数の違いによる2種類のパネルを紹介する（表10.7.2）。Bethesdaパネルを用いる場合，5′末端に各蛍光色素を標識したプライマーを用いてPCR増幅する。マルチプレックスPCR法を用いると簡便である〔QIAGEN Multiplex PCR kit〕。PentaplexパネルはMSI Analysis System,Version1.2を使用する。

表10.7.2　Bethesda パネルと Pentaplex パネル

マーカー	反復塩基配列・回数		サイズ(bp)	色素
Bethesda パネル				
BAT-25	1塩基	（A）25	110-130	PET
BAT-26	1塩基	（A）26	112-120	VIC
D2S123	2塩基	（CA）28	197-227	VIC
D17S250	2塩基	（CA）19	130-170	FAM
D5S346	2塩基	（CA）26	96-129	NED
Pentaplex パネル				
NR-21	1塩基	（A）21	94-101	JOE
BAT-26	1塩基	（A）26	103-115	FL
BAT-25	1塩基	（A）25	114-124	JOE
NR-24	1塩基	（A）24	130-133	TMR
MONO27	1塩基	（A）27	142-154	JOE

(3) フラグメント解析

増幅したPCR産物はDNAシーケンサーを用いてキャピラリー電気泳動を行う。

● 3. 結果解釈

(1) 結果判定基準

5種類のマイクロサテライトマーカーを比較して，MSIを示すマーカー数に応じて判定する。MSS（MS Stable）：0マーカー，MSI-L（MSI-Low）：1マーカー，MSI-H（MSI-High）：2マーカー以上。MSI-Hの場合のみミスマッチ修復機能が喪失していると判定される。

(2) 2種類のパネルによるMSI検査

Bethesdaパネルは，マイクロサテライトマーカーとして，2つの一塩基反復配列と3つの二塩基反復配列の5種類のマーカーからなる。BAT26マーカー陽性例について示す。腫瘍部位で非腫瘍部位では見られないピーク（★）が検出できる（図10.7.9）。

PentaplexパネルによるMSI-Hの結果の例を示す。5種類の1塩基反復配列のみのマーカーによるパネルである。

✎ **用語**　マイクロサテライト不安定性（microsatellite instability；MSI），ホルマリン固定パラフィン包埋（formalin fixafion paraffin embedding；FFPE），ヘマトキシリン・エオジン（hematoxylin-eosin；HE）染色

■ 10章　遺伝子検査法

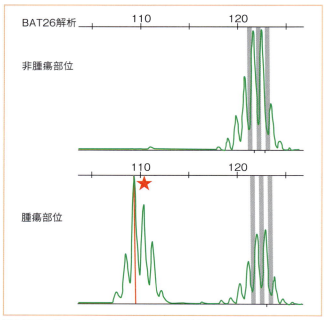

図10.7.9　BethesdaパネルのBAT26陽性例

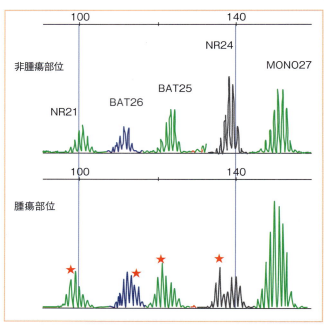

図10.7.10　PentaplexパネルのMSI-H症例

腫瘍部位ではNR21，BAT26，BAT25，NR24のマーカーで非腫瘍部位では見られないピークが検出された例である（図10.7.10）。

Pentaplexパネルは感度が同等もしくは高い点，また多型性がないため腫瘍部位のみでの検査が可能である利点がある。

10.7.6　PCR-SSCP法

● 1. 原理・目的

PCR-SSCP法は，未知の遺伝子変異をスクリーニングする方法である。

PCRにより増幅されたDNA断片にホルムアミドを加えて加熱変性する。一本鎖になったDNAはDNA断片の塩基配列に依存し，非変性ポリアクリルアミドゲル電気泳動中にさまざまな立体構造を形成する。この立体構造の違いが移動度の差として現れる。検出には銀染色やエチジウムブロマイド染色が用いられるが，あらかじめプライマーを蛍光標識することでイメージアナライザー検出も可能である。

● 2. 方法

(1) PCR増幅およびPCR産物の確認

目的の遺伝子を200〜400bpのDNA断片に分けてPCR増幅する。アガロースゲル電気泳動でλDNA/HindⅢマーカーなどを同時に泳動し，予測サイズのDNA断片のみが単一のバンドとして増幅されていることを確認する。

(2) 熱変性により一本鎖DNAへ

各DNA断片のPCR産物にホルムアミドと色素マーカーを加えて95℃ 5分間熱変性後，氷上で急冷して一本鎖DNAの状態に保つ。

(3) PAGE法

厚さ0.35mmの11％ポリアクリルアミドゲルを作製する。泳動温度は18〜25℃で，各DNA断片の至適温度を保ち，電圧100Vでゆっくりと泳動する。

(4) 銀染色

泳動後のゲルを10％酢酸で固定後，銀溶液（$AgNO_3$）に浸す。現像溶液（$Na_2CO_3 + Na_2S_2O_3$）で染色し，10％酢酸で反応を止める。

● 3. 結果解釈

(1) 基本的な正常と変異パターン

正常の場合は，1種類のdsDNAにより生じるssDNA（セ

📝 **用語**　一本鎖高次構造多型（single strand conformation polymorphism；SSCP），一本鎖デオキシリボ核酸（single stranded deoxyribonucleic acid；ssDNA），ポリアクリルアミド電気泳動（poly acrylamide gel electrophoresis；PAGE）

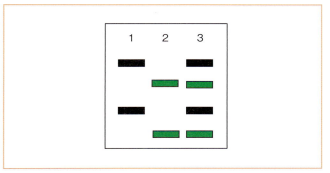

図 10.7.11　基本的な正常と変異パターン

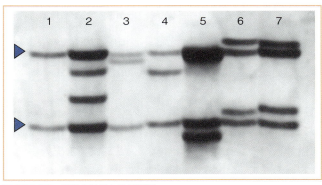

図 10.7.12　各種βサラセミア変異

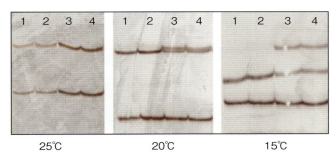

図 10.7.13　温度条件の違いによる泳動位置

ンス鎖とアンチセンス鎖）が考えられ，2本の泳動縞（レーン1：黒）が観察される．変異ホモの場合，正常とは異なる位置に2本の泳動縞（レーン2：緑），変異ヘテロの場合，正常2本と変異2本の4本のバンド（レーン3：黒と緑）が観察される（図10.7.11）．

(2) 正常サンプルの泳動位置と比較

βグロビン遺伝子に異常があるβサラセミア症例について説明する．正常コントロールは2本の泳動縞（図10.7.12中の▶）を示す（レーン1）．変異ヘテロは，正常な2本の泳動縞に加えて，変異ごとに移動度が異なった4本の泳動縞が観察できる．しかし，変異によっては3本のこともあるが4本以上の泳動縞はない．レーン2～7は，変異部位の異なる検体を用いた結果である（図10.7.12）．

(3) 温度条件の違いによる泳動位置

泳動温度を25℃，20℃，15℃と変化させた．25℃では2本の泳動縞のみであったが，20℃ではレーン3とレーン4でわずかに変化が認められ，15℃では明瞭に変異の存在が明らかになった．この例は15℃付近が至適温度であると思われる（図10.7.13）．

(4) 検出率を上げるための条件

まずPCR増幅条件として，いかにして非特異的DNAの増幅を避けるかが重要である．4本以上のssDNA縞が結果の判定に支障をきたすため，nested PCR法を用いるとより特異性が上がる．

次にPAGEの泳動条件として，泳動温度を一定に保つことである．条件を一定にすることで，同一変異は同一パターンを示すことより，変異を推定することは可能であり再現性にも富んでいる．

また銀染色法は，染色後の異常泳動縞からカットし，機械的につくった溶解液から再PCRを行うことが可能である．このことは，目的バンドの確認を行う操作として重宝であり，再現性を上げる手がかりとなる．

> **参考情報**
> *8　PCR-SSCP法の注意点
> ・PCR増幅断片の限界サイズは300～400bpである．
> ・ゲルバッファーと外槽バッファーのpHを変化させる不連続緩衝系の使用により，泳動縞がシャープになる．
> ・電気泳動中のゲル温度を一定に保つことで良好な再現性が得られる．至適条件の設定が検出率を左右する．

10.7.7　PCR-RFLP法

1. 原理・目的

PCR-RFLP法は，既知の遺伝子変異検出法として，手軽に使用できる方法である．目的とするDNA鎖の変異部位が，制限酵素の認識配列となっている場合は，その領域をPCR増幅後，制限酵素による切断の有無で変異が簡単に識別可能である．認識部位が含まれていない場合は，プライマー設定時にその配列中に1～2塩基のミスマッチを

用語　制限酵素断片長多型（restriction fragment length polymorphism；RFLP）

入れて制限酵素認識部位を人為的に作成する方法で，大部分の変異は検出可能である。

2. 方法

(1) 制限酵素認識配列の検索とプライマー設計

図10.7.14の遺伝子配列のC/Aの変異を検出する場合，制限酵素の認識配列を検索する。*Alu* I AG↓CT配列が含まれることを確認したら，複数の*Alu* I配列がないことを確認する。メジャーアレルが制限酵素で切断されるものを選定する方がよい。

プライマーは，PCR増幅サイズが200〜400bpを目安に，アガロースゲルで3本のバンドが確認できる位置に設計する。

(2) PCR増幅およびPCR産物の確認

目的の遺伝子をPCR増幅する。アガロースゲル電気泳動でλDNA/HindⅢマーカーなどを同時に泳動し，予測サイズのDNA断片のみが単一のバンドとして増幅されていることを確認する。

(3) 制限酵素で消化

PCR産物1μgを各制限酵素（2U使用）により37℃で消化（2時間〜一晩）する。

(4) アガロースゲル電気泳動

3.5%アガロースゲル電気泳動後，エチジウムブロマイド染色し，UV可視化で判定する。

3. 結果解釈

(1) バンドの判定

断片の数やサイズにより遺伝子変異の有無を判定する（図10.7.15）。3本のバンドについて説明する。レーン7はPCR増幅サイズを示すコントロール（制限酵素未消化）で298bpのバンドを認める。このコントロールと比較すると，レーン3とレーン4は制限酵素で切断されず298bpの1本のバンドのみが認められ，制限酵素認識配列を含まないホモ接合体を示す。レーン5は切断されて192bpと106bpの2本のバンドを認め，制限酵素認識配列を含むホモ接合体を示す。レーン2とレーン6は298bp，192bp，106bpの3本のバンドを認め，ヘテロ接合体を示す。

(2) 制限酵素を認識した人為的プライマーの作成法

変異部位に制限酵素サイトがない場合は，プライマーの3′末端と変異部位で制限酵素サイトができるように，プライマーの3′末端の数塩基手前にミスマッチを導入して人為的プライマーにより変異の有無を検索する（図10.7.16）。

G/Aの変異を検出する場合について説明する。制限酵素*Nco* I CCATGG配列を見つけ出す。しかし完全一致ではないので5塩基前のプライマーに変化を付ける（図10.7.17）。

(3) プライマーの変化はどこまで可能か

変異の2塩基手前までの変化は解析可能である。その場

tcggtgactt agtgaaagga ctaagaaaga cccgaggcga
ggccggaaca ggccgatttc gtgagC/Ataga tagccgccaa
aactggagcg gtgcgccggg cttagcggcg gttgctggag
gaacgggcgg agtcgcccag ggtcctgccc tgcgggggtc
gagccgaggc aggcggtgac ttccccactc ggggcggagc

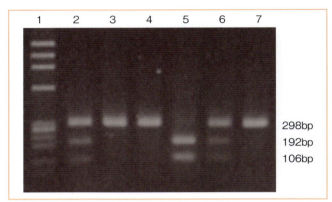

図10.7.14　C/Aの変異の検出

図10.7.15　遺伝子変異の判定

aggcaat aggttttgag gggcatgG/Agg cag

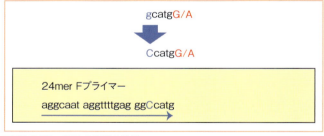

図10.7.16　人為的プライマーの作成法

gcatgG/A
↓
CcatgG/A

24mer Fプライマー
aggcaat aggttttgag ggCcatg

図10.7.17　G/Aの変異の検出

合，PCR産物長は150bp以下にし，プライマー長は少し長めの24mer以上にすると，アガロースゲルでの観察が可能である。

> **参考情報**
> *9 **PCR-RFLP法の注意点**
> ・PCR増幅サイズは300〜400bpで設計，制限酵素サイトが複数の場合があるので注意する。
> ・メジャーアレルが制限酵素で切断されるように設定する。
> ・制限酵素の配列に合わせ，人為的プライマーでSNPの2塩基前までの変化は可能であり，PCR産物長は150bp以下で，プライマー長は18〜26merくらいで作成する。

［岡山直子］

10.7.8　次世代シーケンス

● 1. 次世代シーケンサーの特徴

(1) 大量の塩基配列の読み取り

次世代シーケンサー（NGS）を用いた解析では，数十〜数百億の大量の塩基配列を読み取ることが可能である。ライブラリー調製を行った検体のDNAは，1断片につき数百塩基と短い塩基配列の情報しか得られないが，高密度にして超並列にすることで，大量の塩基を読み取ることができる。臨床検体では，限られた量の検体しか得られないことがあり，微量の核酸から大量の塩基配列の結果を得られることは効率的であり有用である。

(2) 高解像度

NGSは，1分子由来のDNA配列を読み取ることができ，高解像度である。従来のキャピラリーシーケンスによる塩基配列の読み取りは，核酸検体のトータルな塩基配列を反映したものであり，微量な塩基配列の異常を認識することが困難であったが，NGSは1分子のDNA塩基配列を反映しており，目的DNAの占める割合が低くても明瞭に確認することが可能である。これは正常細胞との比率の概念がある腫瘍検体（図10.7.18）や血液のcfDNA解析，微生物叢の解析などに有効である。

(3) 高いスループット

大量の塩基配列を高解像度で解析が可能となることで，プールした多検体を一度に解析することが可能となった。ライブラリー調製の段階で，個々の検体にインデックスと呼ばれる塩基配列を付加することで識別可能にしている。

(4) 解析の柔軟性

少数検体での高い読み取り数の解析，特定の塩基配列に対して，大量の検体を一度にスクリーニングするなど，柔軟に解析の解像度を設定できる（表10.7.3）。

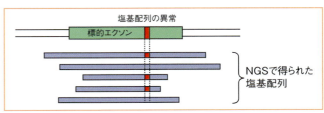

図10.7.18　NGSによる腫瘍検体の解析
NGSはランダムに断片化した1分子由来DNAの塩基を読み取るため，さまざまなstart-endをもつ塩基の読み取り情報が得られる。たとえば腫瘍細胞由来のDNAに塩基配列の異常がある場合（赤い部分），正常細胞由来のDNA配列が存在していたとしても（NGSで得られた塩基配列の上から2および5番目の断片）明確に識別が可能である。

表10.7.3　おもなNGSの解析

項目	用途
全ゲノムシーケンス	大規模な疾患研究などで用いられる包括的なゲノム解析
エクソームシーケンス	蛋白質のコーディング領域であるエクソンのみを解析し高い解析効率を得られる
ターゲット（パネル）シーケンス	検索対象を絞ることで多数の読み取り数を得る

● 2. NGS解析の流れ

(1) 核酸抽出とライブラリー調製

解析するには，臨床検体からの核酸抽出と評価およびライブラリー調製を行う。核酸抽出後濃度を測定し，規定のインプット量に合わせるが，検体によっては濃度の評価のみでは不十分なケースがある。とくに病理のFFPE標本の核酸の場合は詳細な評価が必要である[1]。

ライブラリー調製は各メーカーよりさまざまな製品，手法がある。おもな流れとしては，検体由来のDNAを切断し，アダプターという共通塩基配列を両端に付け，全DNAをPCRで量を増やし，ビーズ精製で目的のDNAを取り出し，NGSで解析を行う手法である。一例として，パネル検査で用いられるハイブリッドキャプチャー法について，ライブラリー調製からNGS解析までの流れを示す（図10.7.19）。

用語　次世代シーケンサー（next generation sequencer；NGS）

■10章　遺伝子検査法

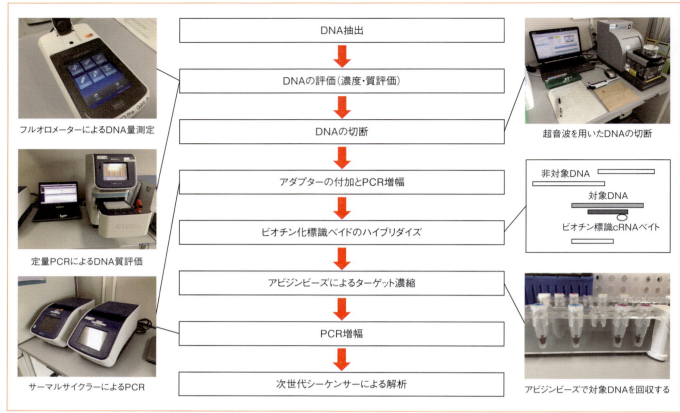

図10.7.19　ハイブリッドキャプチャー法によるライブラリー調製の流れ

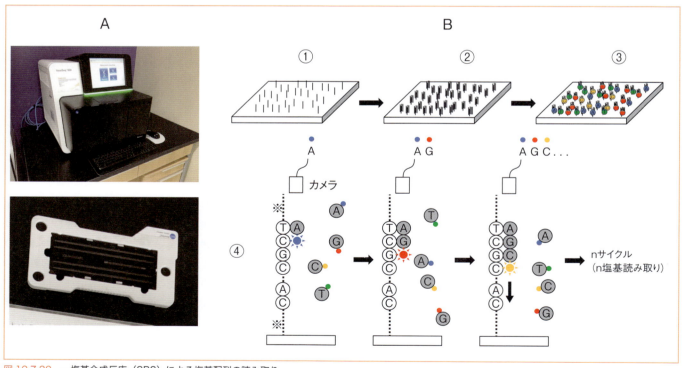

図10.7.20　一塩基合成反応（SBS）による塩基配列の読み取り
A：NGS本体（上），フローセル（DNAが結合する基板が存在する）（下）．
B：①検体DNAが基板上に結合する，②局所的にPCRを行い数を増やす（クラスターの形成），③1分子由来DNA断片の塩基配列の読み取りを開始する（●：A，●：T，●：C，●：G，実際には2色および混合して混色した蛍光を標識する），④試薬内の蛍光ヌクレオチドが1塩基ずつ合成され，撮影を繰り返し塩基配列を読み取る．
※DNAフラグメントの両端にはインデックス（検体の認識塩基配列）や，基板に検体DNAを結合させるためのハイブリダイズする塩基配列を含んでいる．これらはライブラリー調製の際にDNA断片に付加される．

📝 **用語**　定量PCR（quantitative polymerase chain reaction；qPCR），相補的RNA（complementary RNA；cRNA），一塩基合成反応（sequencing by synthesis；SBS）

(2) NGSによる塩基配列の読み取り

現在主流となるNGSは，シーケンス反応時に放出水素イオンを検出する方法と蛍光を検出する方法があり，メーカーによってプラットフォームが異なる。ここでは蛍光検出する代表的な一塩基合成反応（SBS）について原理を示す（図10.7.20）。ライブラリー調製後，フローセルとよばれる基板上にDNAが結合し，そのDNAを起点としクラスターが形成される。これにより1分子のDNA断片の塩基配列を蛍光で読み取ることを可能としている。読み取られた塩基配列とクオリティスコアはFASTQファイルとしてアウトプットされる[2]。

(3) バイオインフォマティクス解析

NGSからアウトプットされたクラスターごとの塩基配列は参照配列と比較して位置を特定する。その際，複数の塩基配列の読み取り情報で構成され，この複数の塩基配列の重なりをリードデプス（読み取り深度）とよび，多いほど

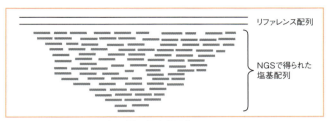

図10.7.21　リードデプス（読み取り深度）
NGSは高密度で多数のDNAを超並列に読み取る。読み取り後，参照配列（リファレンス）の塩基配列と比較して位置を決定する（アライメント）。共通部分の重なりをリードデプスとよび，多ければ解析精度が高くなる。

配列の解析精度が高くなる（図10.7.21）。見出された塩基配列の異常はデータベース〔NCBI（https://www.ncbi.nlm.nih.gov）やCOSMIC（https://cancer.sanger.ac.uk/cosmic）〕などで病的なものか判断される。また，データベースに登録されていない意義不明変異（VUS）が検出されたり，体細胞の病的な塩基配列を検索している際に，生殖細胞系列の病的な塩基配列が発見されることもある。

〔柿島裕樹〕

10.7.9　MLPA法

MLPA法は，従来法では困難であった遺伝子の大規模欠失・増幅変異の検出に特化した解析法である。Schoutenらにより2002年に発表された手法で，鋳型DNAにハイブリダイズさせたプローブをPCR法で増幅する解析技術である[1]。ゲノム全体を網羅的に検索する方法ではないが，特定の遺伝子領域についてコピー数変化（欠失および重複），DNAメチル化，一塩基変異などを効率的に検出することができる[2,3]。国内で取り扱われているSalsa MLPA®キットには，数百種類を超えるラインナップがある[4]。

● 1. MLPA法の原理と手順（図10.7.22，表10.7.4）

一般的なPCR法とは異なり，鋳型DNAそのものではなく，それにハイブリダイズしたプローブのみを増幅する。

(1) プローブの設計

標的とするそれぞれの遺伝子配列に対して，特異的にハイブリダイズする隣接した2本のプローブ（オリゴヌクレオチド鎖）を用いる。プローブの端に共通のPCRプライマー結合部位をもたせることで，同じ1組のPCRプライマーで複数のプローブを増幅できる。また，それぞれのプローブにサイズ調節塩基配列を挿入しておくことで，標的とする領域ごとに異なるサイズの増幅産物が得られる。

(2) ハイブリダイゼーション

鋳型DNAを熱変性させた後，各プローブを目的とするDNA配列に隣接するようにハイブリダイズさせる。

(3) ライゲーション

ハイブリダイズした2本のプローブは，リガーゼの作用により連結される。連結化されたプローブのみPCRによる増幅が可能となる。

(4) PCRによる増幅

連結化プローブを鋳型DNAから遊離させ，共通の蛍光標識プライマーによるPCR増幅を行う。連結化プローブのサイズに従い，それぞれ異なるサイズの増幅産物が得られる。

(5) キャピラリー電気泳動による分離

最大50までのサイズの異なる増幅産物は，蛍光キャピラリー電気泳動により良好に分離される。各遺伝子領域に対応した蛍光ピークの面積は増幅産物の量，すなわち結合したプローブの量を反映し，コントロールサンプルと比較することで，患者サンプルにおける標的遺伝子領域の量的変化を評価することができる。

📝 **用語**　意義不明変異（variant of uncertain significance；VUS），MLPA（multiplex ligation-dependent probe amplification）

10章 遺伝子検査法

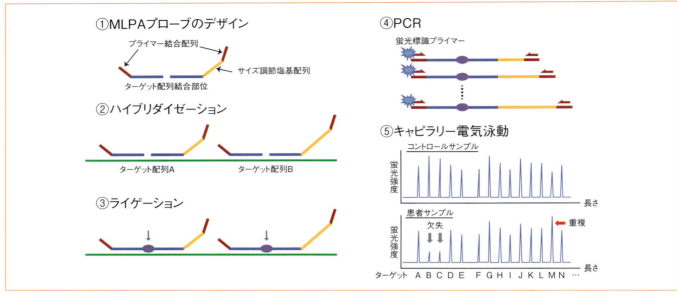

図 10.7.22　MLPA 法の原理

表 10.7.4　MLPA 法のプロトコール

- ・DNA の熱変性
  DNA 溶液（濃度 10〜50 ng/μL）5 μL を用いる
  98℃　　　　5 分
  25℃　　　　∞
- ・ハイブリダイゼーション反応
  プローブミックスを添加（計 8 μL）
  95℃　　　　1 分
  60℃　　　　16〜20 時間
- ・ライゲーション反応
  リガーゼおよびバッファー添加（54℃に維持, 計 40 μL）
  54℃　　　　15 分
  98℃　　　　5 分
  20℃　　　　∞
- ・PCR
  ライゲーション産物と PCR プライマー, ポリメラーゼを混合
  （計 50 μL）
  35 サイクル { 95℃　30 秒
  　　　　　　 60℃　30 秒
  　　　　　　 72℃　60 秒 }
  72℃　　　　20 分
  15℃　　　　∞
- ・キャピラリー電気泳動前のインキュベート
  PCR 産物と Hi-Di ホルムアミド, サイズスタンダード試薬を混合（計 10 μL）
  86℃　　　　3 分
  4℃　　　　 2 分

2. MLPA 法の特長

- ・連結化されたプローブのみを増幅する反応特異性。
- ・共通の PCR プライマーを用いることによる, マルチプレックス PCR の安定性。
- ・増幅産物をサイズで区別し, 複数の遺伝子領域を一度に解析可能な効率性。
- ・ハイブリダイゼーションから PCR 反応までを 1 チューブで行うシンプルな操作性。
- ・全行程をおよそ 24 時間で行える迅速性。
- ・必要な機器は, サーマルサイクラーとキャピラリーシーケンサーのみである。

3. MLPA 法の用途

(1) コピー数変化の検出（図 10.7.22, 図 10.7.23）

従来, 遺伝子内変異の検出に用いられるサイクルシーケンス法は, 数塩基程度の小さな欠失や挿入は検出可能であるが, エクソン全体の欠失や遺伝子の全欠失などのより大きな領域の欠失の検出は困難である。また, FISH 法に用いるプローブは 100 kbp 前後であり, 小さな欠失は検出できない。一方で, MLPA 法はエクソン単位, 遺伝子の大規模な欠失・重複を検出するためにたいへん有効な方法であり, 従来法の穴を埋める役割を果たしている。

- ・応用例：遺伝性乳がん・卵巣がん（*BRCA1*, *BRCA2* 遺伝子）[5], デュシェンヌ/ベッカー型筋ジストロフィー（*DMD* 遺伝子）[6], リンチ症候群（*MLH1*, *MSH2*, *MSH6*, *PMS2*, *EPCAM* 遺伝子）[7], 急性リンパ性白血病（*IKZF1* 遺伝子）など[8]。

(2) 一塩基変異の検出（図 10.7.24）

プローブを既知の点変異や SNP 上に設計することで, 1 塩基の違いでも特異的に検出することが可能である。

- ・応用例：グリオーマ（*IDH1*, *IDH2* 遺伝子点突然変異, 1p/19q の共欠失も同時に検出）など[9]。

用語　蛍光 *in situ* ハイブリダイゼーション（fluorescence *in situ* hybridization；FISH）, デュシェンヌ/ベッカー（Duchenne/Becker）型筋ジストロフィー, リンチ（Lynch）症候群, 一塩基多型（single nucleotide polymorphism；SNP）

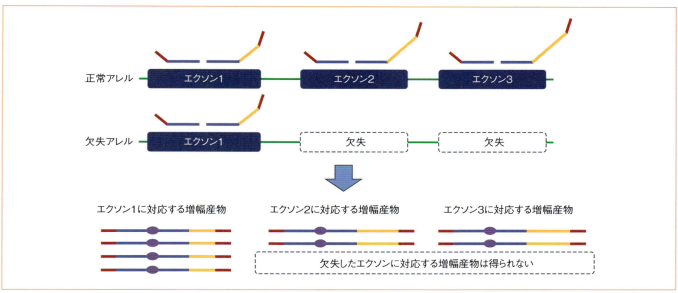

図 10.7.23　MLPA 法によるコピー数解析

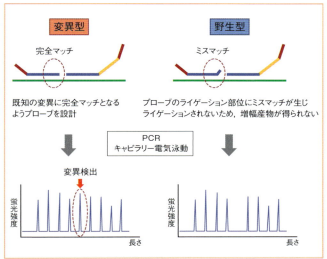

図 10.7.24　MLPA 法による既知の変異，SNP の検出

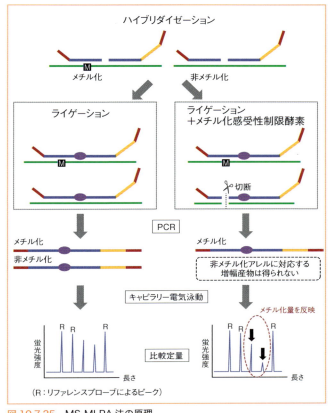

図 10.7.25　MS-MLPA 法の原理

(3) メチル化解析（MS-MLPA 法）(図 10.7.25)

　MS-MLPA 法は，MLPA 法のもう一つの主要な利用法である。前述の原理を基本として，過程の途中でメチル化感受性制限酵素（標的配列がメチル化されていると切断できなくなる酵素）を使用する点が異なる。ライゲーション反応と同時に，メチル化感受性制限酵素（Hha I，Hpa II など）を加える系と加えない系の 2 つの行程に分ける。両行程とも，標的配列にハイブリダイズしたプローブがライゲーション反応により連結化されるが，メチル化感受性制限酵素を加えた系の非メチル化アレルでは，プローブと鋳型 DNA のハイブリッドが切断されるため，PCR による増幅は認められない。一方，メチル化アレルではメチル化感受性制限酵素による切断を受けないため，PCR による増幅が認められる。メチル化感受性制限酵素を加えない系では，通常のコピー数解析と同様にメチル化の有無に関係なく増幅される。2 系列のピークシグナルを比較することで，メチル化の相対定量が可能となる。また MS-MLPA 法では，メチル化解析と同時にコピー数異常も検出できる利点がある。

用語　MS-MLPA (methylation specific multiplex ligation-dependent probe amplification)

■ 10章　遺伝子検査法

・応用例：がん抑制遺伝子のプロモーター領域のメチル化解析[10]，プラダー・ウィリー/アンジェルマン症候群に関連する15q11-13領域やベックウィズ・ヴィーデマン/ラッセル・シルバー症候群に関連する11p15領域のようなインプリンティング領域のメチル化解析など[11,12]。

● 4. MLPA法の注意点

・一般的なPCR法より，サンプル中の不純物に敏感である。
・プローブシグナルの減弱が，稀なSNPに起因する場合

があり，ほかの検査や血縁者のサンプルによる確認が必要な場合がある。
・1細胞相当のDNA量では解析することができず，少なくとも数千程度の細胞を必要とする。
・染色体均衡型転座は検出することができず，染色体検査を完全にカバーするものではない。
・ゲノム全体を網羅的に検査する方法ではなく，目的領域に特化しているため，目的に応じた使い分けが必要である。
・MLPA法で同定できるのは，遺伝子変異の一部であることを認識しておく必要がある。

［青江伯規］

✐ **用語**　プラダー・ウィリー/アンジェルマン（Prader-Willi/Angelman）症候群, ベックウィズ・ヴィーデマン/ラッセル・シルバー（Beckwith-Wiedemann/Russell-Silver）症候群

📖 参考文献

10.7.1 項

1）岡山直子：「αサラセミアの検出（非 -RI によるサザンブロットハイブリダイゼーション法）」，臨床検査技師のための遺伝子・染色体検査ガイドブック，210-218，日本臨床衛生検査技師会（編），日本臨床衛生検査技師会，2003.

2）岡山直子，他：「非 RI プローブを用いたサザンブロット法および gap-PCR によるαサラセミアの遺伝子解析」，医学検査 1997；46：1623-1627.

3）服部幸夫：「遺伝子診断　サラセミア」，臨床検査 1998；42：1041-1045.

10.7.2 項

1）森下保幸：「Southern blot hybrididation 法と Northern blot hybridization 法」，Medical Technology 1996；24：217-223.

10.7.3 項

1）石垣靖人，他：「DNA マイクロアレイによる網羅的な遺伝子発現解析」，金沢医科大学雑誌 2014；39：35-41.

2）成澤　慈，他：「マイクロアレイ実験とその応用」，呼吸 2014；33：374-380.

3）高光恵美，他：「女性の健康指標評価用遺伝子解析キットの開発」，日本臨床検査医学会学術集会 2016；12-1.

10.7.5 項

1）石毛崇之：「マイクロサテライト不安定性検査」，日本臨床検査自動化学会会誌 2017：42 suppl.2：35-39.

2）林さゆり，他：「蛍光マルチプレックス PCR を用いた大腸癌におけるマイクロサテライト不安定性解析」，日本医学検査学会，436-436，2017.

10.7.6 項

1）岡山直子，他：「β-サラセミア変異における銀染色法を用いた PCR-SSCP（single strand conformation polymorphism）」，医学検査 1995；44：18-22.

10.7.8 項

1）日本病理学会ゲノム診療用病理組織検体取扱い規程策定ワーキンググループ：「ゲノム診療用病理組織検体取扱い規程」，日本病理学会，2018　http://pathology.or.jp/genome_med/pdf/textbook.pdf

2）イルミナ株式会社：「次世代シーケンステクノロジーのご紹介」，2016　https://jp.illumina.com/landing/illumina_sequencing_introduction_j.html

10.7.9 項

1）Schouten JP, et al.："Relative quantification of 40 nucleic acid sequences by multiplex ligation-dependent probe amplification"，Nucleic Acids Res 2002；30：e57.

2）福井崇史，他：「新しい遺伝子検査方法としての MLPA 法の有用性」，生物物理化学 2011；55：9-11.

3）Nygren AO, et al.："Methylation-specific MLPA（MS-MLPA）：simultaneous detection of CpG methylation and copy number changes of up to 40 sequences"，Nucleic Acids Res 2005；33：e128.

4）ファルコバイオシステムズ：「Salsa MLPA® kit のご案内」　http://www.falco-genetics.com/salsa/（2019 年 3 月 16 日アクセス）

5）Ewald IP, et al.："Genomic rearrangements in BRCA1 and BRCA2：A literature review"，Genet Mol Biol 2009；32：437-446.

6）Lalic T, et al.："Deletion and duplication screening in the DMD gene using MLPA"，Eur J Hum Genet 2005；13：1231-1234.

7）Hampel H, et al.："Screening for the Lynch syndrome（hereditary nonpolyposis colorectal cancer）"，N Engl J Med 2005；352：1851-1860.

8）van der Veer A, et al.："IKZF1 status as a prognostic feature in BCR-ABL1-positive childhood ALL"，Blood 2014；123：1691-1698.

9）Boots-Sprenger SH, et al.："Significance of complete 1p/19q co-deletion, IDH1 mutation and MGMT promoter methylation in gliomas：use with caution"，Mod Pathol 2013；26：922-929.

10）Ewald C, et al.："Methylation-specific multiplex ligation-dependent probe amplification in meningiomas"，J Neurooncol 2008；90：267-273.

11）Procter M, et al.："Molecular diagnosis of Prader-Willi and Angelman syndromes by methylation-specific melting analysis and methylation-specific multiplex ligation-dependent probe amplification"，Clin Chem 2006；52：1276-1283.

12）Scott RH, et al.："Methylation-specific multiplex ligation-dependent probe amplification（MS-MLPA）robustly detects and distinguishes 11p15 abnormalities associated with overgrowth and growth retardation"，J Med Genet 2008；45：106-113.

11章 染色体検査法

章目次

11.1：細胞培養法······················210
- 11.1.1　培養準備
- 11.1.2　末梢リンパ球培養
- 11.1.3　骨髄細胞培養
- 11.1.4　羊水細胞培養
- 11.1.5　皮膚線維芽細胞培養
- 11.1.6　リンパ球細胞株の樹立
- 11.1.7　固形腫瘍細胞培養
- 11.1.8　絨毛細胞培養
- 11.1.9　高精度分染用培養

11.2：標本作製法······················217

11.3：分染法···························219
- 11.3.1　Q分染
- 11.3.2　G分染
- 11.3.3　R分染
- 11.3.4　C分染
- 11.3.5　NOR分染
- 11.3.6　姉妹染色体分染法

11.4：核型分析·························225
- 11.4.1　顕微鏡観察
- 11.4.2　核型分析
- 11.4.3　染色体異常の記載方法
- 11.4.4　画像解析装置

11.5：蛍光 *in situ* ハイブリダイゼーション；FISH法······················234
- 11.5.1　FISH法
- 11.5.2　FISH法の観察
- 11.5.3　その他

11.6：検査機器·························238
- 11.6.1　培養設備機器
- 11.6.2　その他の検査機器
- 11.6.3　保守点検管理

SUMMARY

　　個々の細胞の染色体核型を分析する染色体検査は，核型の進展や腫瘍細胞では元となるクローンを推測することができる唯一の検査方法である。検査対象の疾患により，先天異常染色体検査，出生前染色体検査，血液疾患染色体検査に分かれる。
　　検査の手法は染色体全体を網羅的に分析するGバンドを代表とする分染法と特定の遺伝子のみを正確に分析するFISH法があり，臨床目的に合わせて利用されている。検査材料中に含まれる，生細胞を培養により増殖させるため，検査材料に合わせた培養方法が用いられる。多くの検査工程を人の手で行うことが多く，染色体の分析も人の目で行うため技術者の習熟がとくに必要な検査法である。

11.1 細胞培養法

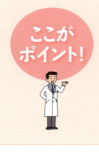

- 染色体検査は，有糸分裂期の中期細胞を対象とするため，分裂可能な細胞を多く含んだサンプルを対象として生物活性が高いうちに処理する。
- 培養期間はサンプルにより数日から2週間前後必要とする。無菌操作が不十分だと雑菌の混入により分析不能となるため，無菌操作を習得する。

　細胞培養は，有糸分裂期の中期細胞を多く形成させる目的で行う。骨髄血など検体に分裂細胞を含む場合には，採取後直ちに標本作製する直接法も可能であるが，分裂細胞が少なく品質も不良となるため，培養法で行うのが一般的である。末梢血リンパ球や骨髄液では数日の培養であるが，皮膚組織，羊水，固形腫瘍を対象とする場合には，10～20日程度要する場合もある。操作が不十分だと *Staphylococcus epidermidis*（表皮ブドウ球菌）や真菌などの混入により，分析不能となるため無菌操作が絶対条件となる。培養をはじめとした染色体検査の流れを図11.1.1に示す。

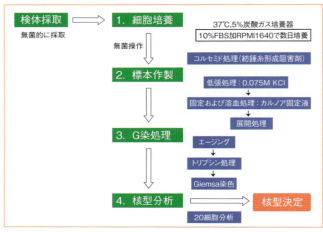

図11.1.1　染色体検査の流れ

11.1.1　培養準備

　細胞培養では炭水化物，無機塩類，アミノ酸，ビタミンなどの栄養素，その他緩衝剤など多種類の成分を含む培養液を使用する。培養液は粉末製剤を自製で調合するより，市販されている液状の完全培地を使用する方が作業工程の削減と精度向上となる。また，培養液にアルブミンや成長因子を補充する目的としてウシ胎児血清（FBS）[1]を一定量添加して使用する。

　血液細胞の培養では，RPMI1640培養液にFBSを10%濃度で添加し（以下，10% FBS加RPMI），コンタミネーションを抑制するためにペニシリンおよびストレプトマイシンを添加して使用する。細胞培養ではpHと温度を一定に維持することが重要である[2]。そのため，37℃，5%炭酸ガス培養器（以下，炭酸ガス培養器）は温度，ガス濃度，水浴バットの水量と清潔を維持し，日々の機器管理項目として監視しなければならない。滅菌器材では，再生して使用するガラス製より滅菌済みプラスチック製品が，滅菌作業の削減と高品質器材で運用できるため都合がよい。

> **参考情報**
>
> [1] **FBSについて**：生物由来のためロット間で品質に差がある。ロットチェックは，数種類の血清サンプルで細胞を2～3回継代培養し，細胞形態や増殖能力が良好である製剤を選択する。また，品質管理証明が添付されたメーカーの製剤を選択する。
>
> [2] **培養液の色について**：培養液はフェノール赤が添加されpH7.2～7.4で橙色，pH8.0以上で赤紫色，pH6.8以下で黄色に変化するので常に色調をチェックする。

用語　ウシ胎児血清（fetal bovine serum；FBS），RPMI（Roswell Park Memorial Institute）

● 1. 使用する機器と器具

クリーンベンチ，電動ピペッター，炭酸ガス培養器，遠心分離機（回転半径15.5cm仕様により遠心力（g）を表記）光学顕微鏡，倒立顕微鏡，メスピペット，外科用ハサミまたはメス，眼科用ハサミ，底面積25cm^{2}培養フラスコ，組織培養用ディッシュ（直径55mm），滅菌スピッツ，駒込ピペット，血球計算盤，ナイロンメッシュ。

● 2. 使用する試薬

1）RPMI1640培養液
2）ペニシリン溶液：結晶ペニシリンGカリウム100万単位の1バイアルに滅菌精製水5mLで完全に溶解し，RPMI1640培養液500mLに0.25mL添加する。
3）ストレプトマイシン溶液：ストレプトマイシン硫酸塩（硫酸ストレプトマイシン）1g（力価）1バイアルに滅菌精製水5mLで完全に溶解し，RPMI1640培養液500mLに0.25mL添加する。
4）FBS：56℃ 30分にて非動化する。
5）リン酸緩衝生理食塩水（Ca，Mg不含）〔PBS（-）*3〕
6）フィトヘマグルチニン（PHA-M）：PHA，PとMがありPの添加量はMの1/10量で使用する。
7）リポポリサッカライド（LPS）
8）チュルク液
9）AmnioMAX™-ⅡComplete羊水培養液
10）10μg/mLコルセミド*4

11）フィコール・コンレイリンパ球分離液（d=1.077）
12）0.9% NaCl
13）EBV液（B95-8細胞株）：B95-8細胞株はマーモセット猿のリンパ球にEBVを感染させて得られた細胞株である。この細胞を細胞数0.5×10^5/mLで1週間培養し，その上清をメンブレンフィルター（ポアサイズ0.8μm）で濾過してウイルス原液とする。1mLに分注してキャップ周囲をよく密栓し，-80℃で凍結保存する。
14）20% FBS・シクロスポリンA加RPMI1640（シクロスポリンA最終濃度0.2μg/mL）
15）10%ジメチルスルホキシド（DMSO）
16）コラゲナーゼ消化液：滅菌精製水でコラゲナーゼtypeⅣを4,000単位/mLに，DNaseIを0.2mg/mLに調製して200μLずつ分注して凍結保存し，使用時にPBS（-）8mLに添加する。
17）コラゲナーゼtypeⅡ：培養液でコラゲナーゼtypeⅡを2,000〜4,000単位/mLに調整する。
18）DNaseI：PBS（-）でDNaseIを1mg/mLに調製する。
19）1,000μg/mLエチジウムブロマイド（EtBr）

> **参考情報**
> *3 **PBS（-）**：細胞同士の接着に2価陽イオンのカルシウム，マグネシウムを必要とする。細胞をバラバラにする場合，PBS（-）を使用する。
> *4 **コルセミドの特性**：濃度が高くなると染色体は短縮し，低くなると伸長した染色体となる。また，処理時間が長いと多くの染色体が得られるが，染色体は短縮するためその特性を理解し調節する。

11.1.2 末梢リンパ球培養

先天異常の検査で利用する末梢リンパ球培養法には，全血法のほかに白血球層を集める方法，単核細胞のみ分離する方法もあるが，通常，前処理を必要としない全血法が採用されている。

● 1. 操作法

1）末梢血液を1〜2mLヘパリン採血し，培養フラスコに0.5mLずつ分注する。
2）10% FBS加RPMIを9.3mL，PHA-Mを0.2mL加えてよく混和し，総液量を10mLとする。
3）炭酸ガス培養器で3日間静置して培養するが，PHAによる赤血球凝集を解き内容物を均一化するために，1日1回ゆるく撹拌する。
4）培養開始3日後，コルセミド（最終濃度0.05〜0.1μg/mL）を添加し1〜2時間培養を継続する。
5）以降，p.217 11.2節（1）浮遊培養系の方法に従う。

📎**用語** リン酸緩衝生理食塩水（phosphate buffered saline；PBS），フィトヘマグルチニン（phytohemagglutinin；PHA），リポポリサッカライド（lipopolysaccharide；LPS），フィコール・コンレイ（Ficoll-Conray）リンパ球分離液，エプスタイン・バー・ウイルス（Epstein-Barr virus；EBV），ジメチルスルホキシド（dimethylsulfoxide；DMSO），エチジウムブロマイド（ethidium bromide；EtBr）

■ 11章　染色体検査法

> **検査室ノート　培養期間中の休日**
>
> 　3日目が休日となる場合には，①培養時にPHAを添加せずに炭酸ガス培養器中で培養し，標本作製の3日前にPHAを添加する，②サンプルを冷蔵保存（最大2日まで）した後培養を始める。また，PHAの反応性は，乳児では良好で，成人では個体差がある。

11.1.3　骨髄細胞培養

　血液疾患の染色体検査で利用するが，末梢血液に分裂可能な腫瘍細胞（芽球，前骨髄球，骨髄球，リンパ芽球など）が出現している場合，末梢血液も併用する。とくに白血病の初診では，骨髄液で分裂像の形成はないが末梢血で分析可能となる場合がある。通常，刺激剤は使用しないが，リンパ性腫瘍などでその細胞の表面抗原に適応した分裂刺激剤を使用する場合もある。細胞濃度を一定とするために最終濃度 $1\sim2\times10^6$/mLに調整して培養する。

● 1. 操作法

1) 底面積 $25cm^2$ 培養フラスコにヘパリン採取された骨髄液の全量を分注する。
2) 総量が10mLになるように，10% FBS加RPMIを添加する。
3) 骨髄液中の全有核細胞数をカウントし，細胞数 $1\sim2\times10^6$/mLで総液量10mLの培養フラスコを数本作製する（検査室ノート参照）。
4) コルセミド（最終濃度 $0.02\sim0.05\mu g$/mL）を添加し，2時間培養を継続する。低濃度のコルセミド（最終濃度0.002）を添加し，一晩培養する方法も利用される。
5) 以降，p.217　11.2節 (2) 浮遊培養系の方法に従う。

> **検査室ノート　細胞数 1×10^6/mL で総液量10mLへの調整例**
>
> 　骨髄液が1.0mLのとき，10% FBS加RPMI 9.0mLを加えて，細胞数を計測し100個であった場合，
>
> 　　100（細胞数）×10（検体の希釈倍数）×10（計算盤容積補正）$=10^4/\mu L=10^7$/mL
>
> 　全液量の細胞数は 10^8/10mLとなり，細胞数 1×10^7 のものが10本できる。すなわち，培養フラスコに1mL分注し10% FBS加RPMI 9mL加えて10倍希釈し，1×10^6/mLで10mL溶液とする。

11.1.4　羊水細胞培養

　羊水は羊膜腔を満たす液体で，胎児由来の上皮細胞が浮遊しており，妊娠中期の14週前後に産科医により超音波ガイド下で羊水穿刺し $10\sim20$mL採取される。培養は，複数の培養器をそれぞれ独立した炭酸ガス培養器で培養することが推奨される。流産率は0.5%以下で，出生前診断として胎児染色体異常の最終診断として利用される。正常変異との識別やモザイクの判定に慎重な対応が必要である[5]。

> **参考情報**
> * [5] **人工中絶**：母体保護法で人工妊娠中絶できるのは22週未満までであり，被検者夫婦の決断を考慮し受付後3週間後，20週までには報告するのが望ましい。

1. 操作法

1) 提出された羊水の概観を観察し，赤血球が混入している場合は記録しておく。
2) 検体をよく混和し細胞を均一にする。
3) 滅菌スピッツ3本に均等に羊水を分注し$170g$（1,000rpm）で5分遠心する。
4) 上清の羊水を約0.2mLの羊水を残し取り除く。
5) 羊水細胞0.2mLを組織培養用ディッシュ（直径55mm）3個の中心部にとり，ふちに接触しない程度に広げる。
6) 羊水を除去したスピッツにFBSを0.2mL加え，細胞のロスがないように共洗いし，各々のディッシュに添加する。
7) AmnioMAX™-II培養液2mLを外円周に沿って静かに添加して炭酸ガス培養器に静置し，7日間培養する。培養後は，細胞が底面に接着するようできる限り振動を避けて静置する。
8) 倒立顕微鏡で観察し，細胞がクラスターとして増殖したら培養液を別のディッシュに移し，培養液を2mL添加する。移したディッシュに，培養液を1mL添加し，バックアップとして培養を継続する。
9) 直径2〜3mm（対物レンズ×4で観察し，視野の80%前後の大きさ）のコロニーが10個程度になるまで，2〜3日おきに培養液を交換する。
10) 標本作成の1〜2日前に培養液の交換をした後，標本作製する。
11) 標本作製には，ディッシュの表面に形成したコロニーをそのままの状態で作製する*in situ*法と，コロニーを剥離し細胞を浮遊させて標本作製する間接法がある。*in situ*法は，細胞をコロニー単位で分析できるため偽モザイクと真モザイクの判定に有用で，細胞の回収率もよい。間接法では，解像度のよい分染像を得ることが可能であり，両法の長所を生かして併用することが望ましい。
12) コルセミド（最終濃度0.1〜0.2μg/mL）を添加し，約3時間培養を継続する。
13) 以降，間接法はp.217　11.2節（2）単層培養系，またp.218　11.2節（3）羊水細胞の*in situ*法に従う[*6]。

> **参考情報**
>
> [*6] 直接法では専用の容器として，ラブテックチェンバースライドを利用すれば，「(3) 羊水の*in situ*法」(p.218) の14) の処理が不要となる。

11.1.5　皮膚線維芽細胞培養

先天性の染色体異常などで血液細胞以外での染色体構成の検索やモザイクの証明のときに皮膚組織を利用する。皮膚の採取は前腕屈側がよく，真皮側が乾燥しないように注意して新鮮なうちに処理する。モザイクの判定では，クローンの比率でなくモザイク構成の有無を検索することが重要である。

1. 操作法

1) 採取された皮膚片を10% FBS加RPMIで数回洗う。
2) ディッシュにとり，乾燥しないように培養液で浸る程度にし，外科用ハサミまたはメスで0.1〜0.5mmくらいにする。
3) 組織片をピンセットでつまみ，真皮側をディッシュ面に接触させ適当な間隔に置いて静置し，接着させる。このとき，PBS（-）を少量滴下して室温で1〜2時間静置すると付着する。
4) 10% FBS加RPMIを組織片が浸る程度に慎重に加え，炭酸ガス培養器で静置培養する。組織片が浮遊した場合，再度接着させる。
5) 数日培養後に増殖の程度を倒立顕微鏡で観察し，細胞組織が一様に広がり培養液が黄色味を帯びてきたら，培養液を交換する（早くて1〜2日，遅くて1〜2週間）。
6) 細胞がディッシュの1/3〜1/2に増殖するまで，約3〜7日の間隔で培養液を交換する。
7) コルセミド（最終濃度：0.05〜0.1μg/mL）を添加し1〜2時間培養を継続する。
8) 以降，p.217　11.2節（2）単層培養系の方法に従う。

■ 11章　染色体検査法

11.1.6　リンパ球細胞株の樹立

培養により長期間体外で維持され，一定の安定した性質をもつに至った細胞は，細胞株とよばれ，死滅せずに継代して維持できる。有名な培養細胞株にCHO細胞，HeLa細胞（ヒト子宮頸がん由来），HL-60（ヒト急性骨髄性白血病）がある。ヒトBリンパ球はEBVの標的細胞として，EBV感染により細胞株が作製できる。

● 1. 操作法 [1]

1) 末梢血液5mLをヘパリン採血する。
2) 血液と0.9% NaClを1：1に混合し，フィコール・コンレイリンパ球分離液を使用した比重遠心法により単核球細胞を分離する。
3) 分離液中に帯状に浮遊するリンパ球層を慎重に採取し，別の遠心用チューブに分離する。
4) 分離したリンパ球をFBS不含RPMI1640で約3倍に希釈し，390g（1,500rpm）で10分遠沈する。
5) 上清を除去し10% FBS加RPMIに浮遊後，170g（1,000rpm）で5分遠沈する。
6) 上清を除去し3mLのEBV液[*7]にリンパ球を浮遊させ，キャップを緩めて炭酸ガス培養器に放置する。
7) 初めの30分は10分おきにチューブを振り，その後30分は静置し，その後170g（1,000rpm）で5分遠沈する。
8) 上清を除去し20% FBS・シクロスポリンA加RPMI1640[*8]に浮遊し，炭酸ガス培養器で培養する。
9) 週に数回20% FBS・シクロスポリンA加RPMI1640を

半量ずつ交換する。培養液が黄色になっていれば細胞が増殖していることを示すが，2日に1回は倒立顕微鏡で細胞の増殖を確認する。

10) 倒立顕微鏡で大型のリンパ芽球様細胞が増殖していることが確認できれば，細胞株樹立とみなされる。通常，2〜4週間必要である。
11) 細胞が十分に増殖したら，シクロスポリンAの添加は不要となる。
12) 10% FBS加RPMIを使用して2本の容器に分け，順次培養液の色と細胞の増殖を観察し，培養液を交換する。
13) 細胞株は早めに液体窒素中に保存するのがよい。細胞数$2×10^7$/mLに20% FBS加RPMIで希釈した3mLの10% DMSOを添加し撹拌する。なお，10% DMSOの作製は最初に行い，氷中に冷やしておく。これを1mLずつ分注し，キャップを十分に閉め−80℃に凍結し，翌日に液体窒素に保存する。

参考情報

*7　**EBV液の取扱い**：バーキットリンパ腫の原因ウイルスであるが，ウイルスだけでがんを誘発するのではない。また，多くの人に無症状で感染しているが，未感染の人に口や鼻からの侵入による危険性があるため，取扱いは慎重に行う。あらかじめ，抗VCA-IgG抗体価を測定しておく。

*8　**シクロスポリンA加RPMI**：シクロスポリンAは末梢血中のキラーT細胞の細胞性免疫を抑制させ，Bリンパ球の増殖を促す。

11.1.7　固形腫瘍細胞培養

悪性リンパ腫においてリンパ節腫脹があるとき，リンパ節を対象とした検査が必要となる。また，がん腫に分類される肺がん，大腸がん，子宮がんや骨軟部腫瘍の腫瘍組織で検査が行われる。ここでは，リンパ節と腫瘍組織に分けて記載する。

● 1. 操作法

(1) リンパ節

1) 採取したリンパ節は乾燥しないよう培養液や滅菌PBS（−）などに入れて運搬する。小型の組織培養用ディッ

シュなどに移し，RPMI1640培養液を添加し，眼科用ハサミまたはメスで粥状に細切し，組織中に含む細胞をできるだけ取り出す。

2) 得られた細胞液を，駒込ピペットでフラスコに移す。大きな組織片などが入らないように，ナイロン製メッシュなどで分離するとよい。
3) 細胞数を算定し，細胞濃度$1×10^6$/mLとなるように調整し培養する。
4) 標本作製は，培養開始後1日と2日後に行う。細胞数に余裕があれば，細胞表面抗原に適応した分裂刺激剤[*9]，B細胞ではLPS（最終濃度40μg/mL），T細胞ではPHA

📝**用語**　HL-60 (human promyelocytic leukemia cells)，チャイニーズハムスター卵巣（Chinese hamster ovary；CHO）細胞，ヒーラ細胞（HeLa cell；HeLa），バーキット（Burkitt）リンパ腫，ウイルス外殻抗原（viral capsid antigen；VCA），免疫グロブリン（immunoglobulin；Ig）

214

11.1 | 細胞培養法

添加により，腫瘍細胞に由来した核型を検出できる場合がある。

5) 以降，p.217 11.2節 (1) 浮遊培養系の方法に従う。

参考情報

*9 **分裂刺激剤を使用した場合**：分裂刺激剤の添加により，正常細胞の分裂細胞を分析する可能性がある。未刺激培養を優先して分析し，分裂刺激剤で正常核型の場合は前述を考慮する。

---

(2) 腫瘍組織[2)]

1) 外科的切除または生検した検体は，乾燥を防ぐため培養液あるいは滅菌PBS（-）に入れて運搬する。

2) 組織から，壊死組織や脂肪，皮膜を十分に取り除き，眼科用ハサミまたはメスで粥状になるまで細切する。

3) 20% FBS加RPMIで200U/mLに希釈したコラゲナーゼtypeIIを5〜10mL加え，37℃で30分〜3時間放置する。

4) 細切した検体がひと固まりになったら，DNaseI（1mg/

mL）を加える。

5) 10mLのピペットで検体がピペッティングできるようになったら，50mLの遠沈管に移す。

6) 20% FBS加RPMIを加え50mLにする。

7) 170g（1,000rpm），10分遠心し上清を除去する。

8) 上記6)〜7)を繰り返す。

9) 20% FBS加RPMIを1mL加え検体を懸濁し，薬さじでフラスコに均一に塗る。

10) 検体の表面が乾燥するときは，20% FBS加RPMIを数滴落し，37℃ 5%炭酸ガス培養器で培養する。

11) 培地の交換は3〜4日ごとに行う。培地は1mL捨て2mL加え，全量で5mLになったら2.5mL捨て，2.5mL加える。

12) メタフェーズが多く認められるようになったら，コルセミド（最終濃度0.05μg/mL）を加え，3〜16時間培養を続ける。

13) 以降，p.217 11.2節 (2) 単層培養系の方法に従う。

11.1.8 絨毛細胞培養

絨毛は妊娠早期の胎盤の一部で，それを採取し胎児の染色体異常や遺伝子疾患を診断するための検査で，妊娠10〜13週頃に実施される。詳細については文献（3）を参照として，ここでは培養法の概略について記載する。

● 1. 操作法

1) 絨毛を1g以上採取し，AmnioMAX™-II培養液に10倍量の抗生物質を添加した洗浄液で洗浄後，新たな洗浄液に入れて冷蔵で輸送する。

2) 羊水の培養操作に準ずるが，絨毛の場合は以下の前処

理を行う。無菌的状況下で，母体の脱落膜や血液などを取り除き，絨毛だけを得る。

3) 絨毛を無菌的にハサミで細切し，約10mgの絨毛に対して，トリプシン/EDTA 2mLを加え，15分おきに優しく転倒混和しながら37℃の恒温槽で60分加温する。

4) 170g（1,000rpm）5分遠心し上清を捨て，コラゲナーゼ消化液を加え，37℃で15分ごとに静かに転倒混和しながら90分間処理する。

5) 170g（1,000rpm）5分遠心し上清を捨て，培養液を加えて混和し，再度遠心分離後に上清を捨て，3つに分けて培養する[4)]。

11.1.9 高精度分染用培養

通常の染色体分析で対象としている分裂中期細胞は，バンド数が半数体あたり320〜400バンドであり，微細な構造異常・欠失を見逃す可能性がある。高精度分染は，細胞分裂前期〜前中期細胞を効率よく収穫し，550バンド以上のステージで分析する手法である。いくつかの方法があるが，比較的処理の簡便なEtBr法*10について記載する。EtBrはDNA分子間の塩基対に挿入して染色体の凝縮を阻害し，分裂中期への進行を抑制することを利用して前中期

細胞を得る。

● 1. 操作法

末梢リンパ球培養法の1)〜3)と同様に培養する。

4) 標本作製の2時間前に1,000μg/mL EtBr 70μL（最終濃度7μg/mL）と10μg/mLコルセミド20μL（最終濃度0.02μg/mL）を添加し，2系列で培養を継続する。

✎**用語** エチレンジアミン四酢酸（ethylenediaminetetraacetic acid；EDTA），半数体（haploid）

215

■ 11章　染色体検査法

5）以下 p.217　11.2節（2）浮遊培養系の方法に従う。

> **参考情報**
>
> ＊10　エチジウムブロマイド（EtBr）
>
> 　1）EtBrの処理後の染色体は染色体が長く，染色体が良好に広がらないため展開法を次のようにする。①加湿器を使用して湿度を高める，②スライドに細胞浮遊液を滴下するときに通常の高さより高所から滴下する，③通常のカルノア固定液でなくメタノール：酢酸の比を4：1にする，④40℃恒温層上で展開処理する，⑤スライドガラスを−50℃のメタノール中に浸し使用直前に取り出し浮遊液を滴下する，⑥浮遊液の濃度をさらに薄くする。
>
> 　2）EtBrは強い変異原性が指摘されており，処理に十分注意する。

［園山政行］

✎ **用語**　カルノア（Carnoy）固定液

📖 **参考文献**

1）綾　隆夫：「EBVによるB細胞の株化」，臨床染色体診断法，274-277，古庄敏行（監），吉田廸弘，他（編），金原出版，1996.

2）石黒昌子：「固形腫瘍の染色体分析」，臨床検査技師のための遺伝子・染色体検査ガイドブック，351-361，日本臨床衛生検査技師会（編），2003.

3）佐藤孝道，他：染色体異常の出生前診断と母体血清マーカー試験，佐藤孝道（編），新興医学出版社，1996.

4）曽根美智子，他：「染色体遺伝子検査標準化のガイドライン2010」，日本染色体遺伝子検査学会雑誌 2010；28：135-161.

11.2 標本作製法

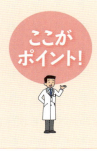

- 標本作製前に，紡錘糸形成阻害剤のコルセミドで処理し，有糸分裂の細胞周期を中期で停止させる。
- 標本作製の流れは，細胞を膨化させる低張処理，赤血球の溶血と有核細胞を固定する固定処理，染色体をスライド上に広げて展開し分染に備える。
- 良好な標本を作製するために，安定した展開法を習得する。

細胞培養で形成された分裂細胞を，スライドガラス上に展開し染色体標本とする。正確で精度よく，効率的に検査をするためには，良質な標本を作製しなければならない。標本作製の流れは，コルセミドの添加により蓄積した分裂細胞を低張液処理により膨化させ，次いでカルノア固定液で赤血球の溶血と有核細胞を固定処理する。適切な温度と湿度の環境下で細胞膜を破壊し，染色体同士が重ならず，同心円状に展開させることが重要である。展開不良な標本は，以降の分染も著しく困難となり，効率的で精度の高い分析は困難となる。各施設でさまざまな条件で実施されているが，近年では自動機も導入されている[1,2]。

1. 使用する試薬

0.075mol/L KCl，カルノア固定液（メタノール：酢酸＝3：1の混合液で使用直前に調整する），0.25％トリプシン，2％ EDTA・4Na，1％クエン酸ナトリウム，5：2カルノア固定液（メタノール：酢酸＝5：2の混合液）。

2. 操作法

(1)浮遊培養系

末梢リンパ球，骨髄細胞，リンパ球細胞株，リンパ節細胞などが対象となる。

1) コルセミド処理後，容器中の全量を遠沈管に移し390g（1,500rpm）で5分遠心する。
2) 丁寧に上清を除去し，0.075mol/L KClを5mL添加して泡立てないように混和し，37℃の恒温槽に15分静置し，低張処理する。
3) 丁寧にピペットで混和し，カルノア固定液を0.5mLを重層するように管壁に沿って徐々に加える。
4) 細胞浮遊液とカルノア固定液の全量をピペットで素早く丁寧に混和する。
5) 390g（1,500rpm）で5分遠心，上清を除去後にカルノア固定液を3mL加え混和し，390g（1,500rpm）で5分遠心する。この操作を上清が無色透明になるまで数回繰り返し，固定処理する。
6) わずかに白濁する程度にカルノア固定液を加え，細胞浮遊液とする。
7) デジタル式の温湿度計と加湿器を使用して，温度20〜25℃，湿度30〜50％の環境下で，水で濡らしたガーゼ上にスライドガラスを載せる。スライドガラス上の約1cmから，スライドガラスの一端に細胞浮遊液を静かに1滴落とし，スライドガラス上に染色体を展開する。
8) 完全に乾いた後，もう一方の端に2滴目を滴下する。
9) 倒立顕微鏡で観察し，同心円状で染色体の飛び散りがなく，重なりの少ない染色体標本を作製する。

(2)単層培養系

羊水細胞の間接法，皮膚線維芽細胞，腫瘍組織，絨毛細胞では培養器に接着して増殖するため，培養器から細胞を剥離してから標本作製する。

1) 0.25％トリプシン溶液5mLに2％ EDTA・4Na 50μL添加し，37℃に加温する。
2) 培養器内の培養液を静かに遠沈管に移す。
3) 培養器に1)を数mL添加し直ちに取り除き，2)の遠沈管に移し，170g（1,000rpm）で5分遠心して上清を除去する。
4) 培養器に1)を数mL添加し，炭酸ガス培養器に5分静置する。
5) 倒立顕微鏡で細胞の剥離状態を観察する。剥離した細胞の形態は紡錘状から球状になる。
6) 細胞が完全に剥離したら，2)の遠沈管にすべて移し，培養器をPBS(−)で数回洗う。

■11章　染色体検査法

7）p.217　（1）浮遊培養系の方法2）以降に従う。

検査室ノート　展開について

　　記載した方法は，空気乾燥法を基本としているが，蒸気乾燥法として60〜70℃の恒温槽に試験管立などを置き，水面近くにスライドガラスを並べ細胞浮遊液を滴下する方法もある。同じ条件でも，季節により標本の良否にばらつきを生ずるため，展開が不良な場合には条件を変えて良好な標本を作製する。

（3）羊水細胞の*in situ*法

1）コルセミド処理後，倒立顕微鏡でコロニーが発育していない容器の端部領域を探し，油性ペンでマークしておく。以降，常にこの部分から静かに試薬を添加する。

2）培養液を駒込ピペットで静かに除去する。

3）加温した1％クエン酸ナトリウム3mLを静かに加え，炭酸ガス培養器に30分静置し，低張処理する。

4）メタノール5：酢酸2のカルノア固定液を調整し，低張液1mLに対し固定液2滴添加し10分静置する（コロニーが白く見えてくる）。なお，固定液添加は慎重にゆっくり1滴ずつ静かに滴下する。

5）固定液を10滴添加し5分静置する。ただし，大きいコロニーが剥がれてきたときには取り除く。

6）固定液を1mL添加し5分静置する。

7）固定液を2mL添加し5分静置する。

8）以降の処理は，ディッシュの底面が空気中に触れないよう水平に保ち，カルノア液でおおわれている状態に保持する。ディッシュ中の固定液約4mLを取り去り，新たに固定液2mL添加する。

9）固定液のもやもやとした動きがなくなったら，2mL除去し，さらに固定液を2mL添加する。

10）2mL除去し，さらに固定液を2mL添加して2分静置する。

11）上記10）を3〜4回繰り返す。

12）固定液をできるだけ除去し，展開処理する。

13）G分染は，標本を50℃で一晩エージング後に実施する。

14）ディッシュのふちをできるだけハサミで切り取り，直径55mmディッシュを貼るための大型スライドガラスに両面テープで付けて観察する。

検査室ノート　*in situ*法におけるモザイクの判定基準と対処

　レベルⅠ：1個のディッシュまたは1個のコロニーで異常が1細胞見られる例
　レベルⅡ：1個のディッシュまたは1個のコロニーで同一の異常が2細胞以上見られる例
　レベルⅢ：複数のディッシュまたは複数のコロニーで同一の異常が複数見られる例
　レベルⅠのモザイクは偽モザイクと判定できるが，レベルⅡ・Ⅲのときには別のディッシュから*in situ*法で標本作製し，分析細胞を追加する。

● **3. 保存**

　カルノア固定した細胞は，2mL程度の密栓できるチューブにカルノア固定液を満たし，メタノールの揮発を防ぐためにプラスチックパラフィンフィルムで密栓し，−20℃以下の冷凍庫に保存する。再使用する際には，新しいカルノア固定液で数回洗浄した後に展開処理する。

［園山政行］

📖 **参考文献**

1）佐野元裕，他：「染色体メタフェーズ展開装置"HANABI"を用いた染色体分析」，医学検査 2004；53：683-683.

2）儀間敬憲，他：「染色体標本作製の全自動化を目指して（第2報）—全自動細胞収穫装置（HANABI-PⅢ）の運用と改善について—」，日本染色体遺伝子検査学会雑誌 2016；34：25-25.

11.3 | 分染法

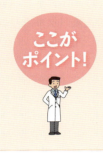

ここがポイント！
- 染色体を同定する目的としてQおよびG分染が実施され，G分染が広く利用される。
- 常に安定した分染像を表出できるように，条件を設定する。
- R分染，C分染，NOR分染などは，染色体の特定領域の異常を解析する目的で利用される。

　各染色体に固有の縞模様を表出させる染色法を分染とよぶ。1970年代頃より蛍光色素を使用したQ分染法，次いでG分染法が開発された。核型分析では，G分染法を使用し特定の領域を観察する目的として，C分染法やNOR分染法などを利用するが，最近ではFISH法で特定領域を観察する機会が増えている。各分染法にはさまざまな方法があり，G分染法においても，施設により独自の方法で利用されている。各種分染法の一例を示し，分染法の特徴を表11.3.1に示す。

表11.3.1 各種分染法の一例と分染法の特徴

	原理	染色部分	各種分染法の特徴
G分染	トリプシン処理により染色体高次構造が粗密化する	DNA塩基のAT部が濃染する	バンドの濃淡が鮮明で光学顕微鏡で観察でき，長期保存が可能であるため汎用される。分染の良否はトリプシン処理時間に依存し，試し染めの標本が必要である
Q分染	キナクリンマスタード，ヘキスト33258はAT塩基に特異的に結合する	DNA塩基のAT部，Y染色体長腕部が強く光る	染色体の形態が損なわれず安定したバンドが得られ，標本が1枚のみでも確実に染色できるが，蛍光顕微鏡での観察となる
R分染	クロモマイシンA_3はGC塩基，メチル緑はAT塩基に特異的に結合する	DNA塩基のGC部が強く光る	G，Q分染とバンドの濃淡が逆転し，これらの淡染部位での構造異常の解析に有効となる。とくに，蛍光色素で染色したQ分染では，脱色後R分染をすることにより，同一標本での連続分染が可能となる
C分染	DNAが前処理により単鎖化し，$Ba(OH)_2$処理で二本鎖となり染色液で濃染する	動原体，Y染色体末端	各染色体の動原体，Y染色体末端，1番，9番，16番染色体の二次狭窄部分のみが染色される。個々の染色体の同定には使用できない
NOR分染	Agにより核小体形成部位が染まる	D，G群の短腕二次狭窄部位	13〜15番のD群，21〜22番のG群染色体の短腕二次狭窄部位で転写活性のあるrRNA遺伝子局在部位のみが染まる。個々の染色体の同定には使用できない
高精度分染	EtBrが細胞周期のG_2期において染色体凝縮を抑制	DNA塩基のAT部が濃染する	特定染色体の限定領域を550バンド以上の詳細なバンドで解析する。ただし，染色体の弯曲，重なり合い，相同染色体間でバンドが一致しない例もあるため再現性を確認する

11.3.1　Q分染

　アクリジン系の蛍光色素であるキナクリンマスタードで染色する方法をQ分染法という。原法ではキナクリンマスタードのみの染色であるが，ベンズイミダゾール系色素であるヘキスト33258との二重染色法では，単独で染色したときよりも強調された明瞭なバンドが得られる。前処理を必要とせず標本作製後ただちに染色でき，染色体の形態を損なわないため，標本が1枚のみでも確実に分染できる特徴がある（図11.3.1）。

1. 使用する試薬

①pH4.5マッキルベインバッファー，②2.5mg/mLキナ

用語　蛍光 in situ ハイブリダイゼーション（fluorescence in situ hybridization；FISH），デオキシリボ核酸（deoxyribonucleic acid；DNA），アデニン（adenine；A），チミン（thymine；T），グアニン（guanine；G），シトシン（cytosine；C），リボソームリボ核酸（ribosomal ribonucleic acid；rRNA），マッキルベイン（McIlvaine）バッファー

11章 染色体検査法

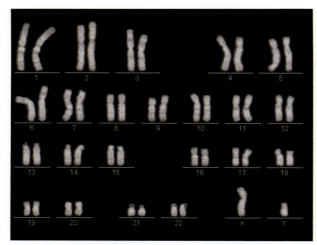

図11.3.1　Qバンドの男性核型

クリンマスタード（QM）溶液：粉末をエタノール2〜3mLで溶解し，蒸留水で40mL（2.5mg/mL）とする。これを0.25mLずつ分注し，凍結保存する。使用時に溶解しマッキルベインバッファー50mLに加える，③20μg/mLヘキスト33258溶液：粉末をエタノール2〜3mLで溶解し蒸留水で100mL（1mg/mL）とする。これを1mLずつ分注し，凍結保存する。使用時に溶解し，マッキルベインバッファー49mLに加える，④グリセリン封入液（グリセリンとpH4.5 マッキルベインバッファーの1：1混合液。

● 2. 操作方法

1) 標本をQM溶液に10分浸し，染色する。
2) 蒸留水で水洗後，乾燥する。
3) ヘキスト33258液に10分浸し，染色する。
4) 蒸留水で水洗後，乾燥する。
5) グリセリン封入液で封入し，蛍光顕微鏡で観察する。

11.3.2　G分染

塩類溶液での加熱処理や蛋白分解酵素で処理後にGiemsa染色して得られる分染法である。バンドが鮮明で光学顕微鏡で観察でき，最も利用されている。染色の原理は明らかでないが，トリプシン処理により染色体高次構造が粗密化すると考えられている。前処理として標本の乾燥処理（エージング）が必要で，トリプシンの処理時間が検体により異なり，試し染めのパイロット標本が必要である。高精度分染法標本の分染も同様に行う（図11.3.2）。

● 1. 使用する試薬

PBS（−），0.25％トリプシン溶液，5％ Giemsa染色液，50％メタノール溶液，標本封入剤（マリノールなど）。

● 2. 操作方法

1) 標本作製後，50〜60℃で一晩乾燥させ，エージングする。
2) 0.25％トリプシン溶液をPBS（−）で10倍に希釈し，0.025％溶液にする。
3) 試し染めに，標本を0.025％トリプシン溶液に30秒前後浸す。
4) PBS（−）に浸しトリプシンの反応を停止する。
5) 50％メタノール溶液でメタノール媒染する。

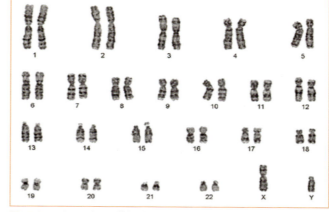

図11.3.2　Gバンドの男性核型

6) 5％ Giemsa染色液にて3分，染色する。
7) 軽く水洗してから観察し，バンドの良否を判定してトリプシン処理時間を決定する。すなわち，バンドが弱くGiemsa染色に近い感じならば，トリプシン処理時間を長くする。染色体全体が膨化するなど，染色体の形態が崩れているときは，トリプシン処理が過剰であるため，処理時間を短くする。
8) 永久標本とするときは，標本封入剤などで封入する。

用語　キナクリンマスタード（quinacrine mustard；QM），ギムザ（Giemsa）染色

検査室ノート　高精度G分染への対応

細長い染色体はトリプシンにより損傷を受けやすいため，通常の処理時間より短くする。高精度G分染の分析では，550〜850バンド相当の細長い染色体の特定領域を対象として，相同染色体間で異常の再現性について検討する（図11.3.3，11.3.4）。

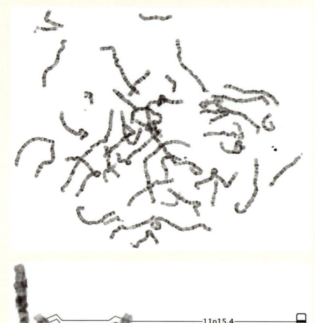

図11.3.3　高精度G分染の分裂像（850バンド）

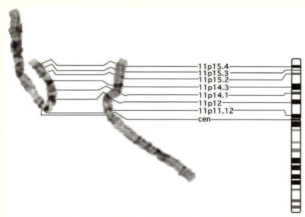

図11.3.4　正常11番染色体の高精度G分染（850バンド）

11.3.3　R分染

G，Q分染とバンドの濃淡が逆転した分染像が得られ，G，Q分染の淡バンド部での異常の解析に有効である。塩類溶液で熱処理後Giemsa染色する方法，DNA合成後期に5-ブロモデオキシウリジン（BrdU）を取り込ませる方法などある。ここでは，色素の塩基対特異的結合性を利用したクロモマイシンA_3（CHA_3）による方法を記載する。この方法では，Q分染で解析後，次いでR分染を行う連続分染が可能となる（図11.3.5）。

1. 使用する試薬

0.14mol/Lリン酸バッファー（pH6.8），100μM CHA_3溶液，0.15M NaCl/0.005mol/L Hepesバッファー，メチル緑，70％エタノール，グリセリン。

2. 操作方法

1) CHA_3に0.14mol/Lリン酸バッファー0.2mL加える。
2) 0.14mol/Lリン酸バッファーに標本を10分浸す。

用語　5-ブロモデオキシウリジン（5-bromo-2′-deoxyuridine；BrdU），クロモマイシンA_3（chromomycin A_3；CHA_3）

3) 標本に1) を最低100μL載せ，気泡が入らないようカバーガラスを被せ10分染色する。
4) メチル緑2.6mgを0.15mol/L NaCl/0.005mol/L Hepesバッファー50mLで完全に溶解する。
5) 3) の後，0.15mol/L NaCl/0.005mol/L Hepesバッファーに標本を入れ，カバーガラスを傷つけないように外す。
6) 4) のメチル緑に標本を浸し，10分染色する。
7) 0.15mol/L NaCl/0.005mol/L Hepesバッファー中で軽く1～2回リンスする[*1]。
8) グリセリンを数滴載せ，カバーガラスを被せ均等に広げる。

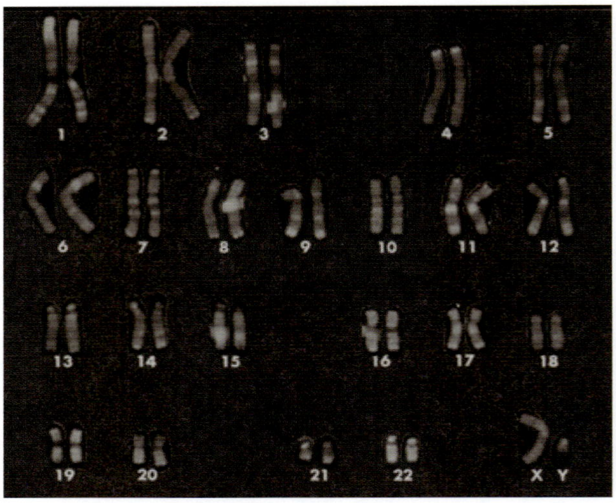

参考情報
[*1] R分染での注意：操作方法5) において0.15mol/L NaCl/0.005mol/L Hepesバッファーに入れ過ぎると，メチル緑が落ち，淡バンドが弱くなりコントラストがつかなくなる。

図11.3.5　Rバンドの男性核型

11.3.4　C分染

先天的な異質染色質や動原体の部分を特異的に染める。とくに1番，9番，16番染色体の長腕部動原体付近とY染色体の長腕末端部には，正常変異とみなされている異質染色質の遺伝的な変異が見られる。この領域での異常を確認する場合に選択する分染法である（図11.3.6）。

1. 使用する試薬

①0.2mol/L HCl，②2×SSC，③2% Giemsa染色液，④50%メタノール，⑤5% $Ba(OH)_2$ 溶液：$Ba(OH)_2$ は難容性であり完全に溶解しない。このまま使用すると，標本上に結晶が残るために，使用する前にNo.6の濾紙で溶液を濾過する。

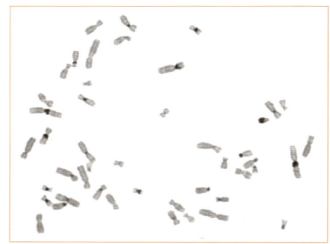

図11.3.6　Cバンド

2. 操作方法

1) 標本4枚を一晩エージング後，0.2mol/L HCl中に室温で1時間浸す。
2) 軽く水洗する。
3) 50℃に加温した5% $Ba(OH)_2$ 溶液に1枚ずつ（3分，5分，7分，10分）浸す。
4) 水洗する。
5) 60℃に温めた2×SSCで1時間処理する。
6) 水洗後，50%メタノールに10秒程度浸す。
7) 2% Giemsa染色液で2時間染色する。
8) 軽く水洗し検鏡する。

用語　Hepes〔4-(2-hydroxyethyl)-1-piperazineethanesulfonic acid〕，異質染色質（constitutive heterochromatin），SSC（saline sodium citrate）

11.3.5 NOR 分染

細胞核の中の核小体（仁）形成部位（NOR）を特異的に染め出す分染法である。D群，G群染色体対の付随体（サテライト）の柄のみが染まる。AgNO₃を使用する銀染色法が簡便性，再現性のよさから広く利用されている（図11.3.7）。

● **1. 使用する試薬**

50% AgNO₃，50%メタノール，1% Giemsa 染色液。

● **2. 操作方法**

1) 標本を一晩エージングする。
2) 標本上に50% AgNO₃を3～4滴載せ，カバーガラスをかけた湿潤箱中で37℃，2日間染色する。また，50℃では2～5時間処理する。
3) 蒸留水でカバーガラスを外す。
4) 50%メタノールに10秒入れる。
5) 1% Giemsa 染色液で7～10分染色する。
6) 水洗する。

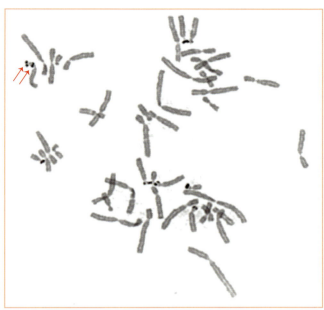

図 11.3.7　NOR バンドによるダブルサテライト（矢印）

11.3.6 姉妹染色体分染法

分裂中期の染色体は，細胞周期のS期に複製した染色分体2本が動原体で結合したもので，姉妹関係にあるため姉妹染色分体とよばれる。姉妹染色分体は，S期に対照的に入れ換わり部分的に交換する現象があり，これを姉妹染色分体交換（SCE）という。BrdU存在下で細胞を2細胞周期の期間培養すると，DNA二本鎖のうち一本鎖のみ取り込んだ染色分体（TB分体）と二本鎖双方に取り込んだ染色分体（BB分体）を形成する。このBrdUによる標識の違いを染色にて定量的に評価する方法である。SCEはDNA損傷の指標，化学物質の変異原性の検定，がん原性物質のモニタリング法として利用できる。SCEは培養法，培養時間，培養液に添加する血清，BrdU濃度など多くの要因を受けて変動するため，常に一定の方法，一定の条件で行うことが重要である。蛍光色素とGiemsa染色液を使用するFPG法について記載する[1,2]。

● **1. 使用する試薬と器具**

①イーグルMEM培養液，②0.5μg/mL ヘキスト33258，③BrdU溶液：生理食塩水で2mg/mL濃度とし-20℃で保存，④pH8.0 マッキルベインバッファー，⑤ホットプレート，⑥15Wブラックライト，⑦2% Giemsa 染色液。

● **2. 操作方法**

1) ヒト末梢血について，20% FBS加のイーグルMEM培養液を使用し，PHAを添加して培養を開始する。
2) 最終濃度2μg/mLになるようBrdUを添加し，さらに24時間培養して2回細胞周期を経過させる。
3) コルセミド（最終濃度0.05～0.1μg/mL）を添加し1～2時間培養を継続する。
4) 以降，p.217　11.2節（1）浮遊培養系の方法に従う。
5) 0.5μg/mLヘキスト33258で15分染色する。

✎ **用語**　核小体（仁）形成部位（nucleolar organizing region；NOR），姉妹染色分体交換（sister chromatid exchange；SCE），FPG（fluorescence plus Giemsa），イーグル最小必須培地（Eagle's minimal essential medium；イーグル MEM）

■11章　染色体検査法

6）pH8.0 マッキルベイン緩衝液で封入する。

7）50℃ホットプレート上で，15Wブラックライト2本を使用し，5cmの距離から15分照射する。

8）2% Giemsa染色液で15分染色する。

9）分析では，鮮明に染色された細胞について最低20細胞

を算定する。TB分体は濃染，BB分体は淡染する。染色分体間で濃淡が入れ換わっている1カ所を1個のSCEとして数える。動原体領域での染色の濃淡の切り換えは，ほとんどがねじれでなくSCEとして算定する。

検査室ノート　姉妹染色分体分染法について

1）培養液はRPMI1640よりチミジンを含まないイーグル MEMまたは199培養液がよい。

2）個人のSCE値は，算定した全細胞の平均SCE値±SEで表す。データの比較にはスチューデントのt検定が使用されるが，一般的にSCE分布は正規分布を示さないとされる。合理的な変数変換法として次の方式を示す。

$$SCE=\log(SCE+1)$$
$$SCE=\sqrt{(SCEの合計)}+\sqrt{(SCEの合計+1)}$$

［園山政行］

📖 **参考文献**

1）山本克哉，他：「姉妹染色分体交換（SCE）」，臨床病理 臨時増刊特集第80号，119-128，臨床病理刊行会，1988.

2）中川原寛一，他：「6）SCE」，臨床検査 1992；36：154-159.

11.4 核型分析

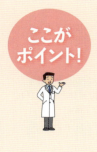

ここがポイント！
- 顕微鏡観察では，染色体をペアで分析していくと欠失などの異常を見つけやすく，初心者でも染色体の同定ポイントの順番で観察するとわかりやすい。
- 核型分析は，バンドレベルの低いメタフェーズの方が異常の有無を判断しやすい場合があり，バンドレベルの高いもので切断点を判断し，核型を決定することができる。
- 核型記載法は，一定のルールにもとづいて染色体核型を表す染色体検査の基本で，これを使うことで複雑な染色体異常も表現できる優れたしくみである。
- 一方，専門家でない医療従事者には難解な記載もあるので，専門家が核型記載を補足説明する必要がある。

11.4.1 顕微鏡観察

1. 鏡検による分析

(1) 先天性疾患
1) 400〜550バンドレベルで染色体間の重なりが少ないメタフェーズを探す。
2) 本数をカウント後，一対ずつ2本の相同染色体のバンドに相違がないか観察する。Gバンドによる染色体同定のポイントは図11.4.1〜11.4.5を参照。
　初心者の場合，まず一番大きなA群から観察するとよい。次にサテライトのあるD群，G群を探す。そして大きさが近似しているE群，F群を探す。最後にA群の次に大きい次中部着糸型のB群，C群の順で観察するとわかりやすい。
3) モザイクの判定のために，最低20細胞について染色体数のカウントを行う。
4) 顕微鏡ステージのメモリを控え，写真撮影に適するメタフェーズに印を付けておく。
5) 目視で判断しにくい場合は，染色体の配置を紙に書いてスケッチする。対で番号を振っていき，2本を比較して異常がないか確認する。
6) 構造異常はややバンドレベルが低いメタフェーズの方が異常の有無が判断しやすい。構造異常を認めた場合は切断点を決定するために，さらにバンドレベルの高いメタフェーズを探し，部分核型として判断する。

(2) 腫瘍細胞
1) 分析の方法は先天性疾患と変わらないが，骨髄血やリンパ節の腫瘍細胞は静脈血と比較するとバンドレベルも低く，メタフェーズの展開も悪いので，分析可能なメタフェーズはできる限りバンドレベルを変えて観察する。
2) 落とし穴：正常細胞は分裂状態がよく，腫瘍細胞は分裂状態が悪い傾向にあるので，バンドレベルの高い細胞ばかりカウントして鏡検すると，腫瘍細胞を見落としてしまう危険性がある。
3) ポイント：ある程度特異的染色体異常を頭に入れて鏡検する。

2. 写真撮影

1) 先天性の場合は，数細胞について写真撮影する。微細欠失などのある症例はバンドレベルの高いメタフェーズについても部分核型用に撮影する。
2) 腫瘍細胞の場合は，多クローンが存在することもあるので，クローンごとにバンドが明瞭なメタフェーズを数細胞撮影する。

用語 動原体（centromere；cen）

11章　染色体検査法

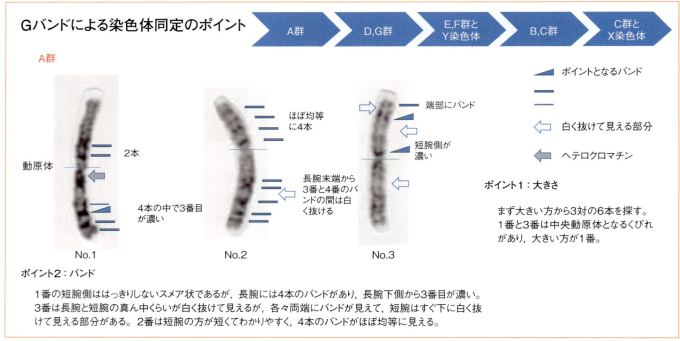

図11.4.1　A群染色体の見分け方

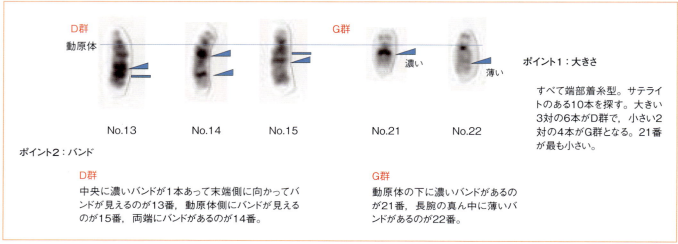

図11.4.2　D，G群染色体の見分け方

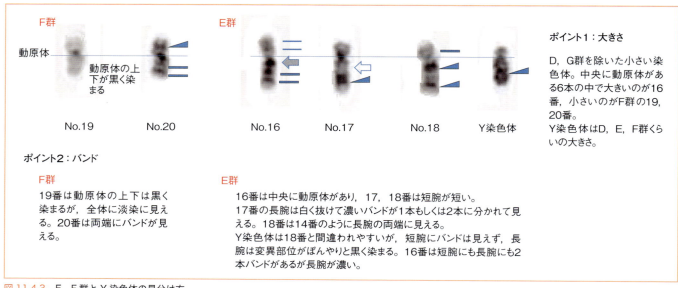

図11.4.3　E，F群とY染色体の見分け方

226

11.4 | 核型分析

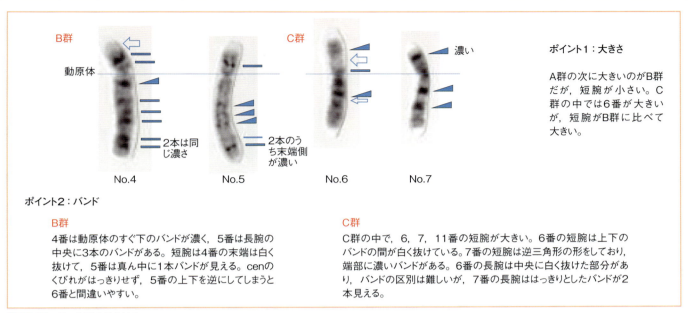

図11.4.4 B, C群の見分け方

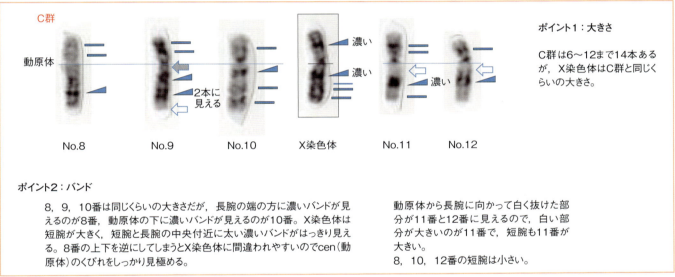

図11.4.5 C群とX染色体の見分け方

11.4.2 核型分析

● 1. 核型貼付

1) 染色体台紙に，切り取った染色体を各々の番号のところに置いて並べていく。ハサミは，通常のハサミより外科用曲剪刀両鈍のハサミの方が使いやすい。
2) 上下を確認してセントロメアを合わせ，2本の相同染色体のバンドが一致するか確認する。
3) メンディングテープで貼り付ける（セロハンテープは時間とともに黄ばんでくるので長期保存には不向きである）。

● 2. 核型判定

ISCN2016[1]の模式図のバンドパターンと比較しながら切断点を決定する。

Gバンドによる染色体同定のポイントは図11.4.1～11.4.5を参照。

［佐藤悦子］

用語　ヒト染色体国際命名規約（International System for Human Cytogenetic Nomenclature；ISCN），模式図（ideogram）

11.4.3 染色体異常の記載方法

1. 国際命名法

染色体核型表記方法のルールは，国際規約（ISCN）で規定されている．2018年6月現在，ISCN2016が最新版として発行されている．本項はISCN2016に記載されている命名法にもとづき基本的な表記方法を記す．

2. 記載方法

(1) 染色体バンドの命名規則

染色体は1番から22番，X染色体，Y染色体に区別される．G分染法ではそれぞれの染色体ごとに固有の白黒の帯状の濃淡（バンドとよぶ）が見られ，バンドごとに番号が付いている．図11.4.6は8番染色体の400バンドレベルの模式図である．動原体位置を中心に短い方をp（短腕），長い方をq（長腕）と表す．バンドを表す数字は，動原体を起点として短腕，長腕それぞれの末端に向かって大きくなっていく．矢印のバンドは，8q24.2と記し，「はち，きゅう，に，よん，てん，に」とよぶ．

(2) 一般的原則

最初に染色体数，コンマ（,）で区切って性染色体構成をXYの順で記す．

　46,XX　正常女性の核型
　46,XY　正常男性の核型

(3) 染色体数の異常

染色体の増減は46本の染色体を基本として，そこからの増減を＋，－で表す．

　47,XY,+21

　　染色体数が47本で21番染色体が3本あるトリソミーを表す．

　46,XY,-7,+8

　　染色体数が46本で，7番染色体が1本のモノソミー，8番染色体が3本のトリソミーを表す．

　注）dminは染色体本数に数えない．

(4) 構造異常

染色体の構造に異常があるときには，構造異常の種類を略号として表す．表11.4.1に代表的略号をまとめた．

①欠失（略号：del）

　46,XY,del(5)(q13)

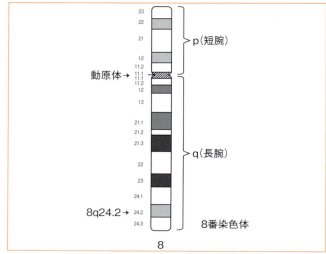

図11.4.6　染色体バンドの命名規則

表11.4.1　ISCNで用いられるおもな略号と記号

略	欧名	和名
add	Additional material of unknown origin	由来不明の付加断片
c	Constitutional anomaly	構成的核型（先天異常の意味）
cp	Composite karyotype	混成核型
del	Deletion	欠失
der	Derivative chromosome	派生染色体
dic	Dicentric	二動原体
dmin	Double minute	二重微小染色体
dup	Duplication	重複
i	Isochromosome	同腕染色体
idem	Denotes the stemline karyotype in a subclone	サブクローンの中の幹細胞の核型
ider	Isoderivative chromosome	同腕派生染色体
idic	Isodicentric chromosome	同腕二動原体染色体
ins	Insertion	挿入
inv	Inversion	逆位
mar	Marker chromosome	由来不明染色体
p	Short arm of chromosome	染色体の短腕
q	Long arm of chromosome	染色体の長腕
r	Ring chromosome	環状染色体
sl	Stemline	幹細胞系
t	Translocation	転座

　　5番染色体q13から長腕末端までの欠失を表す．端部欠失とよぶ（図11.4.7）．

　46,XY,del(5)(q13q33)

　　5番染色体q13からq33までの欠失．中間部欠失とよぶ．

②転座（略号：t）

　46,XY,t(9;22)(q34.1;q11.2)

　　9番染色体のq34.1の切断点で切れ，22番染色体のq11.2の切断点で切れ，切れた断片が相互に入れ替

用語　染色体核型（karyotype）

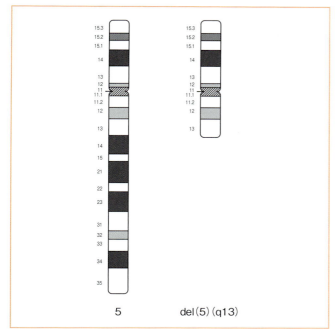

図 11.4.7　欠失

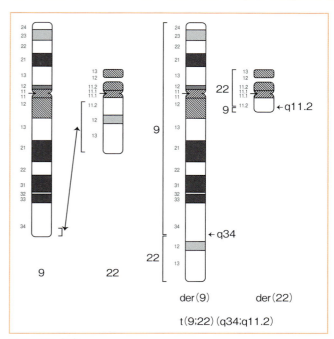

図 11.4.8　転座

わった相互転座。セミコロン（;）は切断と再結合を表す記号（図11.4.8）。

③逆位（略号：inv）

46,XY,inv(16)(p13.1q22)

1本の16番染色体のp13.1とq22の切断点で切れて，ひっくり返り再結合した逆位。1本の染色体で切断と再結合した逆位では，p13.1とq22の間にセミコロン（;）は記載しない。短腕と長腕の切断点で切れたので，腕間逆位とよぶ（図11.4.9）。

46,XY,inv(3)(q21q26.2)

1本の3番染色体のq21とq26.2の切断点で切れて，ひっくり返り再結合した逆位。同一腕内（この場合長腕）の逆位なので腕内逆位とよぶ。

④同腕染色体（略号：i）

46,XY,i(21)(q10)

1本の21番染色体の動原体で切断し，長腕のみが倍加して上下に結合した同腕染色体。21番染色体長腕は，3本分あることになるので，21トリソミーと同一の臨床と考えられる（図11.4.10）。

⑤二動原体染色体（略号：dic）

45,XY,dic(13;15)(q22;q24)

13番染色体のq22と15番染色体のq24の切断点で切れ，再結合した二動原体染色体。13番染色体のq22から長腕末端までと，15番染色体q24から長腕末端までが欠失している。染色体数45本で，正常な13番染色

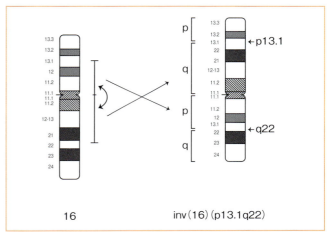

図 11.4.9　逆位

体と15番染色体はそれぞれ1本ずつである（図11.4.11）。

⑥派生染色体（略号：der）

47,XY,t(9;22)(q34.1;q11.2),+der(22)t(9;22)

9番染色体と22番染色体の相互転座があり，さらに相互転座の結果できた異常22番染色体が倍加した状態。ダブルPh染色体とよぶこともある（図11.4.12）。

47,XY,+der(?)t(?;9)(?;q22)

1本の由来不明の染色体の過剰。由来不明染色体の一部は9番染色体のq22から長腕末端までをもっている。

✎ 用語　動原体（centromere；cen），欠失（deletion；del），転座（translocation；t），逆位（inversion；inv），同腕染色体（isochromosome；i），二動原体（dicentric；dic），派生染色体（derivative chromosome；der）

11章　染色体検査法

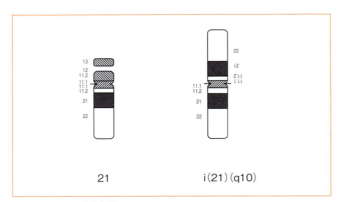

図11.4.10　同腕染色体

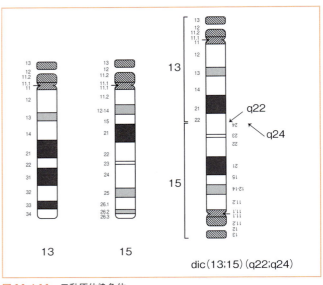

図11.4.11　二動原体染色体

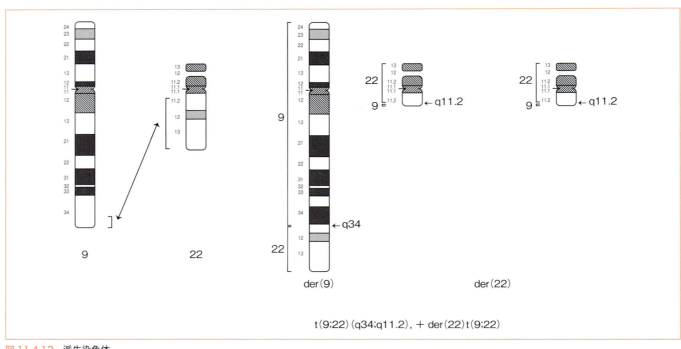

図11.4.12　派生染色体

⑦**由来不明の付加断片（略号：add）**

46,XY,add(19)(p13.3)

19番染色体のp13.3に由来不明の染色体断片が付加している。付加している由来不明断片の大きさに関わらず同じ記載になる（図11.4.13）。

⑧**由来不明染色体（略号：mar）**

47,XY,+mar

1本の由来不明の染色体が過剰。

⑨**構成的核型（略号：c）**

48,XX,+8,+21c[20]

+21はもともともたれている染色体異常，+8が腫瘍細胞に認められた染色体異常。

腫瘍細胞などで認められた染色体異常が，先天的にもたれている染色体異常を含む場合，後天的に獲得した染色体異常と区別するために「略号：c」を付ける。

 用語　由来不明の付加断片（additional material of unknown origin；add），由来不明染色体（marker chromosome；mar），構成的核型（constitutional anomaly；c）

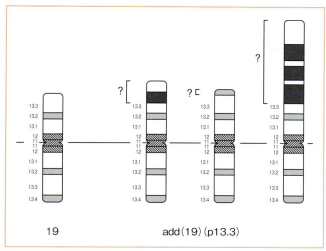

図11.4.13 由来不明の付加断片

(5) 正常変異

正常変異または染色体異型性は表現型に影響しない構造異常と考えられている。したがって，このような構造異常を認めたときに，染色体異常があると判断するのは誤りで，注意を要する。

①大きさの変異

1番，9番，16番染色体の長腕ヘテロクロマチン部，Y染色体長腕遠位部は人により大きさが異なる。

②逆位

inv(1)(p13q21)　inv(2)(p11.2q13)　inv(3)(p11.2q12)
inv(9)(p12q13)　inv(10)(p11.2q21.2)
inv(16)(p11.2q12.1)　inv(Y)(p11.2q11.2)

(6) 染色体異常の記載順

性染色体の増減，構造異常を記し，次に常染色体の番号順に増減，構造異常を記す。同じ染色体の構造異常は略号のアルファベット順に記す。由来不明の染色体は，der(?)，mar，dminの順で記す。

48,X,−Y,add(2)(q31),del(2)(p23),+8,t(8;21)(q22;q22.1),+der(?)t(?:3)(?;q21),+mar,2〜5dmin

(7) クローンの定義

同じ染色体の欠失を3細胞以上，同じ構造異常や同じ染色体の過剰を2細胞以上認める場合，クローンとする。ただし，同じ人が以前の検査で同じ染色体異常を認めた場合は1細胞でもクローンとする。正常細胞は1細胞でもクローンとする。

(8) 複数の染色体異常があるとき

染色体分析の結果，染色体異常が細胞ごとに異なるモザイクの場合は以下のように記載する。

46,XY,t(9;22)(q34.1;q11.2)[15]/46,XY[5]

15細胞に9番染色体と22番染色体の相互転座を認め，5細胞に正常男性核型を認めた例。異なる染色体異常の核型の間は斜線（/）で区切る。それぞれの核型の分析した細胞数は角かっこ（[ ]）内に記す。正常クローンが存在する場合，常に最後に記載する。

(9) 幹細胞系と副細胞系

腫瘍の染色体分析の結果を記載するときには，クローンのもととなった細胞の核型（Stemline）を最初に記載する。クローンのもととなった細胞の核型がわからないときには，分析した細胞数が多いクローンの核型（Mainline）を最初に記載する。

最初に記載したクローンの核型を基準として，残りのクローンの核型を記載するときには，「略号：idem」もしくは「略号：sl」「略号：sdl」を使って記載を省略することができる。

例1）省略せずに記載する場合

46,XX,t(9;22)(q34.1;q11.2)[3]/47,XX,+8,t(9;22)(q34.1;q11.2)[17]/48,XX,+8,+9,t(9;22)(q34.1;q11.2)[3]

例2）idemを使って省略して記載する場合

46,XX,t(9;22)(q34.1;q11.2)[3]/47,idem,+8[17]/48,idem,+8,+9[3]

例3）sl，sdlを使って省略して記載する場合

46,XX,t(9;22)(q34.1;q11.2)[3]/47,sl,+8[17]/48,sdl1,+9[3]

(10) 混成核型（略号：cp）

腫瘍の場合などで核型が非常に複雑で細胞ごとに異なるときに，複数の細胞の核型を略号「cp」でまとめて記載することができる。

例）もとの核型

42,XX,−2,−16,−21,−22[1]
44,XX,−1,−7,+8,−11[1]
44,XX,−7,+8,−12,−13[1]
43,XX,−7,−18,−20[1]
46,XX,−7,+8[1]

混成核型［cp］で記載する場合

43〜46,XX,−7,+8[cp4]

クローンの定義に則り記載する。つまり，染色体数42の細胞の−2，−16，−21，−22はほかの細胞にはなくク

✎ **用語**　正常変異（valiant），染色体異型性（chromosomal heteromorphism），二重微小染色体（double minute；dmin），サブクローンの中の幹細胞の核型（denotes the stemline karyotype in a subclone；idem），幹細胞系（stemline；sl），副細胞系（sideline；sdl），混成核型（composite karyotype；cp）

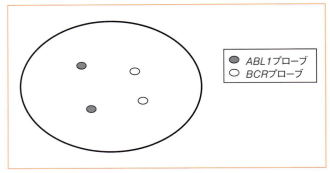

図 11.4.14　プローブを使用した際の表記例①

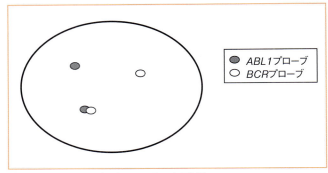

図 11.4.15　プローブを使用した際の表記例②

ローンの定義から外れるので記載しない．同様に−1，−11，−12，−13，−18，−20 も記載しない．混成核型で記載したときには，記載した核型と同様な染色体異常をもった細胞はないことに注意が必要である．

(11) *in situ* ハイブリダイゼーション
①中期核 *in situ* ハイブリダイゼーション
　ish を用いて表現する．分染法の染色体分析結果の後に，ピリオド（.），ish の後に使用したプローブが座位する染色体の位置，カッコ内に使用したプローブ名か genome data base の略号，複数のシグナルがあればシグナル数（×n）を記載する．
　46,XY.ish 22q11.2（D22S75×2）
　　染色体分析結果：正常男性核型，FISH 法の 22q11.2 に座位する，D22S75 プローブを使ったところ 2 つのシグナルが見られた．FISH 法でも正常という意味．
　46,XX.ish del(22)(q11.2q11.2)(D22S75−)
　　染色体分析結果：正常女性核型，FISH の D22S75 プローブで，22q11.2 領域の欠失が検出された．
　46,XY.ish dup(17)(p11.2p11.2)(RAI1++)
　　染色体分析結果：正常男性核型，FISH 法の *RAI1* プローブで，p11.2 領域の重複が見られた．

②間期核 *in situ* ハイブリダイゼーション
　nuc ish を用いて表現する．用いたプローブの結果のみを記載する．
　nuc ish（DXZ1×2）
　　DXZ1 プローブのシグナルが 2 個検出された．
　nuc ish（ABL1,BCR）×2
　　ABL1 と *BCR* プローブのシグナルが 2 個ずつ検出された（図 11.4.14）．
　nuc ish（ABL1,BCR）×2（ABL1 con BCR×1）
　　ABL1 と *BCR* プローブのシグナルが 2 個ずつ検出された．そのうち *ABL1* と *BCR* プローブの 1 つずつが近接している（図 11.4.15）．

(12) マイクロアレイ
①正常
　arr（1−22,X）×2　　　　正常女性
　arr（1−22）×2,（XY）×2　正常男性
②染色体の過剰
　arr（8）×3,（21）×3
　　8 番染色体と 21 番染色体の過剰．
③構造異常
　arr[GRCh38]6q21q25.1（113900000_149100000）×1
　　6q21q25.1 の欠失．

検査室ノート　染色体異常の記載における注意点

　核型記載だけでなく，必ず染色体異常の画像を見ながら核型を対比させ，下記 1）〜3）を確認する．
1）核型と染色体形態の比較
2）染色体異常の成り立ち（クローンの進展）
3）染色体の過不足
　染色体核型解析を行いながら，染色体異常から考えられる臨床的意義（病態の把握，予後予測，経過判定，治療効果判定など）を考察することが大切である．

11.4.4　画像解析装置

　染色体Gバンド解析では，分裂中期核（メタフェーズ）画像を撮影，染色体同士の切り離しを行い，カリオタイプするための画像解析装置を使用している。1980年代後半よりルーチン検査に導入され，コンピュータやCCDカメラ，プリンターの進化とともに，画質や操作性が向上し，現在では染色体検査をするうえで必須の装置となっている。図11.4.16に従来法との比較を示す。

　従来法と比較して画像解析装置を導入することで操作性の向上やカリオタイプ画像の保存が可能になるなどメリットが大きい。分裂中期核（メタフェーズ）を探し出し自動的に撮影する装置も開発されている。

　FISH法では，顕微鏡写真の代わりに蛍光画像を撮影する装置が販売されている。蛍光色素を使用していることで撮影するCCDカメラの感度が必要となるため，蛍光顕微鏡のシングルバンドパスフィルターを通した画像を，感度が高いモノクロCCDカメラで撮影し，後から擬似的にカラー画像に変換する方法を取っている装置が多い。撮影した画像を自動解析することで，シグナルの数や種類をカウントする装置も開発されている。

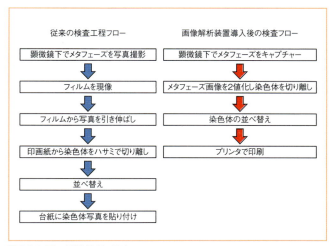

図11.4.16　画像解析の流れ

検査室ノート　画像解析装置で得られる画像の品質

　画像解析装置の操作性やプリントされる画像の品質は，得られる染色体そのものの形態に影響される。染色体の形態は培養工程や標本作製工程の結果得られる染色体標本の品質に大きく左右されるので，それら工程を標準化し安定させることが重要である。

［別府弘規］

参考文献

11.4.3
1) McGowan-jordan J, et al. (eds)："ISCN 2016：An international System for Human Cytogenomic Nomenclature (2016)"，Karger Publishers，2016．
2) 清水健司，他：「図解　染色体検査結果の報告書の読み方」，小児内科 2009；141：834-841．

11.5 蛍光 *in situ* ハイブリダイゼーション；FISH 法

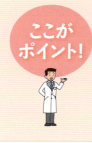

ここがポイント！

- 造血器腫瘍などに用いる FISH 法は，染色体検査と違って間期核でも目的の遺伝子異常を検出することができる。
- 先天性疾患の FISH 法は間期核だけで判断してはいけない。
- 先天性疾患の確定診断には目的に応じた染色体遺伝子検査方法を選択する必要がある。

11.5.1 FISH 法

● 1. 操作法

(1) 目的

FISH 法は，各々一本鎖に変性した染色体 DNA（標本）と標識された染色体 DNA プローブを直接標本上でハイブリダイズし，目的とする蛍光シグナルを検出する。

(2) DNA プローブの種類

① セントロメアプローブ（CEP）

染色体のセントロメア領域の α サテライト配列のプローブで，8 トリソミーなどの数的異常の腫瘍染色体の検出に用いることが多い。

② 領域特異的プローブ

染色体の特異的領域を検出できるため，特異的染色体転座や先天性疾患の欠失や増幅の検出に用いられる。

③ ペインティングプローブ（WCP）

染色体全体を検出する際に用いる。由来不明な染色体の同定，複雑な転座の場合に用いる。とくに挿入などの染色体異常に利用できる。

④ テロメアプローブ

染色体の短腕と長腕の末端を各々別の蛍光色素で標識させて検出する。染色体末端部分が関係していると思われる由来不明な（マーカー）染色体，複雑な転座の場合に有用である。

(3) 機器と試薬

① 試薬

プローブ，ハイブリダイゼーションバッファー，滅菌精製水，ホルムアミド，エタノール，20×SSC，NP-40，DAPI。

② 機器と器具

ハイブリダイゼーション装置，恒温槽，小型遠心機，蛍光顕微鏡，冷凍庫，冷蔵庫，ヒーター式インキュベーター（孵卵器），タイマー，コプリンジャー，湿潤箱，プッシュボタン式ピペット 2.5/10/100/1,000μL，ドライヤー，温度計，マイクロチューブ，スライドガラス，カバーガラス，ペーパーボンド，蛍光イマージョンオイルなどがある。

(4) 調整試薬

① 20×SSC

NaCl（塩化ナトリウム）155.3 g

$C_6H_5NaO_7 \cdot H_2O$（クエン酸 Na）88.7 g

精製水で溶かして 1,000 mL にする。

＊細菌が繁殖しやすいので 500 mL ずつに分けてオートクレーブにかける。pH7.0 に調整。室温で 6 カ月間保存可能。

(5) 操作手順

蛍光色素を直接標識した市販プローブが簡単に利用可能であるので，直接法について説明する。

用語 セントロメアプローブ（centromere probe；CEP），ペインティングプローブ（whole chromosome paint probe；WCP），テロメアプローブ（telomere probe），NP-40（Nonidet P-40），DAPI（4′,6-diamidino-2-phenylindole）

①標本の作製

作製方法は染色体標本作製と変わらないが，カルノア細胞浮遊液をスライドガラスに1滴滴下する。

②エージング・変性・ハイブリダイゼーション（FISH法1日目）

手順は図11.5.1参照。

1) エージング：37℃，2×SSC/0.1% NP-40に標本を30分入れる。エージングは染色体の膨潤を防ぎ，染色性も向上する。
2) 脱水エタノール系列（室温）
   i) 70%エタノール1分
   ii) 85%エタノール1分
   iii) 100%エタノール1分
   iv) 冷風ドライヤーで風乾（この間にエタノール系列を4℃に入れておくとよい）
3) 変性
   i) プローブの調整：IntelliFISH Hybridization Bufferを用いた方法で説明する。
      プローブと滅菌精製水で3µLにしたものに，IntelliFISH Hybridization buffer 12µLを混ぜ，全量が15µLになるよう調整する。IntelliFISH Hybridization bufferは粘性が高いのでピペッティングはゆっくり操作する。
   ii) 恒温槽を用いて標本とプローブを別々に変性させる。恒温槽設定温度は74℃にして70%ホルムアミド/2×SSCを加温する。標本を入れる前に温度を確認する。
      70%ホルムアミド/2×SSC，73±1℃，2分で標本を先に変性させる。
      季節などにより反応時間が変化することがあり，同じ時間でも細胞形態が崩れることがあるので，2分設定にして，反応が弱かったら時間を長めにするなどして調整する。
      *ハイブリダイゼーション装置を用いる場合はプローブの種類に合わせ，ハイブリダイゼーションの時間，温度を設定する。
   iii) 標本は4℃に冷やした脱水アルコール系列に各1分入れて冷風風乾する。
   iv) 調整したプローブを74℃設定の恒温槽でスポンジに浮かべて5分加温する。
      *脱水した標本とプローブの変性が一緒に終わるように時間を調節する。
4) ハイブリダイゼーション
   i) 調整プローブを標本の標的DNA部分にかけてカバーガラスを載せる。

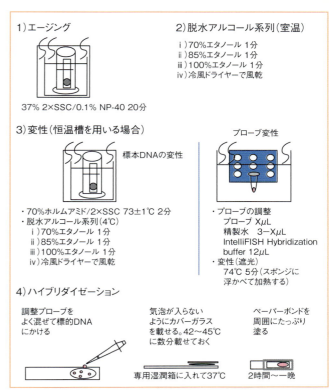

図11.5.1　エージング，変性，ハイブリダイゼーション（FISH法1日目）

   ii) 標本を42～45℃に数分置いてプローブが広がったらペーパーボンドを周囲に塗る。
      *ペーパーボンドはカバーガラス内の溶液の濃度を保つために使用する。
   iii) 専用湿潤箱に入れて37℃で2時間～一晩。
      *リンパ節標本などでシグナルが弱い場合は2～3日ハイブリダイゼーションの時間を長くしてみる。

③洗浄（迅速洗浄法）（FISH法2日目）

手順は図11.5.2参照。

1) カバーガラスをはがす：遮光した黒い箱の中に入れ，室温2×SSC中に入れて自然にカバーガラスがはがれるのを待つ。
2) 74℃設定の恒温槽（遮光）
   i) 0.4×SSC/0.3% NP-40 73±1℃ 2分
   ii) 2×SSC/0.1% NP-40 73±1℃ 約30秒（長くても1分まで）
3) 再度洗浄：遮光した黒い箱の中に入れる，2×SSC室温10分を2回，再度洗浄を行うことでNP-40が洗い流されバックグランドがなくなる。
4) ホルムアミド洗浄法（迅速洗浄法でバックグラウンドが汚い場合）
   i) 50%ホルムアミド/4×SSC 45℃ 10分を3回

用語　変性（denaturing）

ⅱ）4×SSC 45℃ 10分
ⅲ）4×SSC/0.1％ NP-40 45℃ 5分
ⅳ）4×SSC 室温 10分
＊塩濃度は低いほど，温度は高いほどシグナルは離れやすくなるため，条件は調整する。

④対比染色（核染色）

当施設はDAPIⅢで封入する。箱に入れ遮光して−20℃で少なくとも10分以上，DAPIⅢを反応させた後に油浸で鏡検する。

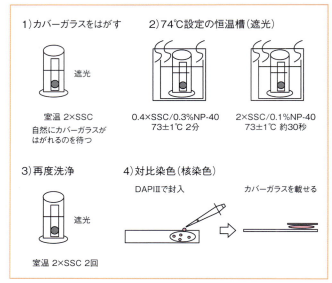

図 11.5.2 迅速洗浄・対比染色（FISH法2日目）

11.5.2 FISH法の観察

1. 鏡検のポイント

(1) 腫瘍細胞の場合

①患者情報の確認
1) 初診か履歴があるか確認する。
2) 初診であれば，融合シグナル，シグナルの増加・欠失などの可能性を考える。
3) 履歴がある場合，初診の陽性パターンを確認する。
4) 前回までの時系列，今回の腫瘍細胞の出現％を確認する。

②観察機器の確認
正しく調整された蛍光顕微鏡で適切なフィルターセットを用いて観察する。

③シグナル観察
1) 細胞周期により1個のシグナルが，ダブルドットや少し離れて見えることがあることを考慮しながら観察する。
2) 細胞の厚みがあり，焦点位置よりシグナルが見えにくい場合があるので，ピント位置を変えながら観察する。
3) シグナルパターンによっては間期核ではなくメタフェーズで観察する。

④カウント数
1) 腫瘍項目FISH法では通常500個以上カウントする。異常シグナルが少数の場合は1,000個カウントする。間期核の観察細胞が300個カウントできない場合は再度条件を変えてから行う（再度標本作製，温度条件，プローブ量増加など）。
2) 検体の細胞数が少ない場合でシグナル観察像が良好な場合は100，300個カウントで判定する。
3) 異性間FISH法では通常1,000〜2,000個カウントし，標本も隔たりがないよう全体的に観察する。

⑤染色体検査での確認
病型特異的染色体異常の融合シグナルの典型的陽性パターンでなく，異なった異常を認めた場合や疑陽性が多く出現した場合は，染色体検査で確認する。

(2) 先天性疾患の場合

1) 先天性疾患では適当数のメタフェーズをカウントする。モザイクの場合は，できる限り多くのメタフェーズでカウントする。
2) 確認するうえで間期核でも観察してよいが，間期核のみで決して判断しない。

2. トラブルシューティング

1) バックグラウンドが高い場合は洗浄温度を高くして洗浄をやり直してみる。
2) 条件を変えてもバックグラウンドが高い場合は迅速洗浄法ではなく，ホルムアミドを使った洗浄法を実施してみてもよい。

11. 5. 3　その他

● 1. 染色体ペインティング法 /SKY

　染色体ペインティングプローブを用いたFISH法とスペクトル解析を組み合わせて，常染色体22種類と性染色体X，Yの計24種類の染色体すべてを異なる色調で表し，各々の染色体の識別が可能である。3点転座などの複雑な転座やマーカー染色体の同定などに用いられるが，あくまでもG分染法を補足するものであり，単独では詳細な切断点は決定できない。また，微細欠失や同じ染色体（腕内，腕間）の異常は発見できない。

● 2. マイクロアレイ染色体検査 [1]

　先天性疾患の場合，G分染法で確定できないような知的障害，発達障害，多発奇形などの症例にマイクロアレイ染色体が用いられている。

　マイクロアレイとは，数万から数十万に区切られた基板上に，一本鎖DNAプローブがスポット状に配置され固定されたものを指す。マイクロアレイ上で検体DNAとハイブリダイゼーションさせ，スキャナーを使って蛍光シグナルの強度を調べ，既知の染色体DNA領域を網羅的に解析する。マイクロアレイ染色体検査の技法は大別して，アレイCGH法とSNPアレイ法の2種類である。

　アレイCGH法は，2種類の蛍光色素を用い，正常対象と目的の検体対象を別々の色素で標識し，マイクロアレイ上で競合的にハイブリダイゼーションさせる方法で，蛍光強度の比がそのままゲノムのコピー数の比となる。

　SNPアレイ法では，プローブとしてSNPに特異的なオリゴヌクレオチドが設計されているため正常対象を必要とせず，モノカラーで解析する。蛍光強度の違いからもゲノムコピー数の異常が検出されるが，SNPをタイピングし，ホモ接合状態かヘテロ接合状態かを調べることにより，LOHの領域や片親ダイソミー領域を調べることが可能である。

　従来の染色体検査では10Mbp程度のバンド異常が検出できるのに対し，マイクロアレイ染色体検査では1Mbp以下の微細な異常まで検出できるといわれている。ただし，マイクロアレイ染色体検査ではゲノムコピー数の変化（欠失，重複など）を検出することは可能だが，コピー数の増減を伴わない均衡型異常（相互転座，逆位など）は検出できない。染色体検査で検査可能なトリソミー症候群，性染色体異常（ターナー症候群など）は費用，検査所要報告時間（TAT）などを考慮して，従来どおり染色体検査を実施し，市販プローブが確立しているプラダー・ウィリー症候群，22q11.2欠失症候群などはFISH検査で十分対応可能である。将来的には遺伝子パネルなどが普及してくると思われるが，各々の診断目的に応じた適切な検査方法を選択することが重要になってくると思われる。

［佐藤悦子］

用語　SKY（spectral karyotyping），CGH（comparative genomic hybridization），一塩基多型（single nucleotide polymorphism；SNP），LOH（loss of heterozygosity），ターナー（Turner）症候群，プラダー・ウィリー（Prader-Willi）症候群，22q11.2欠失症候群，検査所要報告時間（turn around time；TAT）

参考文献

1）池内達郎，他：「最新臨床検査学講座　遺伝子・染色体検査学」，132-133，医歯薬出版，2015.

11.6 検査機器

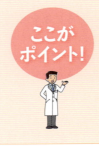

ここがポイント!
・染色体検査およびFISH法に用いる操作機器や周辺機器は，保守点検の記録管理が必要である。

11.6.1 培養設備機器

1. クリーンベンチ

検体処理，培養操作は，無菌的操作が必要であり，バイオセーフティレベル2に準拠した環境が必要なため，バイオクリーンベンチが必要とされる。

2. 炭酸ガス培養器

染色体検査は37℃，5% CO_2濃度の条件で培養を行うため，設備として必要である。故障時のバックアップを考慮し，2台準備しておくべきである。

3. 安全キャビネット

カルノア固定液は，メタノールを使用するため，必要に応じて暴露予防として使用する。

11.6.2 その他の検査機器

1. 機器

光学顕微鏡，蛍光顕微鏡，遠心機，オートクレーブ，インキュベーター（恒温槽，孵卵器），冷凍庫，冷蔵庫などがある。

2. 備品

パスツールピペット，培養器具（シャーレ，培養ボトル），ハサミ，メス，スライドガラス，カバーガラス，ピンセットなどがある。

11.6.3 保守点検管理

1) 炭酸ガス培養器は検査開始時と終了時のCO_2濃度，温度を管理する。
2) 冷蔵庫，冷凍庫は検査開始時と終了時の温度を管理する。
3) 部屋の温度湿度は検査開始時と終了時に管理する。
4) バイオクリーンベンチ，安全キャビネットは使用時にはファンの動作確認，風量・風速等のチェックを行い，機器を管理する。また，HEPAフィルターの定期点検を行う。HEPAフィルターが詰まってくるとダウンフローが低下するため，一般的には0.25m/s以下になると交換が必要とされる。

［佐藤悦子］

12章 倫理

章目次

12.1：遺伝倫理 ……………………240

12.2：インフォームド・コンセント…242

12.3：遺伝カウンセリングと
遺伝情報管理………………245

12.3.1　遺伝カウンセリングとは

12.3.2　遺伝情報管理

12.3.3　遺伝子パネル検査の情報提供と二次的所見

SUMMARY

　　近年の遺伝学の進歩は，疾患と健康に関与する遺伝の知識に大きな変革をもたらした。現在，遺伝子は単一遺伝子病のみでなく，悪性腫瘍，生活習慣病，さらにはある種の感染症においても，その素因として関係していることが明らかになっている。

　　遺伝知識の医学的応用は，医の倫理の基本原則に基づいて行われるものであり，患者およびその家族に善なるものを与えることが責務である。遺伝学的検査の選択は，検査目的などの情報開示後に患者（家族）の自由意思で行われるものである。また，遺伝情報は人の利益に使用されるべきで，決して社会的な障害や差別に用いられてはならない。

12.1 遺伝倫理

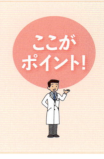

ここがポイント！

- 医療機関を通さずに罹患リスク，体質診断等を行う遺伝子検査ビジネスが実用化されており，倫理的問題等の懸念事項が指摘されている。
- 遺伝子検査は大きく病原体遺伝子検査，体細胞遺伝子検査，遺伝学的検査の3つが行われており，これを総称して遺伝子関連検査という。
- 遺伝学的検査は遺伝病などの生まれながらの遺伝子情報を明らかにする検査であるため，その取扱いによっては様々な倫理的・法的・社会的課題を生む。
- 遺伝学的検査の実施に当たりインフォームド・コンセントが必要である。

1. 遺伝子検査の倫理的配慮

Mycobacterium tuberculosis（結核菌）の同定からスタートした遺伝子検査は造血器腫瘍の診断と治療モニタリングに利用されるに至り，近年においてはゲノム情報にもとづく疾患の診断，個人の体質や病状に適した治療・予防が可能となるゲノム医療の実用化に進展している。診療の場において遺伝子検査，染色体検査結果の活用が必須の時代になったといえる。一方で，医療機関を通さずに検体を採取し，解析されたゲノム情報と罹患リスク，体質診断などの結果を提供する消費者向け遺伝子検査ビジネスも実用化されており，倫理的問題や検査の質を含めた懸念事項が指摘されている。

遺伝倫理を論じる際，まず遺伝子検査の文言について整理しておかなければならない。遺伝子検査は大きく病原体遺伝子検査，体細胞遺伝子検査，遺伝学的検査の3つが行われており，これを総称して遺伝子関連検査という。このうち臨床検査では肝炎ウイルス，*M. tuberculosis* などの感染症に関連した病原体の遺伝子（DNAあるいはRNA）を同定・定量，変異の有無を解析する病原体遺伝子検査と，白血病やがん細胞などの後天的な体細胞の変化（血液細胞，がん組織など）による遺伝子情報を明らかにする体細胞遺伝子検査の2つがおもに行われている。一方，遺伝学的検査は単一遺伝子疾患，多因子疾患，薬剤代謝の効果・副作用予測，個人識別に関わる遺伝学的検査など，ゲノムおよびミトコンドリア内の生涯変化しない，生まれながらの遺伝学的情報（生殖細胞系列の遺伝子情報）を明らかにする検査である。この結果は血縁親族の遺伝型や表現型を予測できたり，保因者診断や出生前診断，将来の発症を予測することにつながる場合がある。したがって，この遺伝学的検査の情報が不適切に扱われた場合，被検者およびその血縁者に社会的不利益がもたらされる可能性がある。

このように遺伝子関連検査の中でも，遺伝学的検査の情報は，患者個人の病態診断や治療にたいへん有益な情報である一方で，その取扱いによってはさまざまな倫理的・法的・社会的課題〔ELSI（エルシー）〕をもっている。これがほかの臨床検査と大きく異なる点で，検査の実施および検査の受託にあたっては十分な倫理的配慮が求められる。

2. 遺伝学的検査・診断のガイドライン

日本医学会では，2011年に，遺伝学的検査の実施の際に医師などが留意すべき事項を「医療における遺伝学的検査・診断に関するガイドライン」に公表している[1]。このガイドラインでは，遺伝学的検査をすでに発症している患者の診断を目的として実施する場合と，そうでない場合（保因者診断，発症前診断，出生前診断）の2つに分け，それぞれにおいて必要な診療体制の違いを区別しているので留意しなければならない。

すでに発症している患者の診断を目的として実施する場合，遺伝学的検査の実施前に主治医は患者や家族に対して，検査の目的や分析的妥当性，臨床的有用性について説明を行わなければならないとしている。また，検査実施後は，得られた検査結果に対する十分な説明と，その結果が血縁者に影響を及ぼす可能性などについても説明しなければならないとされている。したがって，患者や家族が検査について十分に理解したうえで，検査を受けるか否かを意思決定（インフォームド・コンセントのもとに）できたうえで実施されなければならない。

保因者診断，発症前診断，出生前診断を目的として実施

用語 インフォームド・コンセント（informed concent），倫理的・法的・社会的課題（ethical, legal and social issues ; ELSI）

12.1 | 遺伝倫理

表12.1.1 おもな遺伝子関連検査に関するガイドライン，指針

ガイドライン・指針	作成団体	作成・改訂年
遺伝学的検査としての染色体検査ガイドライン	日本人類遺伝学会	2006年
遺伝学的検査受託に関する倫理指針	日本衛生検査所協会	2016年改正
遺伝学的検査実施に関する指針	日本小児科学会，他	2016年
大腸がん診療における遺伝子関連検査のガイダンス	日本臨床腫瘍学会	2016年（第3版）
医療における遺伝学的検査・診断に関するガイドライン	日本医学会	2011年
遺伝学的検査に関するガイドライン	遺伝医学関連10学会	2003年
遺伝性疾患の遺伝子診断に関するガイドライン	日本人類遺伝学会	1995年
経済産業分野のうち個人遺伝情報を用いた事業分野における個人情報保護ガイドライン	経済産業省	2004年
家族性腫瘍における遺伝子診断の研究とこれを応用した診療に関するガイドライン	家族性腫瘍研究会	2000年
遺伝性大腸癌診療ガイドライン	大腸癌研究会	2016年
神経疾患の遺伝子診断ガイドライン	日本神経学会	2009年
母体血を用いた新しい出生前遺伝学的検査に関する指針	日本産科婦人科学会	2013年
ファーマコゲノミクス検査の運用指針	日本臨床検査医学会，他	2012年改定

する場合は，遺伝子診療という特性から，事前に遺伝カウンセリングを行った後に実施するべきとされている。したがって，この対応には大学病院の遺伝子診療部など，遺伝子診療の組織体制が整備された施設での実施が必須となってくる。

以上，ゲノム医療時代の到来に伴い，ELSIへの対応，遺伝子診療体制の整備が進められている。適切な遺伝子診療，遺伝子関連検査が実施されるためには**表12.1.1**に示すように多くのガイドラインがあるので，これに則り進める必要がある。

［横田浩充］

📖 参考文献

1）日本医学会：「医療における遺伝学的検査・診断に関するガイドライン」 http://jams.med.or.jp/guideline/genetics-diagnosis.html

12.2 インフォームド・コンセント

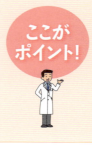

ここがポイント！
- インフォームド・コンセント時の検査説明として，検査の目的，方法，検査の分析妥当性，臨床的妥当性，予想される検査結果，医療上の危険性などが挙げられている。
- 日本衛生検査所協会の遺伝学的検査受託に関する倫理指針において，医療機関におけるインフォームド・コンセントの確認が必要な遺伝子関連検査・染色体検査の種類が公表されている。
- インフォームド・コンセントを行う際に文書に含められる内容として，経済産業省の遺伝子検査ビジネス実施事業者の遵守事項が参考となる。

1. 遺伝子関連検査におけるインフォームド・コンセント

染色体検査は，ヒト由来の検体のみを対象とするが，遺伝子関連検査の対象は非ヒト由来の検体（病原体核酸）も含まれる。遺伝子関連検査は，12.1で述べたように *M. tuberculosis* などを対象とする病原体遺伝子検査，白血病や固形腫瘍などを対象とする体細胞遺伝子検査，遺伝病を対象とする遺伝学的検査に区別されている。この中で自由意思にもとづく同意（インフォームド・コンセント）を必要とするのは遺伝学的検査である。

遺伝学的検査の実施において，日本医学会の「医療における遺伝学的検査・診断に関するガイドライン」では，被検者が遺伝学的検査の内容について，わかりやすく十分な説明を受けたうえで理解し，インフォームド・コンセント（図12.2.1）のもとに検査が実施されるべきとされている。検査に関する十分な説明として，遺伝医学関連10学会による「遺伝学的検査に関するガイドライン」[1]では，検査の目的，方法，検査の分析妥当性，臨床的妥当性，予想される検査結果とその内容（想定される被検者の利益・不利益を含む），検査精度，被検者のとり得る選択肢，実施にあたっての医療上の危険性などがあげられている（表12.2.1）。

インフォームド・コンセントに関連した用語として，医療者側から示された選択肢のそれぞれの長所短所を理解したうえで選択する場合をインフォームド・チョイスという。なお，インフォームド・コンセントにおいて同意を得るのは20歳以上の成人とされている。被検者が未成年の場合は親権者・代諾者の同意に加えて，被検者本人にも理解度に応じて説明し，了解（インフォームド・アセント）を得る必要がある。インフォームド・コンセント後，連結可能匿名化あるいは連結不可能匿名化された試料について

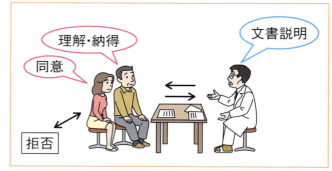

図12.2.1 インフォームド・コンセント（文書による説明と同意）
（一般財団法人北海道心臓協会より許可を得て改変）

表12.2.1 遺伝子関連検査・染色体検査におけるインフォームド・コンセントのおもな内容

・遺伝子関連検査・染色体検査を行う目的，方法
・検査方法（検体採取）および分析方法，分析精度
・検査の限界
・検査により予測される結果や不利益について
・検査の臨床的妥当性や臨床的有用性を示す科学的根拠
・遺伝子解析結果の開示方法および結果の解釈
・個人情報と個人遺伝情報の取扱い方針

検査が実施される。

本項では診療の視点に絞り，遺伝子関連検査・染色体検査のインフォームド・コンセントについて言及する。

2. 遺伝学的検査受託に関する倫理指針の対象

日本衛生検査所協会から公表されている「遺伝学的検査受託に関する倫理指針」[2]では，医療機関における事前の十分な説明とインフォームド・コンセントの確認が必要とされている遺伝子関連検査・染色体検査として，表12.2.2をあげている。検査の内容を具体的におさえておく必要があるので，その全文を下記に示す。

1）単一遺伝子疾患の診断に関する遺伝学的検査（家族性

12.2｜インフォームド・コンセント

表12.2.2　遺伝子関連検査・染色体検査におけるインフォームド・コンセント適用範囲

遺伝子関連検査・染色体検査の種類	インフォームド・コンセントの適用
遺伝学的検査 ・単一遺伝子疾患 ・薬剤応答性遺伝子 ・疾患易罹患性に関わる遺伝子 ・体質診断に関わる遺伝子	 ＊適用 ＊適用 ＊適用 ＊適用
病原体核酸検査	適用外
体細胞遺伝子検査	適用外
移植関連遺伝子検査（HLA）	適用外
親子鑑定遺伝子検査（医療目的以外）	適用外
先天異常・生殖障害などの診断に関する染色体検査	＊適用

＊適用：医療機関における事前の十分な説明と被検者の自由意思による同意（インフォームド・コンセント）の確認が必要。
（日本衛生検査所協会：「遺伝学的検査受託に関する倫理指針」 http://www.jrcla.or.jp/info/info/281207.pdf より）

腫瘍の診断に関する遺伝子検査を含む。なお，マイクロサテライト不安定性検査は体細胞遺伝子検査に含め，適用外とする）

2）薬剤応答性診断に関する遺伝学的検査〔抗がん剤等の薬剤に対する応答性や副作用予測に関する遺伝子多型検査等。ファーマコゲノミクス検査の中で，生殖細胞系列遺伝子検査（HLA DNAタイピングを用いた薬剤応答性の解析を含む）〕

3）生活習慣病等の疾患感受性診断に関する遺伝学的検査（糖尿病，高血圧等，生活習慣病のリスク診断に用いられる遺伝子型検査。HLA DNAタイピングを疾患感受性の解析を目的として使用する場合）

4）その他，個人の体質診断に関する遺伝学的検査等（肥満のリスクや，飲酒等に関連する遺伝型を調べる遺伝子検査）

5）先天異常・生殖障害等の診断に関する染色体検査（本検査は，被検者の遺伝情報を取扱う遺伝学的検査，日本人類遺伝学会の策定による「遺伝学的検査としての染色体検査ガイドライン」に従い実施）

6）出生前診断に関する遺伝学的検査〔羊水・絨毛等を用いた染色体検査・FISH検査，CGHアレイ検査，個別の染色体の構造異常を解析する遺伝子検査，単一遺伝子疾患遺伝子検査，無侵襲的出生前遺伝学的検査（NIPT）〕

● 3. 遺伝学的検査受託に関する倫理指針の除外対象

一方，「遺伝学的検査受託に関する倫理指針」の対象から除かれる遺伝子関連検査として下記が記載されているので留意しておく必要がある。

1）「ヒトゲノム・遺伝子解析研究に関する倫理指針」に規定されたヒトゲノム・遺伝子解析を目的とした研究

2）「医薬品，医療機器等の品質，有効性及び安全性の確保等に関する法律（薬機法）」に従い実施される遺伝子関連検査・染色体検査（治験や市販後臨床試験における遺伝子関連検査及び染色体検査）

3）感染症診断に関する病原体核酸検査

4）体細胞遺伝子検査（白血病／リンパ腫及び固形腫瘍の診断に関する遺伝子検査，及びファーマコゲノミクス検査のうち腫瘍組織等を用いる遺伝子検査）：マイクロサテライト不安定性検査は体細胞遺伝子検査に含められるが，リンチ症候群の診断に用いられる他，薬剤応答性診断のためのバイオマーカー検査として実施される可能性があることから，これら検査の特性を十分に認識した上で受託する必要がある。

5）骨髄移植等における適合性やドナー／レシピエントを識別する遺伝子検査（骨髄移植後のキメリズム解析や移植のためのHLA DNAタイピングは，疾患の診断を目的としていないので本指針の適用外とした）

6）親子鑑定（DNA鑑定）に関する遺伝子検査（医療目的以外で実施されることから本指針の適用外とした）

7）白血病／リンパ腫及び固形腫瘍等の診断に関する染色体検査

8）先天性疾患等の診断に関する遺伝生化学検査（先天異常マススクリーニング等に使用されるホルモンや酵素活性等の生化学検査。これら検査は被検者の遺伝学的情報を取扱う検査であるが，本指針の適用範囲が生殖細胞系列遺伝子検査・生殖細胞系列染色体検査であるため，適用外とした）

● 4. 遺伝子検査ビジネス実施事業者の遵守事項

インフォームド・コンセントを行う際の文書記載事項として，経済産業省のDTC遺伝学的検査を対象とした「遺伝子検査ビジネス実施事業者の遵守事項」[3] が参考となるので，以下に示す。

1）検査の目的並びに検査の限界

2）検査方法並びにその分析方法，分析精度等

3）検査により予測される結果や不利益について（雇用や保険面での差別等社会生活上の不利益も含む。また，本人のみならず血縁者への影響も考慮する）

4）検査の臨床的妥当性や臨床的有用性を示す科学的根拠[*1]

5）遺伝子解析結果の開示方法並びに結果の解釈とその情報的価値

用語　ヒト白血球抗原（human leukocyte antigen；HLA），蛍光 in situ ハイブリダイゼーション（fluorescence in situ hybridization；FISH）法，比較ゲノムハイブリダイゼーション（comparative genomic hybridization；CGH），無侵襲的出生前遺伝学的検査（noninvasive prenatal genetic testing；NIPT），リンチ（Lynch）症候群

12章　倫理

6) 試料の取扱い方針（保存期間，検査終了後の措置，倒産等の会社の経営状態が変わった場合の対応方針等を含む）[*2]

7) 個人情報と個人遺伝情報の取扱い方針（匿名化，安全管理措置の具体的方法，保存期間，検査終了後の措置，倒産等の会社の経営状態が変わった場合の対応方針等を含む）並びに個人遺伝情報の開示に関する事項（受付先，受付方法，開示に当たって手数料が発生する場合はその旨を含む）[*3]

8) 解析等を他の事業者に委託する場合又は共同利用する場合は，委託先・共同利用先の名称，委託・共同利用に際して個人遺伝情報の匿名化，安全管理措置の具体的方法

9) 個人遺伝情報取扱審査委員会により，公正かつ中立的に事業実施の適否が審査されていること

10) 遺伝カウンセラーや医師等の専門家によるカウンセリングの利用に係る情報

11) 問合せ（個人情報の訂正，同意の撤回等），相談窓口の連絡先に関する情報

12) 同意の撤回について

13) 事業者の名称，住所，電話番号，代表者の氏名及び役職

〈注〉

*1：科学的根拠は，Medlineに掲載されているpeer review journal（投稿原稿を編集者以外の同分野の専門家が査読する雑誌）に掲載されていることが必要である。また，日本人を対象集団とした関連解析又は連鎖解析であること，同一研究について異なるグループから複数報告されていること，最初の論文が報告されてから一定の年月が経過していること，論文選択に当たってMedlineの検索式を明記するなど客観性が示されていること，適切な統計学的手法が用いられていることが望ましい。

*2：検査終了後の試料を再検査の目的等のために一定期間保管する場合及び検査終了後の試料及び検査結果を連結不可能匿名化した上で精度管理や品質保証，研究等の二次的目的のために用いる場合には，その旨を消費者に説明し同意を得ること。

*3：個人遺伝情報の開示の手続き等については，個人遺伝情報保護ガイドラインの2の（5）の1）の「個人遺伝情報に関する事項の公表等」および2）の「個人遺伝情報の開示」に従うこと。

[横田浩充]

📖 参考文献

1) 遺伝医学関連10学会：「遺伝学的検査に関するガイドライン」 http://www.jshg.jp/wp-content/uploads/2017/08/10academies.pdf

2) 日本衛生検査所協会：「遺伝学的検査受託に関する倫理指針」 http://www.jrcla.or.jp/info/info/281207.pdf

3) 経済産業省：「遺伝子検査ビジネス実施事業者の遵守事項」 http://www.meti.go.jp/policy/mono_info_service/mono/bio/zyunshu.pdf

12.3 遺伝カウンセリングと遺伝情報管理

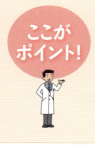

ここがポイント！
- 遺伝カウンセリングは，クライエントに遺伝医学的情報を提供するとともに，自律的な選択ができるように心理・社会的にも支援するプロセスである。
- 多数の遺伝子を一度に調べる遺伝子パネル検査では，予期せぬ二次的所見が発見される可能性があり，検査には不確実性や限界を伴うことを理解して，情報提供を行う。

12.3.1 遺伝カウンセリングとは

1. 遺伝カウンセリングの歴史

遺伝カウンセリング（遺伝相談）は，1940年代より，おもに周産期や小児領域で染色体異常や単一遺伝子病が家族や次世代にどのように遺伝するかを説明することを中心に行われてきた。その後，分子生物学の進歩により，遺伝性疾患だけでなく，がんやほかの疾患の遺伝子の異常や遺伝的な関与が明らかになり，遺伝カウンセリングの対象も広がった。

これまでは，臨床診断に則って，原因遺伝子に絞った遺伝子検査が行われていたが，次世代シーケンサーの登場に伴い，がんや遺伝性疾患においては，複数の遺伝子を対象にした遺伝子パネル検査へ移行しつつある。遺伝子パネル検査，全エクソーム解析，全ゲノム解析が実際の医療に急速に広がることで，検査前には予想できなかった遺伝子変異が見つかる可能性も高まり，今後は，その前後のクライエント（遺伝カウンセリングを必要とする人）への対応を含めた新たな遺伝カウンセリングのニーズが増えると予想される。

2. 遺伝カウンセリングの定義

遺伝カウンセリングの定義としては，①米国遺伝カウンセラー協会（2006年），②①の訳としての日本医学会「医療における遺伝学的検査・診断に関するガイドライン」（2011年2月），③遺伝医学関連10学会の「遺伝学的検査に関するガイドライン」（2013年8月）[1]が参考になるが，日本の定義として③を紹介する。

「遺伝カウンセリングとは，遺伝性疾患の患者・家族またはその可能性のある人に対して，生活設計上の選択を自らの意思で決定し行動できるよう臨床遺伝学的診断を行い，遺伝医学的判断に基づき遺伝予後などの適切な情報を提供し，支援する医療行為である。」

遺伝カウンセリング担当者には，単に遺伝医学的情報を提供するだけでなく，対話を通して正しい情報をもとにクライエントが自律的な選択ができるよう心理・社会的側面においても支援する役割がある。

3. 遺伝カウンセリングの対象

クライエントは，①遺伝性疾患であるかその可能性がある本人，②①のような子供の病気を心配している両親，③遺伝性疾患の血縁者があげられる。

従来の遺伝カウンセリングの対象は，おもに(1)出生前，(2)小児期，(3)成人期の3領域に分類されてきた。

(1) 出生前

妊娠中の胎児あるいはこれから妊娠を考える際のリスクについての相談を行う。高齢妊娠，近親結婚，出生前診断の検査希望，超音波検査で胎児の形態異常が発見された場合，習慣流産，妊娠前後の薬剤の影響など，産科医療と関係のある問題を扱う。

出生前診断に関する相談は，検査の適応時期や人工妊娠中絶との兼ね合いがあり，時間的制約があるのが特徴であ

用語 遺伝子パネル検査（multi gene panel test）

■12章　倫理

る。遺伝カウンセリングでは，出生前診断を受けるか受けないかの相談だけではなく，夫婦の選択に対する心理・社会的支援を行うことも求められる[2]。

(2) 小児期

先天異常など小児期発症の疾患に罹患している患児についての正確な診断と情報提供，次子の再発リスク，あるいは両親のきょうだいから生まれる子のリスク，次世代への遺伝といった遺伝形式によって血縁者への影響が異なる問題を扱う。

病気の重症度や発症時期，その対象が患児本人なのか保因者もしくは健常の同胞なのか，親に同じ病気があるかどうかなどによっても対応が変わり，子供たちの気持ちに寄り添い，両親の意思にも配慮した対応が求められる[3]。

(3) 成人期

遺伝性腫瘍や神経難病，循環器疾患など，成人期発症の遺伝性疾患についての相談で，発端者やその子供，あるいは血縁者がクライエントになる。

①遺伝性腫瘍

遺伝性腫瘍の遺伝カウンセリングでは，診断や遺伝学的リスク評価のために最初の家族歴の聴取が重要になる。遺伝性腫瘍は，若年性，同一がん種の家族集積性，同時性・異時性の多発がん・重複がんという特徴があり，既往歴，家族歴を聴取して，その特徴に応じた医学的管理が必要になる。早期発見・治療のためには，関連臓器の臨床検査を早期から開始し，定期的なサーベイランス（定期検診）が必要となるとともに，疾患によっては化学予防やリスク低減手術〔たとえば，遺伝性乳がん卵巣がん症候群の場合のリスク低減卵巣卵管摘出術（RRSO），リスク低減乳房切除術（RRM）〕までを念頭に対策を行う。

家族歴がなくても遺伝学的検査で遺伝性腫瘍の診断がつく場合もある。これは遺伝子変異をもっていても，全員が発症するわけではない（浸透率によって異なる）こと，がん易罹患性に関連した遺伝子変異がその人から始まる（新

生突然変異）ことがあるためである。遺伝学的検査は，患者本人および血縁者のがんの予防，早期発見に役立つため，遺伝性の可能性が高いと判断された場合には検査を実施するかどうかを検討する[*1]。一方で，遺伝子変異を次世代に伝えるかもしれないという罪悪感に悩むことや，家族の中で病的変異を受け継がなかった者が受け継いだ者に対して，申し訳ないという思いを感じる（サバイバーズ・ギルト）ことがあるため，このような心理的な負担にも配慮することが求められる。

遺伝カウンセリングでは，このような遺伝学的検査を受けるか否かの意思決定支援や，多くの診療科にまたがる医学的管理に関する支援が重要な役割となる。

> **参考情報**
> *1 がん領域で利用される遺伝子検査には，がん細胞における遺伝子変異を調べる体細胞遺伝子検査と，末梢血の白血球など正常細胞を用いた生殖細胞系列変異を調べる遺伝学的検査の2種類がある。体細胞変異は原則次世代には伝わらないため，体細胞遺伝子検査は通常の臨床検査と同様に扱われるが，遺伝学的検査は遺伝情報のもつ特性に配慮して検査前後には遺伝カウンセリングを行う。

②神経難病

神経難病の多くは，健常な時期を経た後，成人期に緩徐進行性に神経細胞が機能を失うことにより，運動機能や認知機能の後退が進む疾患で，そのほとんどは対症療法のみで根本的な治療法や予防法がない。

発症前診断を希望する場合は，①親が発症し，症状が進行している姿を見てきている場合，②本人や配偶者が発症あるいは発症リスクをもっているため，子供が発症リスクをもつ可能性がある場合，③子供が診断されることにより，親が近い将来発症することが予想される場合，が考えられる[4]。発症前診断については検査を受けるときと検査を受けないときのメリット・デメリットについてクライエント自身が十分に検討し，自発的な意思決定ができるよう支援していく。

12.3.2　遺伝情報管理

遺伝子解析が進んで将来の病気の予測が可能になると，ゲノム情報を利用した保険加入や就学，就労時の社会的差別が生じる可能性も指摘され，欧米では遺伝子による差別を防ぐ法整備も進んでいる。わが国では，ゲノム情報にもとづく差別に関連した法規制はないが，2017年5月に施行された改正個人情報保護法で，ゲノム情報は個人情報の一種として規制の対象とし，本人の同意なく利用目的を変えたり第三者に提供したりできないことが明記された。

医療現場では，以前は（生殖細胞系列変異を調べた）遺伝学的検査結果や遺伝医療記録は遺伝情報の漏洩を防ぐため一般医療情報とは別に保管されてきたが，現在では，すでに発症している患者のそれらの記録は，関連する医療者が共有する診療録に記載する[5]ことになっている。

診療に役立てるため，共有はあくまで原則であり，患者・未発症者に関わらず，本人の意思や利用目的を考慮して記載する，限られた医療従事者のみアクセスできる診療

録へ記載するなどの工夫が必要な場合もある。

12.3.3　遺伝子パネル検査の情報提供と二次的所見

● 1. 二次的所見に関するガイドライン

　米国臨床遺伝・ゲノム学会（ACMG）が2013年に発表した次世代シーケンサーにおける偶発的所見（IF）の取扱いに関するガイドライン（ACMG recommendations）では，次世代シーケンサーを用いた遺伝子解析，解析結果の解釈や報告を行っている検査室に，患者の希望や年齢とは関係なく臨床的有用性のあるIFを報告する義務を明確化し，IFとして報告すべき24疾患・56遺伝子のリストを提示した。そのほとんどすべてが，遺伝性腫瘍（定期検診や予防的手術が有用）および循環器疾患（予防的介入が重要）の原因遺伝子である[6]。

　その後2014年に，用語はIFから二次的所見（SF）に統一され，2016年11月，ACMGはSFリストを改定し，計59遺伝子となった[7]。

　わが国では現在は診療上のガイドラインはなく，ヒトゲノム・遺伝子解析研究に関する倫理指針にて，「遺伝情報の開示」の項の細則に，「当初は想定していなかった提供者及び血縁者の生命に重大な影響を与えるIFが発見された場合における遺伝情報の開示に関する方針について」説明し，インフォームド・コンセントを得るよう記載されている[8]。

● 2. がん細胞の遺伝子パネル検査

　がんゲノム医療中核病院をはじめとしたいくつかの大規模病院では，生検や手術などで採取されたがんの組織を用いてがん細胞のがん関連遺伝子を調べるがん遺伝子パネル検査が導入されている[*2]。この検査は，がんの治療薬選択を目的に行われ，あくまでもがん細胞で起こっている体細胞遺伝子変異を見出す目的で行われるが，生殖細胞系列遺伝子変異が見つかることがある。ACMGの59遺伝子などに病的変異が見つかった場合には，患者本人や血縁者の健康管理にも役立つ情報のため，本人の意向を事前に確認したうえで，SFとして開示することが検討されている。

> **参考情報**
> *2　厚生労働省は，がん患者のゲノムを調べて適した治療法を選ぶ「がんゲノム医療」を提供する病院の指定要件を決め，2018年2月にはがんゲノム医療中核病院が11カ所，10月時点では連携病院が135カ所指定された[9]。

● 3. 遺伝子検査における不確実性と限界

　遺伝カウンセリングでは，遺伝学的検査の実施前に，遺伝情報のもつ性質に配慮して，クライエントに遺伝学的検査の特性（①検査の目的，②検査の方法，③検査の限界，④検査のメリットとデメリット，⑤予想される結果と結果に伴う医療管理の選択や将来の予測，⑥判断が難しい，曖昧な結果が出る可能性）について説明している。

　これまで，遺伝学的検査で単一または少数の遺伝子のみを調べていた場合には，遺伝子変異が見つかった場合に想定されることを事前に時間をかけて説明することができた。しかし，がん遺伝子パネル検査では，主治医やがんゲノム医療コーディネーターなどを中心に，より短時間で検査の説明が行われると考えられる。検査前に見つかる可能性のある遺伝性腫瘍すべてを説明するのは難しく，二次的所見が見つかる可能性を含めて情報提供を行い，明らかなハイリスク者には検査前に遺伝カウンセリングにつなぐ必要がある。不安を抱えた患者に，すべてを伝えるのは不可能だが，遺伝子検査ですべてがわかるわけではないこと，また以下に示す（1），（2）の例のような不確実性と限界があり，患者や家族の意思決定が容易ではないことを理解して，情報提供を行うことが重要である。

(1) がん遺伝子パネル検査（がん細胞の遺伝子パネル検査）

・検査ができても薬剤選択につながるような遺伝子変異が見つからない場合もある。

・有意な遺伝子変異が見つかっても，効果が期待されるその薬剤の臨床試験が計画されていないこともある。

・効果が期待される薬剤が未承認の場合，薬剤を自費診療で投与するかどうか，どこで治療を受けるのか，新たな課題を抱えることになる。

用語　米国臨床遺伝・ゲノム学会（American College of Medical Genetics and Genomics；ACMG），偶発的所見（incidental findings；IF），二次的所見（secondary findings；SF）

■12章　倫理

(2) 生殖細胞系列の遺伝学的検査

・病的な遺伝子変異が見つからなくても遺伝性を完全に否定できない。

・病的変異が見つかっても，いつどのようながんが発症するかはわからないし，逆に遺伝子変異をもっていても一生発がんしない人もいる。

・臨床的意義不明のバリアント（VUS）といって，病的かどうか未確定な遺伝子変異が検出された場合の解釈が難しい。

・検査結果を血縁者と共有することで，血縁者の健康管理上のメリットが期待されるが，伝えたときに血縁者がどのように反応するかはわからない。

検査や情報提供に関わる者は，このような不確実性や限界を理解し，どこまでの解析結果を責任もって返却できるのか，受検者が結果を受け止められる状況にあるのか，どこまで知りたいのかなどを考え，必要に応じて遺伝医療専門職が行う遺伝カウンセリングにつなぐことが求められる。

［菊地茉莉］

✏️ **用語**　臨床的意義不明のバリアント（variant of uncertain significance；VUS）

📖 参考文献

1）遺伝医学関連学会，他：「遺伝学的検査に関するガイドライン」，2013年8月　http://jshg.jp/wp-content/uploads/2017/08/10academies.pdf（2018年4月1日アクセス）

2）勝元さえこ：「出生前検査に伴う遺伝カウンセリング」，遺伝カウンセリングのためのコミュニケーション論，272-276，小杉眞司（編），メディカル ドゥ，2016.

3）岡田千穂，他：「親から子に『遺伝』について伝える」，遺伝カウンセリングのためのコミュニケーション論，291-298，小杉眞司（編），メディカル ドゥ，2016.

4）和田敬仁「遺伝医学資料：発症前診断」，遺伝カウンセリングのためのコミュニケーション論，299，小杉眞司（編），メディカル ドゥ，2016.

5）日本医学会：「医療における遺伝学的検査・診断に関するガイドライン」　http://jams.med.or.jp/guideline/genetics-diagnosis.pdf（2019年2月1日アクセス）

6）Green RC, et al.："ACMG recommendations for reporting of incidental findings in clinical exome and genome sequencing", Genet Med 2013；15：565-574.

7）Kalia SS, et al.："CORRIGENDUM：Recommendations for reporting of secondary findings in clinical exome and genome sequencing, 2016 update（ACMG SF v2.0）：a policy statement of the American College of Medical Genetics and Genomics", Genet Med 2017；19：484.

8）厚生労働省：「ヒトゲノム・遺伝子解析研究に関する倫理指針」　http://www.mhlw.go.jp/stf/seisakunitsuite/bunya/hokabunya/kenkyujigyou/i-kenkyu/index.html（2018年4月1日アクセス）

9）厚生労働省：「がんゲノム医療中核拠点病院・がんゲノム医療連携病院の一覧表」（平成30年10月1日現在）　http://www.mhlw.go.jp/stf/seisakunitsuite/bunya/kenkou_iryou/kenkou/gan/gan_byoin.html（2019年2月1日アクセス）

13章 品質保証認証

章目次

13.1：遺伝子関連検査の品質保証……250

13.1.1　品質保証認証に必要な知識

13.1.2　内部品質保証

13.1.3　外部品質保証

13.2：染色体検査の品質保証認証……256

13.2.1　品質保証認証に必要な知識

13.2.2　内部品質保証

13.2.3　外部品質保証

SUMMARY

　遺伝子関連検査・染色体検査は診断・治療の選択・治療効果判定に不可欠であり，適正に実施するための取り組みは極めて重要である。これらの検査はさまざまな工程からなるため，各プロセスでの品質・精度の確保が必要となる。施設内で行う内部品質保証に加え，検査室間比較プログラムの利用や第三者評価認定の取得などの外部品質保証が有効である。臨床検査室の国際的な認定・認証制度として，ISO15189認定，CLIA認証，CAP認定があり，定期的な評価・審査を繰返すことで継続的な改善および品質の確保を行うことが重要である。本章では，品質・精度の確保された検査結果を提供するために測定者および管理者が備えるべき知識について解説する。

13章 品質保証認証

13.1 遺伝子関連検査の品質保証

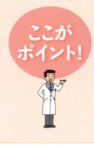

ここがポイント！
- 遺伝子関連検査を適正に実施するためには品質保証の取り組みが極めて重要である。
- 品質を保証するうえで測定者および管理者が備えるべき知識について解説する。
- 質の保証された検査の実践のためには検査の妥当性を十分に検証し記録を残す。
- 遺伝子関連検査の内部精度管理方法と外部精度保証について解説する。

13.1.1 品質保証認証に必要な知識

● 1. はじめに

検査室で質の保証された遺伝子関連検査を適正に実施するには，測定者および管理者が，①臨床病態と分子病態を理解し，②遺伝学および分子生物学の知識をもって，③統計学的知識と統計処理技術を備えておく必要がある。遺伝子関連検査は，これらの十分な知識をもった医療従事者により臨床検査として品質保証体制のもと実施される（図13.1.1）。

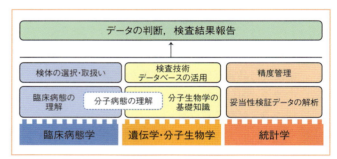

図13.1.1 遺伝子関連検査の品質保証に必要な知識

● 2. 臨床病態と分子病態の理解

臨床検査は疾患の診断・治療に不可欠であり，さまざまな診療領域で利用されている。遺伝子関連検査は分子生物学研究の発展と疾患の分子病態が解明されたことで発展した。疾患に関連した遺伝子やその転写物を調べることにより，診断や治療法の選択，治療効果の判定に有用な情報を提供している。

臨床検査として遺伝子関連検査を適正に実施するには，臨床病態を十分に理解したうえで，病態に応じて検査を実施する時期や検体種の選択，および適切な検体の取扱いが求められる。

近年，疾病の発症や治療抵抗性の原因となる分子異常に適応した新規治療薬の開発が進むとともに，コンパニオン診断としての遺伝子関連検査の項目数と実施数は年々増加傾向にある。そのため，検査室は治療薬や分子病態における変異の特性など，常に新しい知識を備えておかなければならない。

● 3. 遺伝学（分子生物学）の知識

遺伝子関連検査に従事するには，分子生物学・遺伝学の知識が必要となる。遺伝子関連検査の多くは現時点では自施設で開発した測定系（LDT）で実施されており，そのため，検査導入時の臨床的妥当性および分析的妥当性の検証が極めて重要である。適正に検証を行うためには遺伝学，分子生物学的手法の理解が不可欠であり，また，十分な基礎知識を備えたうえで検査技術を習得することで，検査で生じ得るエラーを予測し，その発生を最小限にとどめ，予想外のトラブルが発生した際に適切な対処を講じることができる。

検査に必要な知識到達レベルを確認する機会として，各認定士制度を活用でき，検査従事者の能力を示すものとなるため，品質保証の面でも有効である。

用語 自家調整検査法（laboratory developed test；LDT）

4. 統計学の知識と技術

検査導入時の妥当性の検証や内部精度管理における管理幅の設定，精度管理データの集計などには統計学的手法を用いる。そのため，統計学の知識と技術を備えておかなければならない。検査室は統計学的精度管理台帳を作成することが求められており，外部審査の際にも必要に応じて提示しなければならない。

13.1.2　内部品質保証

1. はじめに

体外診断用医薬品（IVD）による一部の感染症遺伝検査を除いて，ヒト遺伝子を対象とした多くの遺伝子関連検査はLDTで運用されている。LDTの測定原理は分子生物学的技術にもとづいているが，臨床検査として実施するには，臨床的妥当性および分析的妥当性を十分に検証し，検査結果の質を保証しなければならない。導入時に妥当性の検証を如何に行えているかが導入後の検査の質に大きく関わってくる。検証内容は記録・保管し，どのようなプロセス（統計学的プロセスを含む）で評価を行ったかについても文書化しておく。

2. 臨床的妥当性とアッセイデザイン

(1) 臨床的妥当性

臨床的妥当性はその検査が疾患を検出あるいは予測するものであるかを意味する。臨床的妥当性は感度，特異度，陽性的中率，陰性的中率から評価できる（表13.1.1）。

①感度

特定の疾患に罹患している集団に対して検査を実施したときに陽性（異常値）を示す割合であり，真の陽性率を指す。

②特異度

特定の疾患に罹患していない集団に対して検査を実施したときに陰性（正常値）を示す割合であり，真の陰性率を指す。

③陽性的中率

検査で陽性となった集団で実際にその疾患に罹患している人の割合。

④陰性的中率

検査で陰性となった集団で疾患に罹患していない人の割合。

(2) 臨床的有用性

臨床的有用性は検査が患者の診断・治療において有用であるかを意味する。検査を実施することで適切な治療や予防に結び付く臨床的な利点があるか，あるいは検査結果の与える影響や効果的な対応方法の有無などの情報にもとづき評価される。

臨床的妥当性と有用性は，検討症例数が多い大規模な研究にもとづいて決定されるものであり，自施設のみの限りあるデータでは評価が困難な場合がある。そのため，文献や各関連学会の指針をもとに検査の導入を検討し，根拠とした文献・指針などは，妥当性検証記録や標準作業書に明記しておく。

(3) アッセイデザインを明確にする

次の点について臨床側を含め施設内で検討し，コンセンサスを得ておく。

- ・検査の臨床的有用性と臨床的妥当性（根拠となる文献や資料も揃える）
- ・検査の臨床的適応性，対象疾患，対象患者
- ・検査の目的（スクリーニング，診断，予後予測，モニタリングなど）
- ・検査に適切な検査材料
- ・受付不可検体の基準（検体の保存状態，検体量，容器，抗凝固剤など）
- ・技術的な実現可能性（機器，マンパワー，妥当性確認の実現性）
- ・妥当性確認に使用するサンプル（臨床サンプルを含む）とテスト数，費用

表13.1.1　臨床的妥当性評価のパラメータ

検査結果	病態		
	疾患あり	疾患なし	
陽性	true positive（TP）真の陽性	false positive（FP）偽陽性	陽性的中率 TP/(TP+FP)
陰性	false negative（FN）偽陰性	true negative（TN）真の陰性	陰性的中率 TN/(TN+FN)
	感度 TP/(TP+FN)	特異度 TN/(FP/TN)	

用語 体外診断用医薬品（*in vitro* diagnostecs；IVD）

13章　品質保証認証

アッセイデザイン	工程の最適化 測定者の訓練	妥当性確認	検査の実施
・検査の臨床的妥当性と有用性 ・測定原理の選択 ・実現可能性(設備, 環境, 費用) ・測定系の設計 ・起こり得るエラーの抽出と対策	・ステップごとの最適化 ・全工程を通しての最適化 ・検出限界の評価 　↓ 　測定感度の決定 ・干渉物質とキャリーオーバーへの対策	・正確性 ・精度 ・分析的感度の検証 ・分析的特異度の検証 ・報告範囲の決定 ・基準範囲の決定 ・臨床的感度・特異度の評価	

図13.1.2　検査の妥当性確認

● 3. 分析的妥当性の確認

(1) 測定系の最適化

分析的妥当性の検証に入る前に，条件検討を含めた測定系の最適化を行う。

- 試料は目的のバリアント（変異，多型）を有する細胞株や臨床サンプル，標準物質などを用いる。
- 当該検査に使用するすべての検体種（材料）について測定し，測定者や測定日，試薬ロットなどを変えることで予期せぬ問題点を見つけて改善する。
- 複数のバリアントを同時に検出する系ではバリアントごとに検出限界を評価する。検出下限はサンプルの95%が確実に検出される境界となる。試料としてプラスミドなどの人工核酸を用いることがあるが，人工核酸にはヒトゲノムDNAが含まれていないため，試料中の核酸のバックグラウンドが生物試料とかけ離れており，実際の臨床検体における検出限界とは異なることに留意する。
- マルチプレックス（同一の反応系で2種類以上の遺伝子配列を増幅・検出する）の測定系では，バリアントサンプルを混合して測定し評価する。
- 測定に必要な核酸の最小量を決める。

(2) 分析的妥当性の確認

分析妥当性確認のプロセスを図13.1.2に示す。検証データにバイアスがかからないようにデータが蓄積する前に検証プロトコルを決定しておく。検査対象となるバリアントごとに検査で使用する検体種〔末梢血，骨髄液，新鮮組織，ホルマリン固定パラフィン包埋（FFPE）サンプルなど〕それぞれについて実施する。

①正確性

正確性は検出感度と陽性的中率で評価を行う。対照法として2種類以上の方法（シーケンシング，変異特異的検出方法など）を用いる方が望ましい。

②精密性

測定系では装置，試薬ロット，サンプル濃度，手技などの変化によってランダムなエラーを生じる可能性があり，精密性はその変化量（振れ幅）を意味する。工程ごとの細かなエラーや，各要因（ロット間差など）による変動は最適化の段階で確認・改善されているため，ここでは全行程を通して以下の評価を行う。

- 同時再現性（アッセイ内の比較，intra-assay validation, within-run precision）
- 繰返し精度（アッセイ間の比較，inter-assay validation, between-run precision）

③報告範囲

正確性を保証できる結果値の範囲を報告範囲とする。

④基準範囲

基準範囲は施設で用いる測定方法やサンプル要件によって異なるため，自施設でデータを取り決定する。

⑤分析的感度（検出感度）

分析的感度はサンプル中に存在する目的のバリアント（変異，多型）や外来性核酸を検出する能力を意味する。バリアントの検出では，検出感度はバリアントアレルの量と割合に依存し，アレルの保有性（ホモあるいはヘテロ）だけでも検出力に影響を及ぼす。

分析的感度を評価する方法として，アレル量が明確な細胞株を野生型の細胞株と混合して測定する方法がある。また，細胞株からFFPE切片化した管理試料も販売されており，導入しようとする検査においてFFPEサンプルを使用する場合に，FFPE試料は検出感度の検証に有用である。FFPEサンプルから抽出した核酸は回収量が得られていてもインタクトな核酸（断片化の程度が低く長さが保たれている）の量が限られるため，測定に最適な核酸使用量を最適化の段階であらかじめ決めたうえで検出感度の検証を行うとよい。

用語　デオキシリボ核酸（deoxyribonucleic acid；DNA），ホルマリン固定パラフィン包埋（formalin-fixed, paraffin-embedded；FFPE）

⑥分析的特異度

分析的特異度は目的とするバリアントや外来性核酸が存在しないサンプルを測定した場合に陰性の結果を出す能力を意味する。測定系の設計時にデータベースを活用して特異性の高いプライマーおよびプローブ配列を設計することが重要であり，実際に臨床サンプルや細胞株を用いて交差反応がないことを確認する。

⑦その他

干渉作用を起こす可能性のある体内物質（ヘモグロビンなど）や体外物質（抗凝固剤，治療薬），非特異的反応を起こす可能性のある物質や配列の影響については，検証実験を行い，影響の有無と大きさを確認しておく。

検査室ノート　エラーにもとづくアプローチ

「検査室は起こりうるエラーを系統的に特定し，患者へ影響を及ぼす可能性を推定しなければならない」と米国の臨床・検査標準協会（CLSI）は提言している。エラーの発生を前提としたとしたアプローチの方法は，工程が複雑な測定系ではとくに有効である。ステップごとに，①エラーを生じる可能性，②発生したエラーを検出できる可能性，③検査結果および患者への影響度を抽出し，測定系の設計，妥当性確認，検査実施時の精度管理の3段階で取り組む（表13.1.2）。

表13.1.2　エラーの抽出例

工程段階	エラー要因	測定系設計における対策	評価方法（最適化，妥当性検証時）
pre-analysis	核酸抽出	抽出方法の選択	核酸の測定（回収量，精製度，分解度）
	検体間のクロスコンタミネーション	検体の取扱い方法，環境，器具，手技	non-template control の測定
analysis	増幅不良	酵素，増幅サイズ	陽性サンプルの測定
	コンタミネーション	増幅産物を開封しない測定系，環境，器具，手技	non-template control の測定

● 4. 精度管理

(1)管理試料を用いた精度管理

被検検体と同時に管理試料を測定することで，測定系全体に影響を及ぼすエラーを検知する。検体の測定結果は管理試料の結果に異常がないことを確認したうえで判断する。管理試料の結果に異常を生じた場合は，異常の現れ方によってエラーが，①人為的，②装置，③試薬のいずれによるものか判断し適切に対処する。

①陽性試料（陽性コントロール）

検出対象（配列）を含み，結果が陽性となる試料を指す。中濃度陽性試料と検出下限付近の低濃度陽性試料を使用する。

・試薬の取り間違い，入れ忘れなど大きな操作ミスや，装置の明らかな異常は中濃度陽性試料の結果に反映される。

・低濃度陽性試料は試薬の劣化や反応温度・時間のずれなど検出感度に影響するエラーを反映する。

②陰性試料（陰性コントロール）

検出対象を含まず，野生型配列を有する試料を陰性試料とする。陰性試料の使用により測定系の特異性を監視する。

③試薬盲検試料（non-template control）

ヌクレアーゼフリー滅菌水を試薬盲検試料として使用し，試薬の汚染やクロスコンタミネーションを監視する。

(2)内在性コントロールによる精度管理

検体に起因する要因（RNAの質，阻害物質）によって十分な反応を得られないことがあり，偽陰性の原因となる。そのため検出対象の遺伝子と同時に内部標準遺伝子を測定して内在的な影響を評価する。

①内部標準遺伝子（内在性コントロール遺伝子）

以下の要件を満たす遺伝子が内部標準として利用でき，GAPDH，GUS，B2M，18S rRNA，ABL1などが使用されている。

・すべての有核細胞で発現量が安定している。

・治療による発現量の変動が小さい。

・個体間で発現量の差が小さい。

・偽遺伝子が存在しない。

i ）定性検査

定性検査では，内部標準遺伝子の発現を確認することで

📝**用語**　臨床・検査標準協会（Clinical and Laboratory Standards Institute；CLSI），グリセルアルデヒド-3-リン酸脱水素酵素（glyceraldehyde-3-phosphate dehydrogenase；GAPDH），β-グルクロニダーゼ（β-glucuronidase；GUS），β2-マイクログロブリン（β2 microglobulin；B2M），リボソームリボ核酸（ribosomal ribonucleic acid；rRNA），偽遺伝子（pseudogene），リボ核酸（ribonucleic acid；RNA）

■13章　品質保証認証

RNAサンプルの質に問題がないこと，逆転写反応が十分に行われたかを評価し，そのうえで検出対象遺伝子の結果を判断する。内部標準遺伝子の発現が検出されない場合は，検出対象遺伝子の結果が（−）であっても「陰性」と判断できない。

ii）定量検査

遺伝子発現の定量解析では，内部標準遺伝子の発現量との相対定量を行うことで，検体に由来する要因および測定系の誤差要因の影響を最小限に抑えて定量的評価が行える。

(3) 管理試料

精度管理試料は臨床サンプルと性状の近い生物由来のものを使用するのが望ましい。過去の検体を管理試料として利用することも可能だが量に限りがあるため，多くは**表13.1.3**に示す試料が利用されている。工程管理の面で管理試料は核酸抽出時から検体と同様の処理を行うのが望ましいが，日常の検査において検体の核酸抽出時に毎回生試料

表13.1.3　遺伝子関連検査の管理試料

	利点	欠点
細胞株	• 生物由来でありヒトゲノム配列を有する • 複数の細胞株を混合することが可能 • FFPE切片化が可能	• 自施設で培養する場合，設備と技術が必要，継代の繰返しによりゲノム配列に変化が生じる可能性がある • 生試料として維持するのが困難 • 乾燥試料は量に限りがあり，日常の管理試料としてはコスト高
変異導入細胞株	• 生物由来でありヒトゲノム配列を有する • 複数の変異を入れることが可能 • 同じ起源の野生型細胞株と混合して段階的な変異含有率の試料を作成可能 • FFPE切片化が可能	
人工合成DNA	• 塩基配列があらかじめわかっている • 試料中の目的アレル量を変えられる • 量産に手間がかからない • 保存と使用が容易にできる	• 特定の遺伝子配列のみを含むため，臨床サンプルとはバックグラウンドが異なる

を使用するのは困難なため，抽出済みのDNAやRNAを管理試料として測定工程（逆転写反応，増幅反応）から用いる方法もある。

13.1.3　外部品質保証

● 1. 検査室の評価と施設技能試験

自施設で実施している検査の質（技能）を評価することは，検査精度の継続性を監視するとともに，問題点を抽出して原因の究明と改善に取り組むための有効な手段である。評価には2つのアプローチ方法があり，可能であれば両方の手段を講じるべきである。

(1) 各検査項目の試料測定にもとづく技能評価

配布された盲試料を通常検査と同様に測定し，測定結果を測定装置や使用試薬名と併せて報告する。参加施設集団における値の分布と自施設の値を比較・評価し，改善すべき点があれば改善策を検討する。

(2) 測定プロセスにもとづく技能評価

遺伝子関連検査，とくに次世代シーケンス（NGS）やマイクロアレイでは測定対象が多岐にわたり，実施項目も施設によってさまざまである。費用面や陽性サンプルの準備の面で，すべてのバリアントに対してサーベイランスを実施することは困難なため，測定プロセス（解析プロセスを含む）を評価することで施設技能を評価するものである。

(3) 施設技能評価試験の代替方法

施設技能試験（サーベイランス）を利用できない場合，検査室は代替方法を実施し，検査結果の許容性の決定に関する客観的証拠を提供しなければならない。代替手段として以下の方法がある。

・分割サンプルを他施設に提出して比較する。
・自施設で分割サンプルや過去検体を自施設で測定時期や測定者を変えて再度測定し，初回値と比較する。
・異なる独立した方法で測定を行い評価する。

(4) 国内の外部精度評価プログラム

日本臨床衛生検査技師会の精度管理調査は遺伝子検査部門も2000年度から開始し，HCV-RNAと結核菌群を対象に実施している。また，日本臨床検査自動化学会や日本病理学会なども体細胞遺伝子変異検査を対象としてサーベイランスを実施している。

(5) 国際的外部精度評価プログラム

米国病理医協会（CAP）が遺伝子関連検査に関わる多くの技能試験（PT）プログラムを提供しており，ウイルスや細菌などの微生物関連項目や，体細胞遺伝子検査および遺伝学的検査項目について幅広く実施している。CAP

✎用語　次世代シーケンス（next generation sequencing；NGS），C型肝炎ウイルス（hepatitis C virus；HCV），米国病理医協会（College of American Pathologists；CAP），技能試験（proficiency testing；PT）

13.1 | 遺伝子関連検査の品質保証

サーベイは日本国内でも参加が可能であり，日本臨床検査医学会の指導のもと国内の状況に沿うかたちで一部の項目に限り実施されている。国際的なサーベイランスは参加施設数が多いため，自施設の結果を多くの参加施設と比較することができる。

● **2. 検査室認定の必要性**

外部評価は検査室の技術能力や品質保証体制を客観的に判断できるものであり，外部評価により施設認定を受けた検査室から報告される検査結果は，正確性および信頼性の

ある臨床検査データとして国際的に受け入れられる。また，治験や臨床研究においても，当該医療機関の臨床検査の精度が確証されていることが要求される。

国際的に評価される臨床検査室認定として，ISO 15189認定制度とCAP認定制度がある。いずれも品質マネジメント（検査室と検査結果の質を管理・維持する取り組み）を実践し，さらに定期的なマネジメントレビューと内部監査による内部評価，外部審査による第三者評価を繰り返すことで継続的な改善を行い，品質の保たれた検査結果の提供へつなげている。

［庄司月美］

✎ **用語** 　国際標準化機構（International Organization for Standardization；ISO）

📖 **参考文献**

1）Jennings LJ, *et al.*："Guidelines for Validation of Next-Generation Sequencing-Based Oncology Panels：A Joint Consensus Recommendation of the Association for Molecular Pathology and College of American Pathologists", J Mol Diagn 2017；19：341-365.

2）Association for molecular pathology（AMP）："Molecular diagnostic assay validation-September 2014 AMP White Paper", AMP validation guidelines & Best Practices　https://www.amp.org/resources/validation-resources/（2018年5月1日アクセス）

3）Schrijver I, *et al.*："Methods-based proficiency testing in molecular genetic pathology", J Mol Diagn 2014；16：283-287.

4）宮地勇人（編）：「遺伝子関連検査に関する日本版ベストプラクティス・ガイドライン解説版」，日本臨床検査標準協議会，2016.

5）矢富　裕，他（監），宮地勇人，他（編）：「遺伝子検査の精度管理」，標準臨床検査学 遺伝子検査学，86-89，医学書院，2013.

6）上野一郎：「遺伝子関連検査における精度管理・精度保証」，メディカルテクノロジー 今日から役立つ遺伝子検査 実践マニュアル，1557-1561，大畑秀穂（編），医歯薬出版，2012.

7）南木　融：「遺伝子・染色体検査業務 精度管理」，遺伝子分析科学，230-232，日本臨床検査同学院（編），宇宙堂八木書店，2011.

13.2 染色体検査の品質保証認証

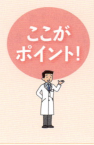

ここがポイント！

- 遺伝子関連検査・染色体検査を含む検体検査の精度の確保に関する法的整備が進められている。
- 染色体検査は用手法かつ工程数が多い検査なので，要素ごとの品質保証を考える必要がある。
- 要素ごとの品質保証を考えるとき，ISO 15189：2012 が参考となる。
- 品質保証とは，究極的には，文書化と記録の作成に集約される。
- 検査室間比較プログラムへの参加は必須である。
- 可能ならば第三者機関による検査室認証・認定を取得する。

13.2.1 品質保証認証に必要な知識

1. 臨床検査の品質保証の動向

　臨床検査の現場では，従前より検査結果の品質・精度の担保が重要であることは当然のことと認識はされていたが，院内検査室においては長らく法的な制限の適用外とされてきた。しかし，2017年の法改正（医療法等の一部を改正する法律，2017年6月14日）により，一変することとなった。

　この改正法では，検査の実施場所の病院内外を問わず検体検査の精度の確保に関する基準を設け，適切に管理を行っていくことが求められ，また検体検査の分類についても，現行の臨床検査技師等に関する法律を改正し，厚生労働省令で定めることを求めている[1]。厚生労働省の「検体検査の精度管理等に関する検討会」にてとりまとめられた分類案では，「遺伝子関連検査・染色体検査」を一次分類7分野の1つとして独立させ，二次分類として病原体核酸検査，体細胞遺伝子検査，生殖細胞系列遺伝子検査，染色体検査の4分野に分類することを提唱している[2]。

　このことは，急速な発展を遂げている遺伝子関連検査に引っ張られる形で染色体検査が取り込まれ，先進的な検査技術としての地位を確立したことを示す一方，臨床化学や臨床血液検査と同水準の品質保証が求められるようになったことを示している。

2. 染色体検査の品質保証の歴史

　染色体検査の品質保証については，日本人類遺伝学会の「遺伝学的検査としての染色体検査ガイドライン」(2006)[3]，日本染色体遺伝子検査学会の「染色体遺伝子検査の品質保証のための指針」（第2編2014）[4] に要員のスキル，施設環境，機材，試薬，依頼から報告までの管理基準や推奨事項が述べられている。検査データの正確性を担保する手段として，米国病理学会や日本染色体遺伝子検査学会から提供されている検査室間比較プログラムがある。また検査データの正確性を含むすべての技術要件，管理運営要件を総合的に保証する第三者評価として，日本適合性認定協会によるISO 15189認定制度，米国保健福祉省所属機関による臨床検査室改善法（CLIA）認証制度，米国病理学会（CAP）による臨床検査室認定プログラムがある。

13.2.2 内部品質保証

　染色体検査は，病気の診断や治療方針の決定に直結する重責を担う検査でありながら，一方で基準測定法，認証標準物質，対外診断薬・機器のような技術基盤に乏しく，検査室ごとに独自に確立した自家調製検査法（LDT）により実施されているという特性がある。

　わが国においては，LDTの臨床利用は医師の管理下で

用語 臨床検査室改善法（clinical laboratory improvement amendments；CLIA）

13.2 | 染色体検査の品質保証認証

表13.2.1　ISO 15189：2012 要求事項

管理上の要求事項		技術的要求事項	
4.1	組織および管理主体責務	5.1	要員
4.2	品質マネジメントシステム	5.2	施設および環境条件
4.3	文書管理	5.3	検査室の機材，試薬および消耗品
4.4	サービスの合意事項		
4.5	委託検査室による検査	5.4	検査前プロセス
4.6	外部からのサービスおよび供給品	5.5	検査プロセス
		5.6	検査結果の品質の確保
4.7	アドバイスサービス	5.7	検査後プロセス
4.8	苦情処理	5.8	結果の報告
4.9	不適合の識別および管理	5.9	結果の報告（リリース）
4.10	是正処置	5.10	検査室情報マネジメント
4.11	予防処置		
4.12	継続的改善		
4.13	記録の管理		
4.14	評価および監査		
4.15	マネジメントレビュー		

(ISO 15189：2012, 5.5.3：臨床検査室－品質と能力に関する要求事項より)

使用できる医療技術の一部として解釈され，学会・業界団体の指針に頼るところが大きいが，今後はLDTの法整備が進んでいる米国を参考に，法的な制限や基準が整備されていくことが予想される。予想される法的基準を満たす内部品質保証の水準を考える場合，ISO 15189：2012（邦題：臨床検査室－品質と能力に関する要求事項)[5] が参考となる（表13.2.1）。

● 1. 要員

【ポイント】

1) 実務経験（日常業務，学術業績）
2) 関連認定資格の取得
3) 検査室内教育プログラムの内容や運用実績

専門性が高く用手法が多いことから，検査員の力量を担保する必要がある。検査員の経歴書や資格認定証のコピーの一元管理，文書化され定期的な見直しにより最新の状態に維持された教育プログラムにもとづく導入教育や継続教育の実施記録，検査員の力量評価記録などを整備する。

関連の認定資格には日本臨床衛生検査技師会の臨床染色体遺伝子検査師（遺伝子分野，染色分野），日本遺伝子分析科学同学院の遺伝子分析科学認定士（初級，1級），日本人類遺伝学会の臨床細胞遺伝学認定士，日本遺伝子診療学会のジェネティックエキスパートなどがある。

資格は，個人および検査室の技術力を担保する客観的証拠となるので，少なくとも責任者クラスは取得済であることが望ましい。未取得者に対しても単に個人判断に委ねるのではなく，取得を支援する継続教育プログラムや受験支援制度が整備されることが望ましい。

● 2. 施設および環境条件

【ポイント】

1) 両立不可能な作業に対するエリアの分離
2) 作業員の健康や検査成績に影響を及ぼす環境条件の監視
3) 静かで中断されない場所の確保

培養および標本作製エリアでは，培養用にクリーンベンチを設置する。また標本作製にはメタノールや酢酸などの化学薬品を使用するが，とくに酢酸は揮発しやすく金属腐食性があり，顕微鏡，パソコン，ハイブリダイゼーション装置などの精密機器の劣化を早める恐れがある。よって培養・標本作製エリアと解析エリアは物理的に分離することが望ましい。

標本作製エリアは，作業に支障をきたさない十分な広さがあり，ドラフトチャンバーなどの局所排気装置を設置することが望ましい。標本作製に使用するメタノールは，有機溶剤中毒予防規則により，年に2度の作業環境測定を実施する対象薬品である（管理基準200ppm以下）。作業環境測定の記録は3年間の保管が義務付けられている。良質な染色体標本を作製するためには，作業環境の室温と湿度が非常に重要であることから，「染色体遺伝子検査の品質保証のための指針」では，検査室ごとに至適条件を設定する。標本作製机の温度25℃前後，湿度30～50％が推奨されている。ほかに培養条件として，炭酸ガス培養器の庫内温度および炭酸ガス濃度（37℃，5％炭酸ガス），低張処理条件として恒温槽の水温（37℃）についても使用時の監視が必要な環境条件であり，それらを記録し一定期間保管することが必要である。

染色体解析は，高度の画像処理作業であり，腫瘍細胞においては時に細胞ごとに異なる複雑な構造異常を同定し，そのクロナリティを明らかにする緻密な作業であることから，人の往来や，ほかの自動分析装置などの動作音が極小となる独立した場所とすることが望ましい。

● 3. 機材・試薬

【ポイント】

1) 物理標準のトレーサビリティの担保
2) 定期的な点検の実施
3) 自家調製試薬のトレーサビリティと精度管理

炭酸ガス培養器，ハイブリダイゼーション装置など温度計内蔵機器については，日常実施する表示温度の監視と定められた間隔（たとえば年1回）で実施する標準温度計との差の検証（図13.2.1）の2段構えで温度のトレーサビリティを担保することが望ましい。標本作製に使用する遠心機についても，年1回程度の頻度で表示回転数をタコメーターにより検証することが望ましい。検証結果は記録し一

13章 品質保証認証

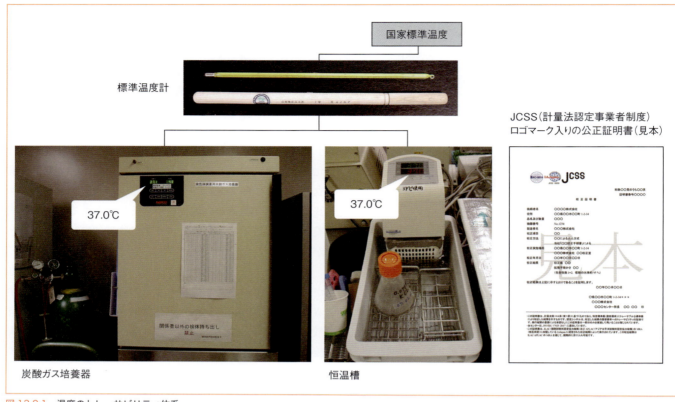

図 13.2.1 温度のトレーサビリティ体系

（校正証明書：製品評価技術基盤機構より提供）

定期間保管する。

染色体検査で使用する機器は，おおむね自己点検（始業終業点検，年次点検）で対応可能と考えられ，メーカー対応となるのは修理時のみと考えられる。

染色体検査で使用する試薬の大部分は自家調製試薬（検体採取用保存液，培養液，低張液，トリプシンなど）である。調製者，調製日，構成試薬のロット，有効期限，使用開始日を記録することにより，不具合が認められた場合の原因究明のためにトレーサビリティを確保する。検体採取用保存液，培養液については，調製後直ちに使用せず，3日～1週間程度の無菌試験（炭酸ガス培養器で培養し濁りが見られないことを確認）により品質を確保する。

● 4. 検査前プロセス・検査プロセス

【ポイント】
1) 検体受領者，受領日時の記録
2) 使用している検査手順の文書化
3) 検査結果に影響を及ぼす要素の整理（特性要因図の作成）

染色体検査は細胞培養を伴うことから，検体採取から培養開始までの保存条件や時間経過が重要となる。依頼書に受領日時が含まれること，搬送時の温度が記録されることが望ましいが，無理な場合でも検体受領者と受領日時の記録は残すべきである。

使用している検査手順の文書化，つまり標準作業書の作成は必須である。標準作業書の章立ては，ISO 15189：2012に具体的に示されているので，そのまま採用するとよい（表13.2.2）。検査手順を構築するために参考または引用した書籍や文献は，標準作業書に記載することが望ましい。

検査結果に悪影響を及ぼす要素を整理し，何か不具合があった場合の原因追及手段として，特性要因図（魚骨図）を作成することが望ましい。その場合，製造業分野で古くから使用されてきた要素の分類方法である4M（人；man，機材；machine，方法；method，検体；material），5M（4Mに検査；measurementを追加），5M+1E（5Mに環境；environmentを追加）などのカテゴリごとにリストアップしていくとよい。

● 5. 検査後プロセス・精度管理・結果報告

【ポイント】
1) 検査実施者，解析した細胞の情報へのトレース
2) 報告前の系統的レビュー実施

✎ 用語　計量法校正事業者登録制度（Japan Calibration Service System；JCSS），魚骨図（fish bone diagram）

13.2｜染色体検査の品質保証認証

表13.2.2 標準作業書の章立て例

染色体検査標準作業書
1. 検査の目的
2. 検査に用いられる手順の原理および測定法
3. 性能特性
4. サンプルの種類
5. 患者の準備
6. 容器および添加剤の種類
7. 必要な機材および試薬
8. 環境および安全管理
9. 校正手順
10. 操作ステップ
11. 精度管理手順
12. 干渉および交差反応
13. 結果計算法の原理，適切な場合には，測定された量の値の測定不確かさを含む
14. 生物学的基準範囲または臨床判断値
15. 検査結果の報告範囲
16. 結果が測定範囲外であった場合の定量結果決定に関する指示
17. 警戒値／緊急異常値，適切な場合
18. 検査室の臨床的解釈
19. 可能性のある変動要因
20. 参考資料

(ISO 15189：2012，5.5.3：臨床検査室－品質と能力に関する要求事項より)

3）解釈に必要な情報の提供

染色体検査ではしばしば過去のスライド標本をレビューする機会がある。異常の見過ごしや判読違いの可能性がゼロではない以上，このような事態に備え，検査実施者や使用した標本スライドの特定，解析した分裂像の座標軸を記録するなど，極力トレースできる状態を確立することが重要である。

結果報告については，可能な限り上級者あるいは複数の検査者によるレビューを経てから報告する体制とすることが望ましい。染色体核型の判読は難解であり正しく理解されない可能性を含んでいるため，結果に異常が認められた場合（正常変異を含む），過去の結果から何らかの変化があった場合，結果報告書には，その解釈に必要な情報，利用できる関連検査や確認検査の情報などを記載することが望ましい。

遺伝的情報を取り扱う場合は，患者名の匿名化や報告書の密封化が必要な場合もある。さらに遺伝学検査では，特別なカウンセリングが必要な場合において，必要なカウンセリングを経ずに患者に直接届くことがないよう，検査室が確認する努力をすることが望ましい。

● **6. 検査室情報システム**

検査室情報システム（LIS）においては，患者個人情報の漏えい防止が重要である。無許可のアクセスからの防御，不正使用や損失の予防策の留意点として，閉鎖的ネットワーク環境の構築，コンピュータウイルス対策，ID，パスワード，指紋認証などによるアクセス制限，データの持ち出し規制，検査室やサーバ室への入室制限，ミラーリングやバックアップの確保，出力した紙媒体の細断処理など，実行可能な最大限の対策を取ることが望ましい。患者情報の守秘義務や倫理面の教育も必要となる。

● **7. アドバイスサービス**

染色体検査は，その専門性の高さから結果そのものを単純に報告するのみでは，意図する内容が依頼医師に正確に伝わらず，重要情報の見逃しや結果の独り歩きを生むおそれがある。

アドバイスの種類としては，サンプル量，採取容器の種類，検査所要時間などの問い合わせに応える受け身型と，検査室から積極的に情報発信する能動型がある。検査結果は，診断，治療方針の決定，治療の効果判定に直結することから，個々の臨床症例における助言，検査結果の解釈における専門的判断を高いレベルで日常的に実現できる可能性の多い分野である。学術的価値も高いことから，その記録はアドバイス活動報告書のような形で蓄積されることが望ましい。

13.2.3　外部品質保証

ほかの臨床検査項目と同様に，内部品質保証のみで品質保証を完結することは困難であり，客観的な視点で品質を確保するために可能な限り外部品質保証に取り組むことが望ましい。外部品質保証には，検査室間比較プログラムの利用と第三者評価認証（認定）の取得の2つがある。

● **1. 検査室間比較プログラムの利用**

検査結果の正確性を担保するために検査室比較プログラムに参加することが望ましいが，プロバイダが少ないのが現状である。FISH法については米国病理学会よりフォトサーベイ，スライドサーベイが提供されている（有料）。Gバンドでは日本染色体遺伝子検査学会（http://www.

✎ **用語** 検査室情報システム（laboratory information system；LIS），ID（identification），蛍光 *in situ* ハイブリダイゼーション（fluorescence *in situ* hybridization；FISH）法

13章　品質保証認証

jacga.jp/）よりフォトサーベイが提供されている（会員のみ利用可能，無料）。

日本染色体遺伝子検査学会のフォトサーベイは，2枚のメタフェーズ画像をもとに決定した核型を提出する方式である。電子メールとホームページを通じて年に数回実施され，各施設の評価は行われないが，集計結果がホームページに公開されるので，参加施設自らが他施設評価を行うことは可能である。培養から結果報告までの全工程を評価する外部精度管理は存在しない。

● 2. 第三者評価認証（認定）の取得

臨床検査室の第三者評価として，ISO 15189認定，CLIA認証，CAP認定プログラムがあるが，これら3つの臨床検査室認証（認定）の特徴や相違点については，2015年から約1年間開催された厚生労働省厚生科学審議会主催の検討会「ゲノム情報を用いた医療等の実用化推進タスクフォース」にて詳しく比較検討されており，その資料「国際的な認定・認証制度の概要」が公開されている（http://

www.mhlw.go.jp/stf/shingi/other-kousei.html?tid=311652）。

いずれの認定プログラムにおいても認定基準は本質的に類似しているといえるが，ISO 15189認定は，CLIA認証やCAP認定に比較し具体性に乏しい。ただしこれはISOの基本精神である顧客満足度に重点を置くという本質的な違いによるものであり，認定基準の緩さを表すものではない。

ISO 15189認定が2018年の診療報酬改定で新設された国際標準検査管理加算の唯一の算定要件となった影響で認定数は急激に増えており（2018年5月現在145施設），CLIA認証数，CAP認定数を圧倒している。2018年に開始されたがんゲノム医療中核拠点病院制度においては，病理検査室がISO 15189認定を取得していることが認定要件に明記されたこともあり，今後の展望として，病院内検査室ではISO 15189認定，遺伝子関連検査を専門とする民間臨床検査受託機関ではCLIA認証といった棲み分けが進むことが予想される。

［藤澤真一］

📖 参考文献

1）電子政府の総合窓口（e-Gov），総務省行政管理局：「医療法等の一部を改正する法律」　http://elaws.e-gov.go.jp/search/elawsSearch/elaws_search/lsg0500/detail?lawId=429AC0000000057 & openerCode=1（2018年5月25日アクセス）

2）厚生労働省医政局：「検体検査の精度管理等に関する検討会」　http://www.mhlw.go.jp/stf/shingi/other-isei.html?tid=487624（2018年5月25日アクセス）

3）日本人類遺伝学会：「ガイドライン・指針」　http://www.cytogen.jp/guideline/（2018年5月25日アクセス）

4）日本染色体遺伝子検査学会，他：「染色体遺伝子検査の品質保証のための指針（第2編）」，日本染色体遺伝子検査学会雑誌 2014；32：60-89.

5）ISO 15189：2012 臨床検査室―品質と能力に関する要求事項，日本規格協会，2012.

略 語 一 覧

5-BU　5-bromouracil
5-ブロモウラシル

5-mC　5-methylcytosine
5-メチルシトシン

A　adenine
アデニン

AAV　adeno-associated virus
アデノ随伴ウイルス

ACMG　American College of Medical Genetics and
Genomics
米国臨床遺伝・ゲノム学会

ADA　adenosine deaminase
アデノシンデアミナーゼ

ADCC　antibody-dependent cell-mediated cytotoxicity
抗体依存性細胞傷害

add　additional material of unknown origin
由来不明の付加断片

ADH　alcohol dehydrogenase
アルコール脱水素酵素

AFLP　amplified fragment length polymorphism

AGPC　acid guanidinium thiocyanate phenol chloroform

AIDS　acquired immunodeficiency syndrome
後天性免疫不全症候群

AIRE　autoimmune regulator
自己免疫調節物質

Alb　albumin
アルブミン

ALCL, ALK$^+$　anaplastic large-cell lymphoma
ALK陽性未分化大細胞型リンパ腫

ALDH　acetaldehyde dehydrogenase
アセトアルデヒド脱水素酵素

ALDH　aldehyde dehydrogenase
アルデヒド脱水素酵素

ALK　anaplastic lymphoma kinase
未分化リンパ腫キナーゼ

ALL　acute lymphocytic leukemia
急性リンパ性白血病

ALL　lymphoblastic leukemia/lymphoma
リンパ芽球性白血病／リンパ腫

ALP　alkaline phosphatase
アルカリホスファターゼ

ALS　amyotrophic lateral sclerosis
筋萎縮性側索硬化症

ALT　alanine aminotransferase
アラニンアミノトランスフェラーゼ

ALT/WDL　atypical lipomatous tumor/well-differentiated
liposarcoma
異型脂肪腫様腫瘍・高分化型脂肪肉腫

Alu 配列　Alu sequence

AML　acute myeloid leukemia
急性骨髄性白血病

AMV　avian myeloblastosis virus
トリ骨髄芽球症ウイルス

AP　apurinic/apyrimidinic
脱プリン／脱ピリミジン

APD　automated peritoneal dialysis
自動腹膜透析

APL　acute promyelocytic leukemia
急性前骨髄球性白血病

AP-PCR　arbitrarily-primed polymerase chain reaction

ART　anti-retroviral therapy
抗レトロウイルス療法

AT　ataxia telangiectasia
毛細血管拡張性運動失調症

ATLL　adult T-cell leukemia/lymphoma
成人T細胞性白血病／リンパ腫

ATO　arsenic trioxide
亜ヒ酸

ATP　adenosine triphosphate
アデノシン三リン酸

ATRA　all-trans retinoic acid
全トランス型レチノイン酸

AZF　azoospermia factor

B2M　β2 microglobulin
β2-マイクログロブリン

BAP　bacterial alkaline phosphatase

BCR　B cell receptor
B細胞受容体

BL　Burkitt lymphoma
バーキットリンパ腫

BrdU　5-bromo-2′-deoxyuridine
5-ブロモ-2′-デオキシウリジン

BS　Bloom syndrome
ブルーム症候群

BWS　Beckwith-Wiedemann syndrome
ベックウィズ・ヴィーデマン症候群

C　cytosine
シトシン

c　constitutional anomaly
構成的核型

略語一覧

CALR calreticulin
カルレティキュリン

CAP College of American Pathologists
米国病理医協会

CAPD continuous ambulatory peritoneal dialysis
持続携行式腹膜透析

CAR-T chimeric antigen receptor-T
キメラ抗原受容体T

CB centroblast

CBB Coomassie brilliant blue
クマシーブリリアント青

CBL casitas B-lineage lymphoma

CC centrocyte

CCD charge coupled device
電荷結合素子

CCDS consensus coding sequence

CCR4 C-C chemokine receptor type 4
CCケモカイン受容体4

CD cluster of differentiation

CDC complement-dependent cytotoxicity
補体依存性細胞傷害

CDK cyclin dependent kinase
サイクリン依存性キナーゼ

cDNA complementary deoxyribonucleic acid
相補的デオキシリボ核酸

cDNA complementary DNA
相補的DNA

CDx companion diagnostics
コンパニオン診断

CE capillary electrophoresis
キャピラリー電気泳動

CEL chronic eosinophilic leukemia
慢性好酸球性白血病

CEL/HES chronic eosinophilic leukemia/hyper
eosinophilic syndrome
慢性好酸球性白血病/特発性好酸球増加症候群

cen centromere
動原体

CEP centromere probe
セントロメアプローブ

cfDNA cell-free DNA
無細胞DNA

CGH comparative genomic hybridization

CHA3 chromomycin A3
クロモマイシンA3

CHO細胞 Chinese hamster ovary
チャイニーズハムスター卵巣細胞

cIg cytoplasmic immunoglobulin
細胞質免疫グロブリン

CISH chromogenic *in situ* hybridization

CLIA clinical laboratory improvement amendments
臨床検査室改善法

CLL chronic lymphocytic leukemia
慢性リンパ性白血病

CLSI Clinical and Laboratory Standards Institute
臨床・検査標準協会

CML chronic myeloid leukemia
慢性骨髄性白血病

CMML chronic myelomonocytic leukemia
慢性骨髄単球性白血病

CMV cytomegalovirus
サイトメガロウイルス

CNV copy number variation
コピー数多型

CNV copy number variant
コピー数バリアント

CoDx companion diagnostics
コンパニオン診断

cp composite karyotype
混成核型

CPEO chronic progressive external ophthalmoplegia
慢性進行性外眼筋麻痺症候群

CRE carbapenem-resistant Enterobacteriaceae
カルバペネム耐性腸内細菌科細菌

CRISPR/Cas9 clustered regularly interspaced short
palindromic repeats/CRISPR-associated protein

cRNA complementary RNA
相補的RNA

cSNP coding SNP

CTC circulating tumor cell
血中循環腫瘍細胞

ctDNA circulating tumor DNA
循環腫瘍DNA

CTLA-4 cytotoxic T-lymphocyte antigen 4
細胞傷害性Tリンパ球抗原4

CTP cytidine triphosphate
シチジン三リン酸

Ct値 threshold cycle

CYP cytochrome P450
シトクロムP450

D aspartate
アスパラギン酸

DAAs direct acting antivirals
直接型抗ウイルス薬

DAPI 4′,6-diamidino-2-phenylindole

dATP deoxyadenosine triphosphate
デオキシアデノシン三リン酸

dCTP deoxycytidine triphosphate
デオキシシチジン三リン酸

DDL dedifferentiated liposarcoma
脱分化型脂肪肉腫

ddNTP dideoxynucleotide triphosphate
ジデオキシヌクレオチド三リン酸

del deletion
欠失

DEPC diethylpyrocarbonate
ジエチルピロカーボネート

der dervative chromosome
派生染色体

dGTP deoxyguanosine triphosphate
デオキシグアノシン三リン酸

DIC disseminated intravascular coagulation
播種性血管内凝固症候群

dic dicentric
二動原体

Dig digoxigenin
ジゴキシゲニン

DIN DNA integrity number

DISH dual color *in situ* hybridization

DLBCL, NOS diffuse large B-cell lymphoma, not otherwise specified
びまん性大細胞型B細胞性リンパ腫

dmin double minute
二重微小染色体

DMR differentially methylated region
メチル化可変領域

DMSO dimethyl sulfoxide
ジメチルスルホキシド

DN double negative

DNA deoxyribonucleic acid
デオキシリボ核酸

DNase deoxyribonuclease
デオキシリボヌクレアーゼ

dNDP deoxynucleoside diphosphate
デオキシヌクレオシド二リン酸

dNMP deoxynucleoside monophosphate
デオキシヌクレオシド一リン酸

dNTP deoxynucleoside triphosphate
デオキシヌクレオシド三リン酸

dNTP deoxyribonucleoside triphosphate
デオキシリボヌクレオシド三リン酸

DP double positive

dsDNA double strand deoxyribonucleic acid
二本鎖デオキシリボ核酸

DSRCT desmoplastic small round cell tumor
線維形成性小円形細胞腫瘍

DTT dithiothreitol
ジチオスレイトール

dTTP deoxythymidine triphosphate
デオキシチミジン三リン酸

DW distilled water
精製水

EBI European Bioinformatics Institute
欧州バイオインフォマティクス研究所

EBV Epstein-Barr virus
エプスタイン・バールウイルス

EDTA ethylenediaminetetraacetic acid
エチレンジアミン四酢酸

EGFR epidermal growth factor receptor
上皮細胞増殖因子受容体

EGFR-TK epidermal growth factor receptor tyrosine kinase
上皮成長因子受容体チロシンキナーゼ

ELMA enzyme linked mini-sequence assay

ELN elastin
エラスチン

ELSI ethical, legal and social issues
倫理的・法的・社会的問題

EMA ethidium monoazide

ESBL extended-spectrum β-lactamases
基質特異性拡張型βラクタマーゼ

ES細胞 embryonic stem
胚性幹細胞

ET essential thrombocythemia
本態性血小板血症

EtBr ethidium bromide
エチジウムブロマイド

ETV entecavir
エンテカビル

Exo I exonuclease I
エクソヌクレアーゼI

FA Fanconi anemia
ファンコニ貧血

FAB分類 French-American-British classification

FAP familial adeonomatous polyposis
家族性大腸腺腫症

FBS fetal bovine serum
ウシ胎児血清

FCM flow cytometry
フローサイトメトリー

FFPE formalin-fixed, paraffin-embedded
ホルマリン固定パラフィン包埋

FISH fluorescence *in situ* hybridization
蛍光*in situ*ハイブリダイゼーション

FL follicular lymphoma
濾胞性リンパ腫

FPG fluorescence plus Giemsa

G guanine
グアニン

GAPDH glyceraldehyde-3-phosphate dehydrogenase
グリセルアルデヒド-3-リン酸脱水素酵素

gDNA genome deoxyribonucleic acid
ゲノムDNA

GDP guanosine diphosphate
グアノシン二リン酸

GIST gastrointestinal stromal tumor
消化管間質腫瘍

GM-CSF granulocyte macrophage colony-stimulating factor
顆粒球単球コロニー刺激因子

GO gemtuzumab ozogamicin
ゲムツズマブオゾガマイシン

gRNA guide RNA
ガイドRNA

gSNP genome SNP

GTP guanosine triphosphate
グアノシン三リン酸

GUS β-glucuronidase
β-グルクロニダーゼ

263

■ 略語一覧

GVH reaction graft-versus-host reaction
移植片対宿主反応

GVHD graft-versus-host disease
移植片対宿主病

G期 gap phase

HBe hepatitis B envelope

HBOC hereditary breast and/or ovarian cancer
syndrome
遺伝性乳がん卵巣がん症候群

HBs hepatitis B surface

HBV hepatitis B virus
B型肝炎ウイルス

HCV hepatitis C virus
C型肝炎ウイルス

HDR homologous recombination repair
相同組換え修復

HeLa HeLa cell
ヒーラ細胞

Hepes 4-(2-hydroxyethyl)-1-piperazineethanesulfonic
acid

HER2 human epidermal growth factor receptor 2
ヒト上皮増殖因子受容体2

HE染色 hematoxylin-eosin
ヘマトキシリン・エオジン染色

HF haplotype frequency

HGVS Human Genome Variation Society
ヒトゲノムバリエーション学会

HHV human herpesvirus
ヒトヘルペスウイルス

Hi-Di highly deionized

HIV human immunodeficiency virus
ヒト免疫不全ウイルス

HL-60 human promyelocytic leukemia cells

HLA human leukocyte antigen
ヒト白血球抗原

HNPCC hereditary nonpolyposis colorectal cancer
遺伝性非ポリポーシス性大腸がん

hnRNA heterogeneous nuclear RNA
ヘテロ核RNA

HPV human papillomavirus
ヒトパピローマウイルス

HSC hematopoietic stem cell
造血幹細胞

HSV1 herpes simplex virus type 1
単純ヘルペスウイルス1型

HTLV-I human T lymphotropic virus type I
ヒトT細胞向性ウイルスI型

HUGO Human Genome Organization
ヒトゲノム機構

H鎖 heavy chain

I isoleucine
イソロイシン

i isochromosome
同腕染色体

ICR imprinted control region
インプリンティング制御領域

idem denotes the stemline karyotype in a subclone
サブクローンの中の幹細胞の核型

IE immediate-early

IF Incidental Findings
偶発的所見

IFN interferon
インターフェロン

Ig immunoglobulin
免疫グロブリン

IHC immunohistochemistry
免疫組織化学

IL interleukin
インターロイキン

INAF intercalation activating fluorescence

Indel insertion and deletion
挿入欠失

inv inversion
逆位

iPS細胞 induced pluripotent stem cell
人工多能性幹細胞

ISCN International System for Human Cytogenetic
Nomenclature
ヒト染色体国際命名規約

ISH *in situ* hybridization
in situ ハイブリダイゼーション

iSNP intronic SNP

ISO International Organization for Standardization
国際標準化機構

ITS internal transcribed spacer

IVD *in vitro* diagnostecs
体外診断用医薬品

JCCLS Japanese Committee for Clinical Laboratory
Standards
日本臨床検査標準協議会

JCSS Japan Calibration Service System
計量法校正事業者登録制度

JMML juvenile myelomonocytic leukemia
若年性骨髄単球性白血病

LA PCR long and accurate PCR

LAM lamivudine
ラミブジン

LAMP法 loop-mediated isothermal amplification法

LCR locus control region
遺伝子座制御領域

LDL low density lipoprotein
低密度リポ蛋白

LHON Leber hereditaly optic neuropathy
レーベル遺伝性視神経萎縮症

LINE long interspersed element
長鎖散在反復配列

LIS laboratory information system
検査室情報システム

lncRNA long non-coding RNA
ロングノンコーディングRNA

LOH loss of heterozygosity

LPL lipoprotein lipase
リポ蛋白リパーゼ

LPS lipopolysaccharide
リポポリサッカライド

LTR long terminal repeat

L鎖 light chain

M methionine
メチオニン

MALT mucosa-associated lymphoid tissue
粘膜関連リンパ組織

MAP mitogen-activated protein

mar marker chromosome
由来不明染色体

MCH major histocompatibility complex
主要組織適合遺伝子複合体

MCL mantle cell lymphoma
マントル細胞リンパ腫

MCTD mixed connective tissue disease
混合性結合組織病

MDRP multiple-drug-resistant Pseudomonas aeruginosa
多剤耐性緑膿菌

MDS myelodysplastic syndrome
骨髄異形成症候群

MDS/MPN myelodysplastic/myeloproliferative disease
骨髄異形成/骨髄増殖性腫瘍

MDS/MPN-RS-T myelodysplastic/myeloproliferative disease（MDS/MPN）with ring sideroblasts and thrombocytosis
環状鉄芽球と血小板増多を伴った骨髄異形成/骨髄増殖性腫瘍

MDS-RS MDS with ring sideroblasts
環状鉄芽球を伴う骨髄異形成症候群

MELAS mitochondorial myopathy encephalopathy lactic acidosis and stroke-like episodes

MERRF myoclonus epilepsy associated with ragged-red fibers

M-FISH multicolor fluorescence *in situ* hybridization
マルチカラー蛍光*in situ*ハイブリダイゼーション

MIM Mendelian Inheritance in Man

mip macrophage infectivity potentiator

miRNA micro ribonucleic acid
マイクロリボ核酸

miRNA micro RNA
マイクロRNA

MLPA法 multiplex ligation-dependent probe amplification法

MLST multi locus sequence typing

MMLV Moloney murine leukemia virus
モロニーマウス白血病ウイルス

MPN myeloproliferative neoplasms
骨髄増殖性腫瘍

MPO myeloperoxidase
ミエロペルオキシダーゼ

MRD minimal residual disease
微小残存病変

mRNA messenger RNA
伝令RNA

MRSA methicillin-resistant *Staphylococcus aureus*
メチシリン耐性黄色ブドウ球菌

MSI microsatellite instability
マイクロサテライト不安定性

MSI-H high-frequency MSI
高頻度MSI

MS-MLPA methylation specific multiplex ligation-dependent probe amplification

MSSA methicillin-susceptible *Staphylococcus aureus*
メチシリン感受性黄色ブドウ球菌

mt mitochondria
ミトコンドリア

mtDNA mitochondrial deoxyribonucleic acid
ミトコンドリアDNA

MVA mosaic variegated aneuploidy
多彩異数性モザイク

MZBCL marginal zone B cell lymphoma
辺縁性B細胞リンパ腫

M期 mitotic phase

NADH nicotinamide adenine dinucleotide
還元型ニコチンアミドアデニンジヌクレオチド

NASBA nucleic acid sequence-based amplification

NAT N-acetyltransferase
N-アセチル基転移酵素

NCBI National Center for Biotechnology Information
米国国立生物工学情報センター

ncRNA non-coding RNA
ノンコーディングRNA

NDP nucleoside diphosphate
ヌクレオシド二リン酸

NF neurofibromatosis
神経線維腫症

NGS next generation sequencer
次世代シーケンサー

NGS next generation sequencing
次世代シーケンス

NHEJ non-homologous end joining
非相同末端結合

NIPT noninvasive prenatal genetic testing
無侵襲的出生前遺伝学的検査

NMP nucleoside monophosphate
ヌクレオシド一リン酸

NOR nucleolar organizing region
核小体（仁）形成部位

NOS not otherwise specified

NP-40 Nonidet P-40

NS non-structural protein
非構造蛋白質

■ 略語一覧

NTP nucleoside triphosphate
ヌクレオシド三リン酸

OMIM Online Mendelian Inheritance in Man

ORF open reading frame

OTC ornithine transcarbamylase
オルニチントランスカルバミラーゼ

PAGE poly acrylamide gel electrophoresis
ポリアクリルアミドゲル電気泳動

PAM proto-spacer adjacent motif

PBP2′ penicillin binding protein 2′
ペニシリン結合蛋白2′

PBS phosphate-buffered saline
リン酸緩衝食塩水

PCM plasma cell myeloma
形質細胞性骨髄腫

PCR polymerase chain reaction
ポリメラーゼ連鎖反応

PCS premature chromatid separation
染色分体早期解離

PD pharmacodynamics
薬力学

PFGE pulsed field gel electrophoresis
パルスフィールドゲル電気泳動法

PGx pharmacogenomics
ファーマコゲノミクス

pH potential of hydrogen
水素イオン指数

PHA phytohemagglutinin
フィトヘマグルチニン

PHD plant homeodomain
植物ホメオドメイン

Ph染色体 Philadelphia chromosome
フィラデルフィア染色体

pI isoelectric point
等電点

PI3K phosphatidylinositol-3 kinase
ホスファチジルイノシトール-3 キナーゼ

piRNA PIWI-interacting RNA
PIWI相互作用RNA

PK pharmacokinetics
薬物動態学

PMF primary myelofibrosis
原発性骨髄線維症

PNET primitive neuroectodermal tumor
未熟神経外胚葉性腫瘍

POT PCR-based ORF typing

PPI proton pump inhibitor
プロトンポンプ阻害薬

PT proficiency testing
技能試験

PV polycythemia vera
真性多血症

QM quinacrine mustard
キナクリンマスタード

qPCR quantitative polymerase chain reaction
定量PCR

RefSeq. reference sequence
参照配列

RFLP restriction fragment length polymorphism
制限酵素断片長多型

RI radioisotope
放射性同位元素

RIN RNA integrity number

RINe RNA integrity number equivalent

RISC RNA-induced silencing complex
RNA誘導サイレンシング複合体

RIT radio immunotherapy
放射免疫療法

RNA ribonucleic acid
リボ核酸

RNase ribonuclease
リボヌクレアーゼ

RNase A ribonuclease A

RNase H ribonuclease H
リボヌクレアーゼH

RO reverse osmosis
逆浸透

RPMI Roswell Park Memorial Institute

rRNA ribosomal RNA
リボソームRNA

rSNP regulatory SNP

rSSO reverse sequence specific oligonucleotide

RT reverse transcriptase
逆転写酵素

RT-PCR reverse transcription polymerase chain reaction
逆転写ポリメラーゼ連鎖反応

SBS sequencing by synthesis
一塩基合成

SBT sequencing based typing

SCE sister chromatid exchange
姉妹染色分体交換

SDA strand displacement amplification

sdl sideline
副細胞系

SDS sodium dodecyl sulfate
ドデシル硫酸ナトリウム

SF secondary findings
二次的所見

SFT solitary fibrous tumor
孤立性線維性腫瘍

sIg surface immunoglobulin
表面免疫グロブリン

SINE short interspersed element
短鎖散在反復配列

siRNA small interfering RNA
低分子干渉RNA

SISH silver *in situ* hybridization

SKY spectral karyotyping

SL　surrogate L chain
代替軽鎖

sl　stemline
幹細胞系

SLE　systemic lupus eryhtematosus
全身性エリテマトーデス

SLL　small lymphocytic lymphoma
小リンパ球性リンパ腫

SNP　single nucleotide polymorphism
一塩基多型

SNV　single nucleotide variant
一塩基バリアント

SP　single positive

SRS　Silver-Russell syndrome
シルバー・ラッセル症候群

SRY　sex-determining region Y

SSC　saline sodium citrate

SSCP　single strand conformation polymorphism

ssDNA　single stranded deoxyribonucleic acid
一本鎖DNA

sSNP　silent SNP

SSOP　sequence specific oligonucleotide probe

SSP　sequence specific primer

SSR　simple sequence repeat
単純反復配列

ssRNA　single strand ribonucreic acid
一本鎖RNA

STAT　signal transducers and activators of transcription
シグナル伝達兼転写活性因子

STD　sexually transmitted diseases
性行為感染症

STR　short tandem repeat

STRP　short tandem repeat polymorphism

STR-PCR　short tandem repeat polymerase chain reaction

SUMO　small ubiquitin-related modifier

SV　structural variant
構造多型

S期　synthesis phase

T　thymine
チミン

t　translocation
転座

TAE　Tris-acetate-EDTA
トリス・酢酸・EDTA

TAF　tenofovir alafenamide
テノホビル アラフェナミドフマル酸塩

TALEN　transcription activator like effector nuclease

TAT　turn around time
検査所要報告時間

TBE　Tris-borate-EDTA
トリス・ホウ酸・EDTA

TBLB　transbronchial lung biopsy
経気管支肺生検

TBMφ　tingible body macrophage

TBS buffer　Tris-buffered saline
トリス緩衝生理食塩水

TCR　T cell receptor
T細胞レセプター

TDF　tenofovir disoproxil fumarate
テノホビル ジソプロキシルフマル酸塩

TdT　terminal deoxynucleotidyl transferase

TE　tris (hydroxymethyl) aminomethane (Tris = トリス)-ethylenediaminetetraacetic acid (EDTA)
トリスヒドロキシメチルアミノメタン・エチレンジアミン四酢酸

TG-SDS buffer　Tris-glycine (TG) sodium dodecyl sulphate (SDS) buffer
トリス・グリシン泳動バッファー

Th cell　helper T cell
ヘルパーT細胞

TKI　tyrosine kinase inhibitor
チロシンキナーゼ阻害薬

Tm　melting temperature
融解温度

TMA　transcription-mediated amplification

TRC　transcription reverse transcription concerted amplification

Tris-HCL　Tris hydrochloride acid buffer
トリス塩酸バッファー

tRNA　transfer ribonucleic acid
転移リボ核酸

TSST-1　toxic shock syndrome toxin-1

U　uracil
ウラシル

UDP　uridine diphosphate
ウリジン二リン酸

UGT　uridine diphosphate-glucuronosyltransferase
UDPグルクロン酸転移酵素

UGT　uridine diphosphate (UDP) glucuronosyltransferase
ウリジン二リン酸 (UDP) グルクロン酸転移酵素

UNG　uracil-*N*-glycosylase
ウラシル–*N*–グリコシラーゼ

UPD　uniparental disomy
片親性ダイソミー

uSNP　untranslated SNP

UTP　uridine triphosphate
ウリジン三リン酸

UTR　untranslated region
非翻訳領域

UV　ultraviolet
紫外線

V　valine
バリン

VCA　viral capsid antigen
ウイルス外殻抗原

VNTR　variable number of tandem repeat

VRE　vancomycin-resistant enterococci
バンコマイシン耐性腸球菌

略語一覧

VUS variant of uncertain significance
臨床的意義不明のバリアント

WCP whole chromosome paint probe
ペインティングプローブ

WES whole-exome sequencing
全エクソーム解析

WGS whole-genome sequencing
全ゲノム配列決定

WHO World Health Organization
世界保健機関

WS Werner syndrome
ウェルナー症候群

XIC X-inactivation center
X染色体不活化センター

XIST inactive X (Xi)-specific transcript

XP xeroderma pigmentosum
色素性乾皮症

XY-FISH XY-fluorescent *in situ* hybridization

X染色体不活化センター X inactivation center

Y tyrosine
チロシン

ZFN zinc finger nuclease

イーグルMEM Eagle's minimal essential medium
イーグル最小必須培地

査読者一覧

●査 読 者

青 江　伯 規　　岡山大学病院　医療技術部

岡 田　　健　　岡山大学病院　医療技術部

小 郷　正 則　　前　川崎医療短期大学　臨床検査科

小 澤　　優　　京都保健衛生専門学校　臨床検査学科

坂 西　　清　　新潟大学地域医療教育センター・魚沼基幹病院　医療技術部

高 橋　裕 之　　旭川医科大学病院　臨床検査・輸血部

南 木　　融　　筑波大学附属病院　検査部

別 府　弘 規　　株式会社エスアールエル　遺伝子・染色体解析部

松 岡　　優　　埼玉医科大学病院　中央検査部

山 口　良 考　　国際医療福祉大学　成田保健医療学部

［五十音順，所属は2019年4月現在］

索引

●英数字

1ステップRT-PCR法……179
11p15領域……206
13トリソミー症候群……115
15q11-13領域……206
18トリソミー症候群……114
1000ゲノム計画……6,10
2型糖尿病……148
2ステップRT-PCR法……179
2段階PCR法……179
　（→nested PCR法も見よ）
21トリソミー症候群……114
3′→5′エキソヌクレアーゼ活性……31,177
4p欠失症候群……115
5%炭酸ガス培養器……210
5p欠失症候群……115
5q欠失症候群……100

A（塩基）……22
A260/A280比……171
ADA欠損症……59
*ADH1B*遺伝子……10
AGPC法……170
ALCL，ALK⁺……104
ALDH2……148
ALL/LBL……102
*ALK*遺伝子……153
*ALK*融合遺伝子……128
ALK陽性未分化大細胞型リンパ腫……104
ALP標識抗Dig抗体……193
AML……106
　CEBPA両アレル変異を伴う――
　　……102
　inv(16)(p13.1q22) またはt(16;16)
　　(p13.1;q22)；*CBFB-MYH11*を伴う
　　――……101
　inv(3)(q21.3q26.2) or t(3;3)(q21.3;
　　q26.2)；*GATA2，MECOM*を伴う
　　――……101
　NPM1変異を伴う――……102
　t(1;22)(p13.3;q13.3)；*RBM15-MKL1*
　　を伴う――（巨核芽球性）……101
　t(6;9)(p23;q34.1)；*DEK-NUP214*を伴
　　う――……101

　t(8;21)(q22;q22.1)；*RUNX1-*
　　*RUNX1T1*を伴う――……100
　t(9;11)(p21.3;q23.3)；*MLLT3-*
　　*KMT2A*を伴う――……101
　反復性遺伝子異常を有する――……100
AMV-逆転写酵素……189
APD……158
APL……105
　PML-RARAを伴う――……101
AT……131
ATLL……104
ATO……105
ATRA……105

B型肝炎ウイルス……138
B細胞……107
Bリンパ芽球性白血病/リンパ腫
　t(1;19)(q23;p13.3)；*TCF3-PBX1*を伴
　　う――……102,103
　t(12;21)(p13.2;q22.1)；*ETV6-RUNX1*
　　を伴う――……102
　t(5;14)(q31.1;q32.3)；*IL3-IGH*を伴う
　　――……102,103
　t(9;22)(q34.1;q11.2)；*BCR-ABL1*を伴
　　う――……102
　t(v;11q23.3)；*KMT2A*再構成を伴う
　　――……102
　高二倍体性――……102
　低二倍体性――……103
*BCR-ABL1*融合遺伝子……98
*Bgl*Ⅱ……193
BL……103
BLAST……18
BRAF……129
*BRAF*遺伝子……129
*BRAF*遺伝子変異……129
BRCA1……133,148
BRCA2……133,148
break apart法……122
BS……117,131

C（塩基）……22
C型肝炎ウイルス……138
C分染……219,222
CAATボックス……27

CAPD……158
CAP認定制度……255
CAR-T細胞療法……60
Catalogue of Somatic Mutations In Cancer
　……18
CCDS……34
CD20……106
CD33抗原……106
CDx……65
CEBPA……102
CEL……99
CEL/HES……105
CE法……174
cfDNA……128,153
*Chlamydia*属菌……137
CISH法……122
ClinVar……18
*Clostridium difficile*感染症……138
CML……98
CMML with eosinophilia……99
CMV……138
CNV……7,49,145
CoDx……65
COSMIC……18
CPEO……86
CpGアイランド……53
CRISPR/Cas9……61
Ct値……182
CYP……64,147

DAAs……139
dbSNP……18
dbVar……19
ddNTP……195
DEPC処理水……194
DIC……105
DISH法……122
diversity（D）……107
DLBCL……103
DMR……53
DNA……13,22,156
DNase……156,168
DNase I……166
DNA結合ドメイン……38
DNA検査……157

■ 索 引

DNA合成酵素……165
　（→DNAポリメラーゼも見よ）
DNA合成酵素量……178
DNAシーケンサー……161
DNA修復……31
DNA修復機構……43
DNA抽出……168,169
DNA複製……29
DNAプライマーゼ……29
DNAプローブ……234
DNA分解酵素……168（→DNaseも見よ）
DNAポリメラーゼ……31,165
DNAマイクロアレイ……194
DNAメチル化……53
DNAリガーゼ……166
dNDP……24
dNMP……24
dNTP……24
dye terminator法……195

EBI……18
EDTA……164
EGFR……127
*EGFR*遺伝子……11,153
*EGFR*遺伝子変異……127
EGFR蛋白質……127
ELSI……240
EMA-PCR法……141
*EML4-ALK*遺伝子……128
Ensembl……4,18
ES細胞……63
EtBr……173
*ex vivo*遺伝子治療……59
ExAC……19

FAP……132
FBS……210
FFPE……153
*FIP1L1-PDGFRA*融合遺伝子陽性の慢性
　好酸球性白血病……105
FISH法……14,122,234
　──の観察……236
FL……103
*FOXP3*遺伝子……26

G（塩基）……22
Gバンド……225,227
G分染……219,220
G_1期……72
G_2期……72
GBD DNAポリメラーゼ……166
GCボックス……27
GIST……105
gRNA……61

*GAPDH*遺伝子……181
GVH reaction……63

H鎖……107
H鎖遺伝子……107
H3K27……55
H3K9……55
HBe抗原陰性慢性肝炎……140
HBe抗原のセロコンバージョン……140
HBOC……132
HBV……138
HBV遺伝子型……140
HCV……138
HCV遺伝子型分類……140
*HER2*遺伝子……125
*HER2*検査……125
HIV……5,138
HLA……62,146
HLA抗原検査法……62,144,146
HLAタイピング法……62,146
　（→HLA抗原検査法も見よ）
HNPCC……132
HPV……5,140
HSC移植……63
*hTERT*遺伝子……31
HUGO……2

ICF症候群……117
ICR……54
*IG*遺伝子の再構成……110
IHC法……121,125
*IL28B*遺伝子多型検査……65
ISCN……228
ISH法……125,232
Indel……7
*in situ*ハイブリダイゼーション法
　……125,232
*in situ*法……213,218
*in vivo*遺伝子治療……59
INAFプローブ……190
iPS細胞……68
ISO 15189認定制度……255

joining（J）……107

KCNQ1……148
*KIT*陽性消化管間質腫瘍……105
KOD DNAポリメラーゼ……166
*KRAS*遺伝子……11

LAM……139
LAMP法……187
LAM耐性HBV……139
LCR……28

LDT……250,256
*Legionella*属菌……137
LHON……86
LINE……47
LIS……259
lncRNA……41

M期……73
MALTリンパ腫……103
MCL……103
MDS……99,100
　── -RS……100
　環状鉄芽球を伴う──……100
　単独5番染色体長腕欠失を伴う──
　　……100（→5q欠失症候群も見よ）
mecA……139
MELAS……86
Mendel……13
MERRF……86
Mg_2^+濃度……178
MHC……62
miRNA……6,41,42
MLPAプローブ……204
MLPA法……203
MLST法……141
MMLV……166
MPN……98,99
MRD……153
mRNA……25,32
mRNA前駆体……26
MRSA……139
MSI……132,197
MS-MLPA法……205
mtDNA……85

NASBA法……190
NCBI……2,16,26
ncRNA……6,41
*Neisseria*属菌……137
nested PCR法……199
NGS……13（→次世代シーケンスも見よ）
NIPT……15
NOR分染……219,223
NPM……102
NTP……24

OMIM……16
OMIM番号……114
Online Mendelian Inheritance in Man
　……16

PAGE法……174,198,199
PAM配列……61
PCR-RFLP法……146,199

PCR-SSCP法……146,198
PCR-SSOP法……146
PCR-SSP法……146
PCR法……176
PCS症候群……118
PFGE法……141,174
PK……64
PGx……64
Pfu DNAポリメラーゼ……166
PHDドメイン……38
Ph陰性骨髄増殖性腫瘍……99
Ph染色体……98
Ph陽性ALL……105
piRNA……41,42
PNET……120
polI型酵素……177
POT法……141
PubMed……16

Q分染……219

R分染……219,221
*RAS*遺伝子変異……129
RAS蛋白質……129
RISC……42
RNA……22,157
RNase……24,157,168
RNase A……166
RNase阻害剤……157
RNA検査……157
RNA抽出……168,169
RNAプライマー……29
RNA分解酵素……168(→RNaseも見よ)
RNAポリメラーゼ……32
RNA誘導サイレンシング複合体……42
*ROS1*融合遺伝子……129
RPMI1640培養液……210
rRNA……25、32
RT-PCR法……121,179

S期……72
SINE……48
SBS……14,203
SCE……223
siRNA……41,42
SISH法……122
small RNA……41
SNP……49,145,149
SNV……7,49
S-S結合……38
STAT6免疫染色……121
STD……137
STR……4,197
STRP……145

SV……7

T（塩基）……22
T細胞……108
T細胞レセプター……108
T7RNAポリメラーゼ……188〜190
T7プロモーター配列……188,190
TALEN……61
Taq DNAポリメラーゼ……165
TATAボックス……27
tcdA……138
tcdB……138
TCF7L2……148
TCR……108
TCR遺伝子……110
TKI……105
TMA法……188
Tm値……177
TRC法……189
tRNA……25,32
Tth DNAポリメラーゼ……165,166
two hit theory……131

U（塩基）……22
UGT1A1……148
*UGT1A1*遺伝子多型検査……64
UTR……26

variable（V）……107
VNTR……4,145
VRE……139

WHO分類……98
WS……131

X連鎖性優性遺伝……83
X連鎖性劣性遺伝……83
*Xba*I……193
XIST……54
XP……131

ZFN……61

α型酵素……177
αグロビン遺伝子……193
αサラセミア……193
αヘリックス……35
βアクチン遺伝子……181
βシート……35
βグロビン遺伝子……199
βサラセミア……199

●あ
アガロースゲル電気泳動……172,173

アクセプターサイト……33
アクリジニウムエステル標識一本鎖DNA
　プローブ……189
アセトアルデヒド脱水素酵素……10
アデニン……22
アデノシンデアミナーゼ欠損症……59
アニーリング……177
アニーリング温度……178
亜ヒ酸……105
アミノ酸……35,37
アルカリホスファターゼ標識抗Dig抗体
　……193
アルコール分解酵素……10
アレル……81
アンジェルマン症候群……54,94,116,206
安全キャビネット……238
安定型染色体異常……87

イオン半導体シーケンシング法……15
鋳型DNA量……178
移植片対宿主反応……63
異数性……87,114
イソダイソミー……94
一塩基合成技術……14
一塩基合成反応……203
一塩基多型（SNP）……49
一塩基置換……46
一塩基バリアント（SNV）……7,49
遺伝カウンセリング……245
　——の対象……245
遺伝相談……245
遺伝学的検査……154,240
『遺伝学的検査に関するガイドライン』
　……245
遺伝子関連検査……152,240
　——に関するガイドライン……241
遺伝子検査ビジネス……243
遺伝子座……81
遺伝子座調節領域……28
遺伝子数……5
遺伝子多型解析……144
遺伝子治療……59
遺伝子パネル検査……247
　——の二次的所見に関するガイドライ
　ン……247
　——の不確実性と限界……247
遺伝情報管理……246
遺伝性色素性乾皮症……131
遺伝性乳がん・卵巣がん……132
遺伝性非ポリポーシス性大腸がん……132
イマチニブ……65
易罹患性……148
陰性コントロール……253
陰性試料……253

■索 引

陰性的中率……251
インターカレーション法……183
インターカレート……45
イントロン……4,32
インフォームド・アセント……242
インフォームド・コンセント……240,242
　　──の適用……243
インフォームド・チョイス……242

ウィリアムズ症候群……116
ウイルス感染……136
ウェルナー症候群……131
ウォルフ・ヒルシュホーン症候群……115
ウシ胎児血清……210
ウラシル……22

泳動関連試薬……164
液相分離法……169
エクソームシーケンス……201
エクソン……4,32
エタノール沈殿法……196
エドワーズ症候群……9
　　（→18トリソミー症候群も見よ）
エピゲノム……7,35
エピジェネティクス……3,35,52
エリア区分……160
塩基除去修復……43
遠心機……162
エンハンサー……8,27

欧州バイオインフォマティクス研究所
　　……18
黄色ブドウ球菌エンテロトキシン……138
岡崎フラグメント……29
オートクレーブ……163
オートファジー経路……39
オリゴペプチド……37

●か
開始コドン……26
ガイドRNA……61
ガイド鎖……42
外部評価……255
外部品質保証……259
解離曲線……184
カオトロピック剤……169,171
科学的根拠……244
化学的修飾……45
化学発光物質標識DNAプローブ……188
核型分析……227
核酸自動抽出装置……161
核酸増幅装置……161
核酸抽出法……168
核酸の保存……156

喀痰……158
家族性腫瘍……131
家族性大腸腺腫症……132
活性型RAS……129
がん……56,148
がん遺伝子……56
がん遺伝子パネル検査……247
がんゲノム医療……11
がんゲノム医療コーディネーター……154
がんゲノムの個別化医療……57
がん原遺伝子……56
幹細胞移植……62
環状染色体……91
完全キメリズム……145
感染症……136
感度……251
がん抑制遺伝子……56
管理試料……254

気管支洗浄液……158
基準範囲……252
技能評価……254
キメラ……92
キメラ抗原受容体T細胞療法……60
キメリズム解析……144,145
逆位……87,90,229
逆転写……180
キャップ構造……33
キャピラリー電気泳動法……174
キャピラリー電気泳動装置……162
吸光度……171
急性B型肝炎……141
急性前骨髄球性白血病……101
　　（→APLも見よ）
吸着分離法……169
胸水……158
胸腺……108
魚骨図……258
筋ジストロフィー……9
銀染色法……198,199

グアニン……22
空気乾燥法……218
クライエント……245
クラインフェルター症候群……116
クリーンベンチ……160,238
グリセルアルデヒド3-リン酸脱水素酵素遺
　　伝子……181
クローナリティーの有無……110
クロマチン……3,68
クローン……231

血液……157
結核菌……136

欠失……90,228
血漿……157
血清……157
ゲノム……2
ゲノムDNA……3,128
ゲノム医療……7,9
ゲノムインプリンティング……53,94
ゲノムインプリンティング制御領域……54
ゲノム検査……10
ゲノムサイズ……5
ゲノム不安定性……124
ゲノム編集……61
ゲノム薬理学……64
　　（→ファーマコゲノミクスも見よ）
ゲフィチニブ……11,65
健康寿命……10
検査室間比較プログラム……259
検査室情報システム……259
検査室内教育プログラム……257
減数分裂……74
顕性……80（→優性も見よ）

抗EGFR抗体薬……129
高圧蒸気滅菌器……163
抗ウイルス薬剤耐性遺伝子……139
恒温水槽・恒温器……163
口腔粘膜……159
好酸球増多……99
抗酸菌……137
校正活性……177
構成的核型……230
高精度G分染……221
高精度分染……219
高精度分染用培養……215
構造異常……87,93,95,228
構造多型……7
酵素試薬……164
後天異常……87
高分子DNA……172
高メチル化……55
国際規約……228
固形腫瘍細胞培養……214
骨髄異形成……99,100（→MDSも見よ）
骨髄細胞培養……212
骨髄増殖性腫瘍（MPN）……98,99
骨軟部腫瘍……120
コドン……35
コピー数多型……7
コピー数バリアント……49
個別化医療……11
コルセミド……213
混合キメリズム……145
混数性異常……92
混成核型……231

274

索引

コンパニオン診断……124
コンパニオン診断薬……65

● さ
サイクルシーケンス法……14
サイクル数……178
サイズ調節塩基配列……203
サイトメガロウイルス……138
細胞周期……72
細胞培養……210
サイレンサー……8,27
サザンブロットハイブリダイゼーション
　　……192
サザンブロット法……110,173
殺細胞性抗がん剤……124
サバイバーズ・ギルト……246
サーベイランス……254
サーマルサイクラー……161
サンガー法……14
散在性反復配列……47

自家調製検査法……256
自家調製試薬のトレーサビリティと精度管
　　理……257
シーケンサー……14
シーケンス……195,201
始原生殖細胞……76
ジストロフィン遺伝子……9
ジスルフィド結合……38
磁性粒子法……170
次世代シーケンス……7,13,57,201
施設技能試験……254
ジデオキシヌクレオシド三リン酸……195
シトクロムP450……64,147
シトシン……22
脂肪性腫瘍……120
姉妹染色体分染法……223
姉妹染色分体交換……223
試薬盲検試料……253
絨毛細胞培養……215
縦列反復配列……47
手術材料……158
受精・着床……77
主要組織適合遺伝子複合体……62
腫瘍溶解性ウイルス……60
純水製造装置……163
小円形細胞腫瘍……120
常染色体異常……92
常染色体トリソミー症候群……92
常染色体優性遺伝……81
常染色体劣性遺伝……82
植物ホメオドメイン……38
シリカ法……170
シリカメンブレン法……170

試料の取扱い方針……244
真菌……137
進行期非小細胞肺がん……126
人工多能性幹細胞……63
新生突然変異……246
伸長時間……178
伸長反応……177
浸透率……81

水素結合……38
数的異常……87,93
ステップダウンPCR法……179
ストップコドン……26
スプライシング……32
スミス・マギニス症候群……117

正確性……252
生検……158
制限酵素……166
性行為感染症……137
精子……76
成熟B細胞……107
成熟B細胞性腫瘍……103
成熟T細胞腫瘍……104
正常変異……95,212,231
生殖細胞系列の遺伝学的検査……247
生殖細胞系列の遺伝子情報……240
生殖細胞系列変異……48
成人T細胞性白血病/リンパ腫……104
性染色体異常……92,116
性染色体異常症候群……93
精密性……252
セツキシマブ……11
絶対定量……182,186
尖圭コンジローマ……140
全ゲノムシーケンス……201
染色体……13
染色体DNA……5
染色体異常……95
　　──の記載方法……228
染色体異常症候群……114
染色体不安定症候群……95
染色体ペインティング法……237
潜性……80（→劣性も見よ）
選択的スプライシング……34
先天異常……87,95
先天性疾患……225
セントラルドグマ……5,8
セントロメア……4,70

臓器提供者……62
相互転座……88
相対定量……182
相同組換え修復……44

挿入……90
挿入欠失……7
増幅曲線……181,184
組織……158

● た
第一減数分裂……74
体細胞遺伝子検査……153,240
体細胞異常……87
体細胞分裂……74
体細胞変異……48,131
第三者評価認証……260
体質診断……243
大腸がん……11
第二減数分裂……74
耐熱性のエンテロトキシン遺伝子……138
対立遺伝子……81
ダイレクトシーケンス反応……196
多因子遺伝病……85
ダウン症候群……9
　　（→21トリソミー症候群も見よ）
多型……43,49,145
ターゲットシーケンス……201
脱アミノ反応……45
タッチダウンPCR法……179
ターナー症候群……116
多様性……49
単一遺伝子遺伝……81
単一遺伝子疾患……81
炭酸ガス培養器……238
単層培養系……217
タンデムリピート……47
蛋白質……37
ダンベル様構造……188

チェックポイント……73
チミン……22
抽出関連用試薬……164
チューブ……164
重複……48,91
直接型抗ウイルス薬……139
チロシンキナーゼ阻害薬……105

ディ・ジョージ症候群……117
低メチル化……55
定量PCR法……15
　　（→リアルタイムPCRも見よ）
デオキシヌクレオシド一リン酸……24
デオキシヌクレオシド三リン酸……24
デオキシヌクレオシド二リン酸……24
デオキシリボース……22（→DNAも見よ）
デオキシリボヌクレアーゼ……156
　　（→DNaseも見よ）
デジタルPCR法……15,161,185

275

■ 索 引

デスドメイン……38
テーラーメイド医療……7
テロメア……4,31,70
テロメラーゼ……5,31
転移RNA……25(→tRNAも見よ)
電気泳動撮影装置……162
電気泳動装置……162
転座……87,228
電子式天秤……163
転写……32
転写因子……35
点突然変異……46
伝令RNA……25(→mRNAも見よ)

倒立顕微鏡……213
同腕染色体……91,229
トキシンA遺伝子……138
トキシンB遺伝子……138
特異度……251
特性要因図……258
特発性好酸球増加症候群……105
独立の法則……80
ドナー……62
ドナーサイト……33
トポイソメラーゼ……29
ドメイン……38
ドライバー遺伝子……56,124
トランジション変異……46
トランスバージョン変異……46
トランスファーピペット……164
トランスポゾン……42
トリソミー……87,94
トリソミーレスキュー……94

●な

内在性コントロール遺伝子……253
内部標準遺伝子……253
内部標準物質……181,185
ナリ接合……81
ナンセンス変異……46

二重らせん構造……14
二動原体染色体……91,229
日本臨床検査標準協議会……11
尿……158

ヌクレオシド……24
ヌクレオシド三リン酸……24
ヌクレオソーム……3,68
ヌクレオチド……24
ヌクレオチド除去修復……44
ヌクレオホスミン……102

猫鳴き症候群……115

熱変性……177
粘膜関連リンパ組織型節外性辺縁帯リンパ
腫……103

ノーザンブロットハイブリダイゼーション
……194
ノンコーディングRNA……6,41

●は

バイオインフォマティクス解析……203
配偶子補填……94
倍数性……87
胚性幹細胞……63
ハイブリダイゼーションプローブ法
……182
ハイブリッドキャプチャー法……201
胚または生殖細胞変異……131
パイロシーケンス法……15
ハウスキーピング遺伝子……35,181
バーキットリンパ腫……103
派生染色体……229
パッセンジャー遺伝子……124
パッセンジャー変異……56
バッファー関連試薬……164
パトウ症候群……9(→13トリソミー症候
群も見よ)
ハプロタイプ……146
バリアント……49
―― benign……49
―― likely benign……49
―― likely pathogenic……49
―― pathogenic……49
―― uncertain significance……49
―― の記載法……50
パルスフィールドゲル電気泳動法
……141,174
パルスフィールドゲル電気泳動装置
……162
バンコマイシン耐性腸球菌……139
ハンチントン病……26,154
反復配列……47

非結核性抗酸菌……137
非コードRNA……6,41
非小細胞肺がん……11
微小残存病変……153
ヒストン……3,35
ヒストン修飾……53,55
ヒストンバリアント……53
非相同末端連結……44
ヒトゲノム機構……2
ヒトゲノム計画……2,10
ヒト白血球抗原……62(→HLAも見よ)
ヒトパピローマウイルス……5,140

ヒト免疫不全ウイルス……5,138
皮膚線維芽細胞培養……213
ピペットチップ……163
非翻訳領域……26
びまん性大細胞型B細胞性リンパ腫
……103
病原体遺伝子検査……152,240
標準作業書……258
標本作製エリア……257
ピリミジン環……22

ファーマコゲノミクス……11,64,154
ファンコニ貧血(FA)……117,131
不安定型染色体異常……87
フィラデルフィア染色体……98
フェノール/クロロホルム法……169
腹水……158
腹膜透析排液……158
不妊……95
部分欠失……87
部分トリソミー症候群……92
部分モノソミー症候群……92
浮遊培養系……217
プライマー……177
プラダー・ウィリー症候群
……54,94,116,206
プリン塩基……22
プルーフリーディング活性……177
ブルーム症候群……117,131
フレームシフト変異……47
フローサイトメーター……146
プロテアソーム……39
プロモーター領域……8,27
分光光度計……162
分子標的薬……58,105,124
分析的感度……252
分析的妥当性……252
分析的特異度……253
糞便……158
分離の法則……80

米国国立生物工学情報センター……2
(→NCBIも見よ)
ヘテロクロマチン……35,69
ヘテロ接合……81,83
ヘテロ接合体……82,95,196
ヘテロダイソミー……94
ヘテロプラスミー……85
ヘミ接合……81,83
ヘリカーゼ……29
変異……49
片親性ダイソミー……94

報告範囲……252

索　引

放射免疫療法……106
胞状奇胎……95
ホモジナイザー……164
ホモ接合……81
ホモ接合体……82,95,196
ポリAテール……33
ポリアクリルアミドゲル電気泳動法
　　……174（→PAGE法も見よ）
ポリペプチド……37
ポリメラーゼ連鎖反応……110
　　（→PCR法も見よ）
ポリユビキチン化……39
ボルテックスミキサー……162
ホルマリン固定パラフィン包埋……153
ホルマリン固定パラフィン包埋組織ブロッ
　　ク……158

● ま
マイクロアレイ……57
マイクロアレイ染色体検査……237
マイクロアレイ法……14
マイクロサテライト……4,197
マイクロサテライト不安定性……132,197
マイクロチップ電気泳動法……172
マイクロピペット……163
マイクロプレート……164
膜貫通ドメイン……38
膜結合型ドメイン……38
マクサム・ギルバート法……14
末梢リンパ球培養法……211
マルチピペット……163
慢性好酸球性白血病……99
慢性骨髄性白血病……98,105
　　──，BCR-ABL1⁺……98
慢性骨髄単球性白血病……99
慢性進行性外眼筋麻痺症候群……86
マントル細胞リンパ腫……103

未熟神経外胚葉性腫瘍……120
ミスセンス変異……46,127
ミスマッチ修復……44
未成熟B細胞……107
ミトコンドリア……3

ミトコンドリア・イブ説……23
ミトコンドリア・ゲノム……23
ミトコンドリアDNA……85
ミニサテライト……4
ミラー・ディカー症候群……117

無侵襲的出生前遺伝学的検査……15

メチシリン耐性遺伝子……139
メチル化……8
メチル化解析……205
メチル化可変領域……53
メチル化感受性制限酵素……205
免疫組織化学……121（→IHC法も見よ）
メンデル形質……81
メンデルの法則……80

毛細血管拡張性運動失調症……131
モザイク……92,212,213,225,231
モチーフ……38
モノソミー……87,94
モノソミーレスキュー……94
モロニーマウス白血病ウイルス……166

● や
薬剤応答性診断……243
薬剤感受性……144
薬物効果……64
薬物代謝酵素……147
薬物動態学……64
薬物標的分子……147

ユーイング肉腫……120
融解温度……177
融合遺伝子の検出法……121
優性……80
優性の法則……80
ユークロマチン……35,69
由来不明染色体……230
由来不明の付加断片……230

羊水細胞の in situ 法……218
羊水細胞培養……212

陽性コントロール……253
陽性試料……253
陽性的中率……251
読み取り深度……203

● ら
ライブラリー調製……201
ラギング鎖……29
ラミブジン……139
卵……76

リアルタイムPCR解析システム……161
リアルタイムPCR法……15,181
リソソーム……39
リツキシマブ……106
リーディング鎖……29
リードデプス……203
リボース……22
リボソーム……38
リボソームRNA……25
流産……95
量的形質……85
臨床的妥当性……251
臨床的有用性……251
隣接遺伝子症候群……93,116
リンチ症候群……132
リンパ芽球性白血病/リンパ腫……102
リンパ球……107
リンパ球細胞株……214
リンパ節……109

ループ……188

冷凍・冷蔵庫……163
劣性……80
連続形質……85
レシピエント……62
レーベル遺伝性視神経萎縮症……86
連結化プローブ……203
レンチウイルス……60

ロバートソン転座……88
濾胞性リンパ腫……103

277

JAMT技術教本シリーズ
遺伝子・染色体検査技術教本

令和元年 5 月31日　発　行

監 修 者　　一般社団法人　日本臨床衛生検査技師会

発 行 者　　池　田　和　博

発 行 所　　丸善出版株式会社
〒101-0051　東京都千代田区神田神保町二丁目17番
編集：電話（03）3512-3261／FAX（03）3512-3272
営業：電話（03）3512-3256／FAX（03）3512-3270
https://www.maruzen-publishing.co.jp

© 一般社団法人　日本臨床衛生検査技師会, 2019

レイアウト・有限会社 アロンデザイン
組版印刷・株式会社 加藤文明社／製本・株式会社 星共社

ISBN 978-4-621-30394-8　C 3347　　　　　Printed in Japan

本書の無断複写は著作権法上での例外を除き禁じられています.